aid
Wissen in Bestform

W0383960

INHALT

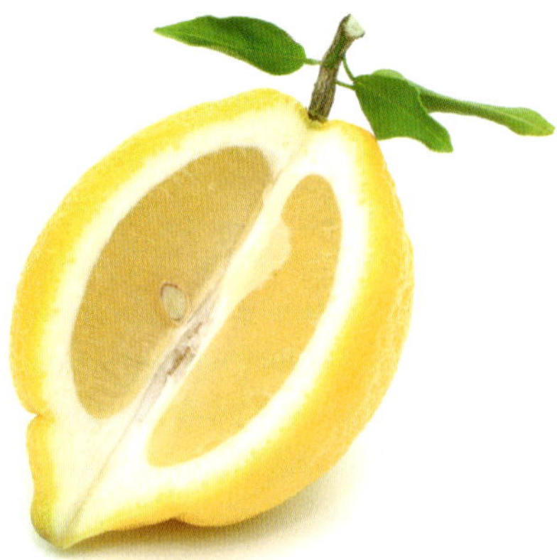

1 EINLEITUNG

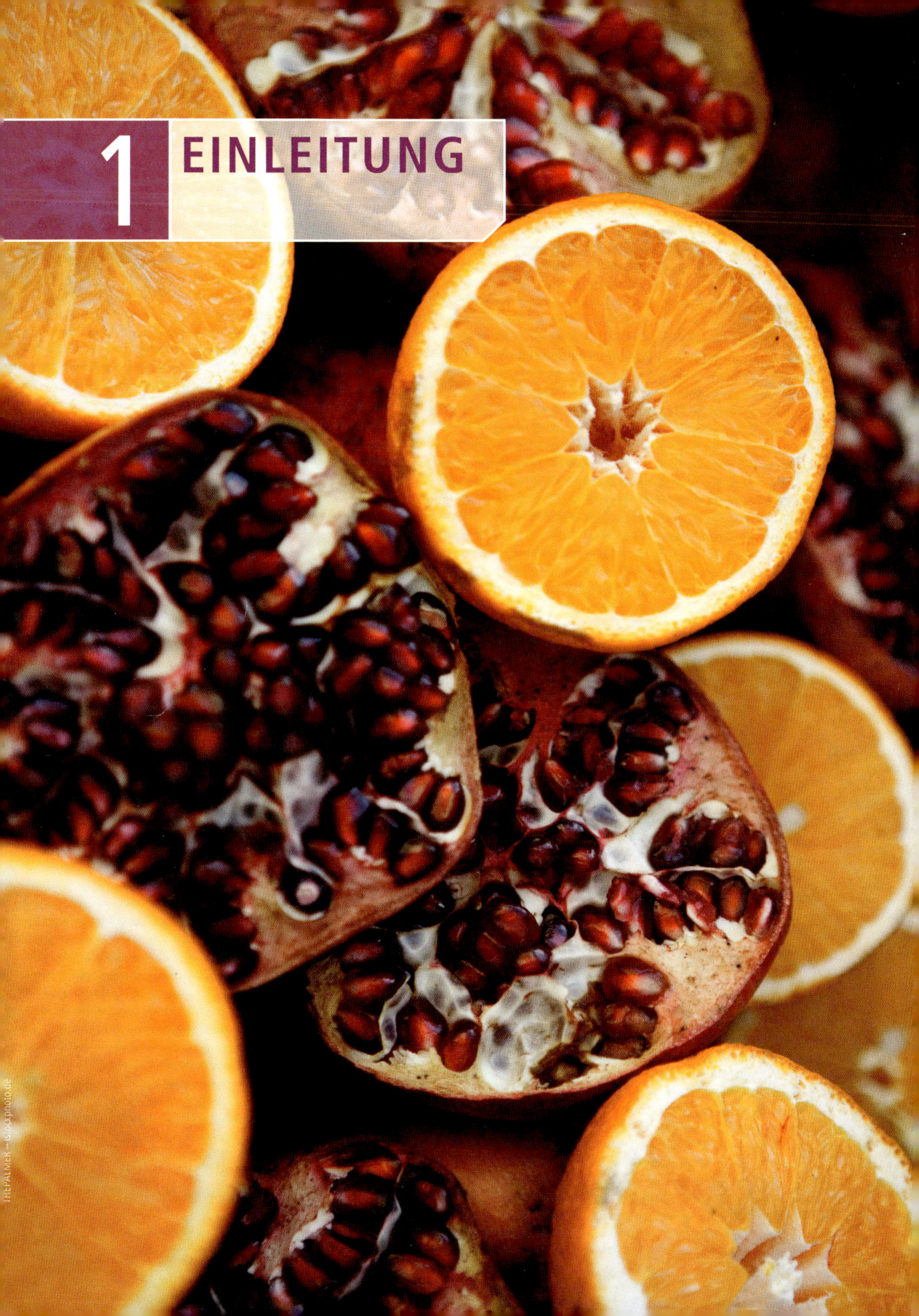

THEPALMER – istockphoto.de

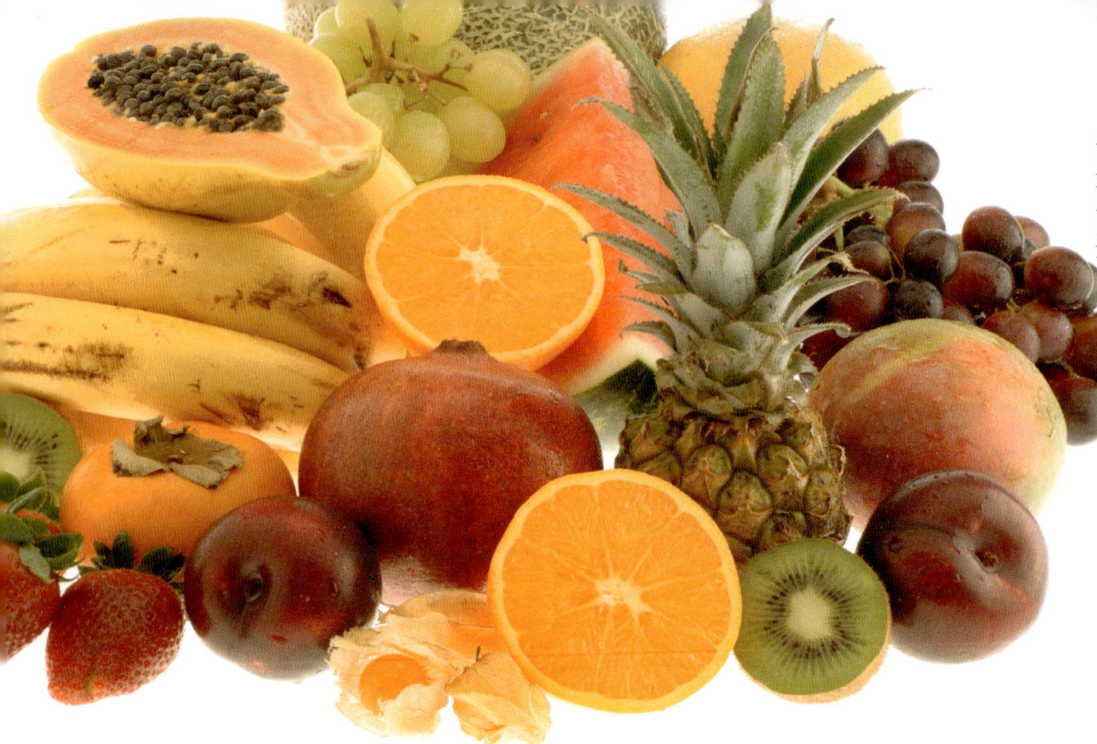

Lehner – istockphoto.de

Ob Ananas oder Zitrone – Exoten und Zitrusfrüchte begegnen uns nicht nur auf Reisen in fernen Ländern, sondern bereits seit vielen Jahren fast wie selbstverständlich beim täglichen Einkauf. Die Warenpalette wird dabei im Laufe der Zeit immer umfangreicher, vor allem durch neue Sorten, neue Züchtungen und natürlich durch eine immer ausgefeiltere Lagertechnik und Logistik. Konnte man Litschis zum Beispiel früher nur in gut sortierten Fachgeschäften erstehen, so werden sie heute auch auf Wochen- oder in Supermärkten und selbst beim Discounter angeboten.

Mit dem Beginn des internationalen, weltweiten Fruchthandels wurde neben Obst und Gemüse der Begriff „**Südfrüchte**" für alle diejenigen Früchte eingeführt, die nicht in den nördlichen (gemäßigten) Breiten angebaut werden konnten. Dazu gehörten von Anfang an die Zitrusfrüchte aus dem Mittelmeerraum, die uns im an heimischen Früchten armen Winter mit Abwechslung und Vitaminen versorgten. Hinzu kamen die Bananen, die erstmals 1892 von einem Hamburger Fruchthändler von den Kanarischen Inseln per Schiff nach Deutschland eingeführt wurden. Später folgten Ananas, Granatäpfel, Avocados, Mangos und viele weitere Arten. Heute sprechen wir von **Obst, Gemüse, Zitrusfrüchten und Exoten**, wobei zu letzteren in erster Linie

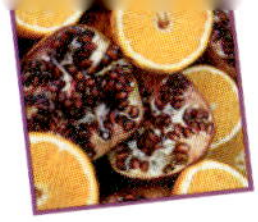

Früchte aus den Tropen und Subtropen gehören. Manch eine exotische Frucht aus den 1970er Jahren wird heute gar nicht mehr als Exotin empfunden, wie beispielsweise die Kiwi, die – schon lange ganzjährig erhältlich – zum Massenprodukt geworden ist und auch in Europa angebaut wird. Aber auch bei der uns so vertrauten Kiwi gibt es immer wieder Neuheiten in Form von speziellen Sorten mit abweichenden Eigenschaften hinsichtlich Aussehen, Farbe und Geschmack.

Die meisten Exoten haben ihren Weg zu uns über wenige, spezialisierte Importeure gefunden, die gute Kontakte ins ferne Ausland haben, Fachmessen besuchen und immer an Neuheiten interessiert sind. Sie beliefern meist zuerst die Gastronomie, ausgesuchte Hotels und den spezialisierten Fachhandel. Mit den heutigen modernen Kommunikationsmitteln, vor allem dem Internet, gelingt es recht schnell, ein neues Produkt bekannt zu machen. Hat die Neuheit erst einen gewissen Bekanntheitsgrad erreicht und eine entsprechende Nachfrage ausgelöst, steigen oft auch die Supermärkte bzw. die Discounter in das Geschäft ein. Trotzdem gelingt es nicht jeder Frucht, sich dauerhaft am Markt zu behaupten, was verschiedene Gründe haben kann. Manches Produkt sieht zwar interessant aus, kann aber qualitativ oder geschmacklich nicht überzeugen. Ein anderes Obst ist geschmacklich hervorragend, hat aber einfach eine zu geringe Haltbarkeitsdauer

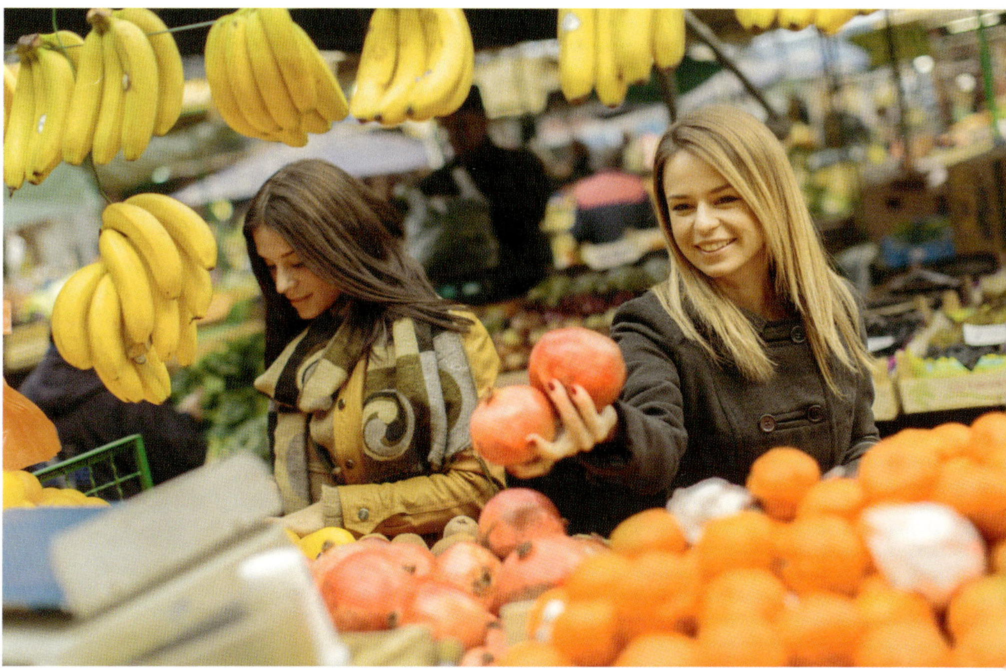

Goran Bogicevic – fotolia.com

oder eine zu kurze Saison, um wirtschaftlich lohnend zu sein. Auch der Preis spielt eine Rolle, denn Raritäten – oft nur als Flugware erhältlich – sind in der Regel sehr teuer und halten daher die meisten Verbraucher vom Kauf ab. Auch die bei uns lebenden ausländischen Mitbürger, darunter sind viele Obst- und Gemüsehändler, tragen zum Bekanntwerden mancher exotischen Frucht bei, da sie die aus ihrer Heimat vertrauten Früchte nachfragen oder selbst handeln.

Während viele Verbraucher heute Exoten wie Ananas, Avocado, Mango und Papaya kennen und oft regelmäßig kaufen, gibt es noch eine Reihe von Exoten wie zum Beispiel Lulo, Pitaya oder Sapodilla, die nur in kleinen Mengen, oft saisonal begrenzt und in der durchschnittlichen Obst- und Gemüseabteilung eher selten anzutreffen sind. Diesen Produkten steht der Verbraucher meist mangels Wissen über Verwendbarkeit, Zubereitung und Geschmack eher skeptisch gegenüber und übt zunächst Zurückhaltung bei der Kaufbereitschaft.

Zudem gibt es Exoten, die hierzulande vorrangig als verarbeitetes Produkt erhältlich sind, da sie aus wirtschaftlichen bzw. logistischen Gründen nicht zum Frischverzehr angeboten werden. Beispiele dafür sind Acai, Goji oder Acerola, die inzwischen häufiger als Zutat in Säften, anderen Getränken, Milchprodukten, Desserts oder Müslis zu finden sind.

Dieses Heft soll die häufigsten Fragen rund um die bunte und spannende Warengruppe der Exoten und Zitrusfrüchte beantworten und beim Einkauf als Orientierungshilfe dienen.

Die wichtigsten, bei uns im Handel anzutreffenden Exoten und Zitrusfrüchte werden in Wort und Bild vorgestellt. Nach einem Kapitel über Markt und Verbrauch, dem Weg vom Erzeuger zum Verbraucher sowie der ernährungsphysiologischen Bedeutung von Exoten und Zitrusfrüchten, schließt sich im Hauptteil für beide Gruppen eine alphabetisch geordnete Warenkunde an. Dort erfolgt neben Informationen zu Ursprung, Anbau- und Lieferländern sowie Angebotszeiten bei jeder Frucht eine kurze botanische Beschreibung, die Nennung der wichtigsten Inhaltsstoffe, Angaben über das Reifeverhalten, die Ernte und Lagerung sowie Tipps zu Zubereitung und Verwendung.

Ab Seite 148 finden Sie eine exemplarische Nährwerttabelle. Ein Kapitel zum Verbraucherschutz mit Informationen über Qualitätsanforderungen, internationale Normen, Kennzeichnungsvorschriften und Nacherntebehandlungsmittel ergänzt das Informationspaket.

Zu den einzelnen Früchten führt – neben dem Inhaltsverzeichnis – ein alphabetisches Register am Ende des Heftes, das zusätzlich die zugehörigen botanischen Bezeichnungen auflistet.

2 MARKT UND VERBRAUCH

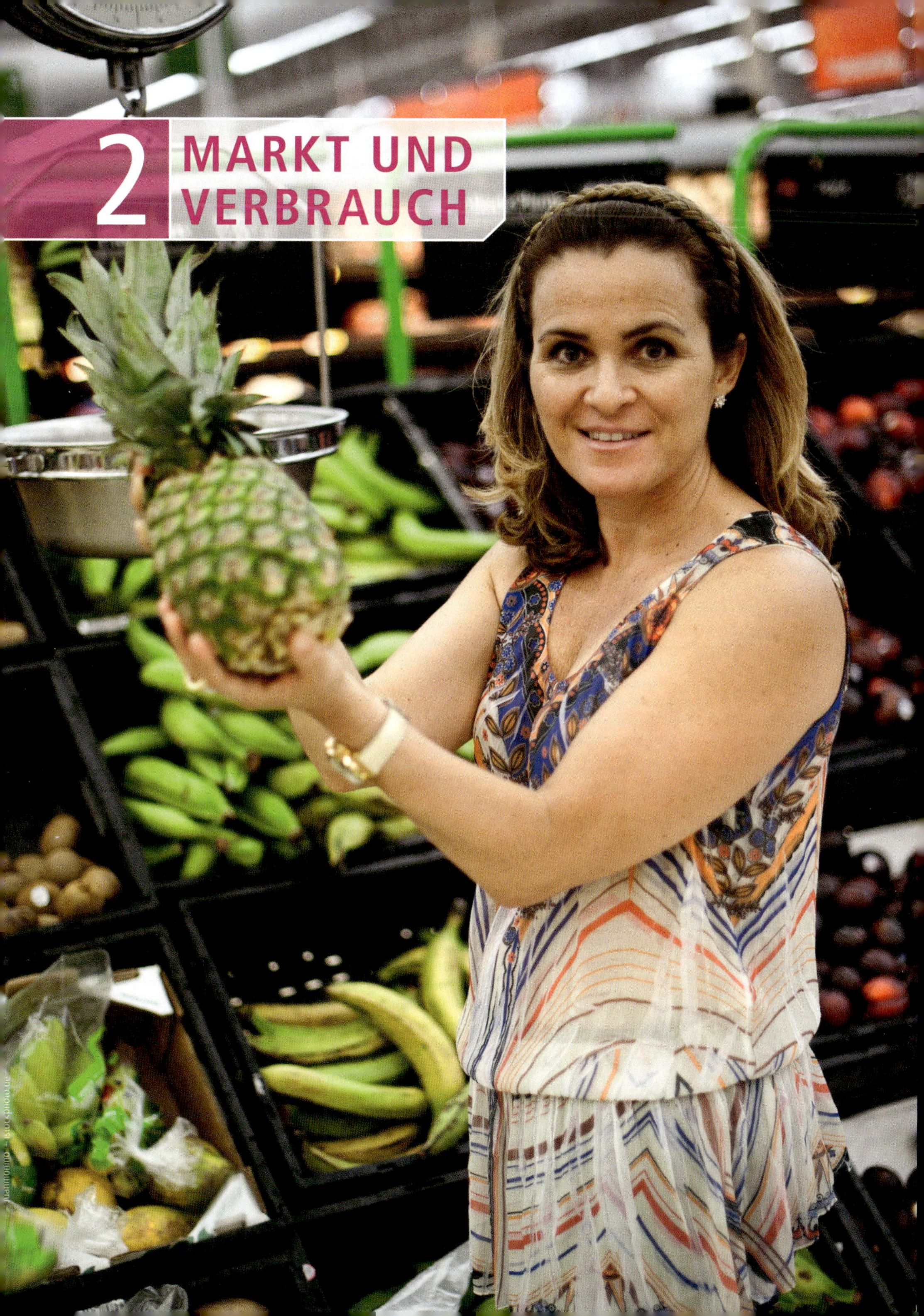

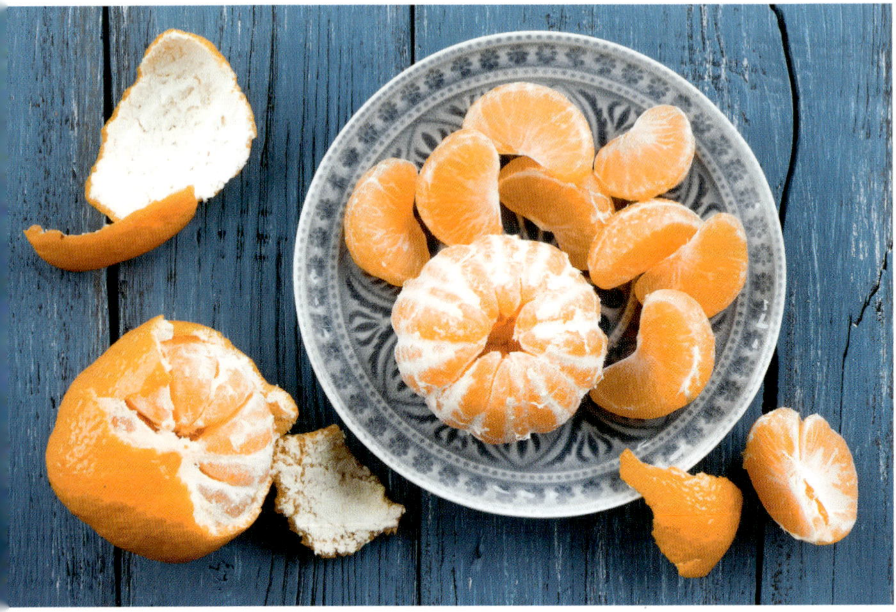

Sea Wave – fotolia.com

Unter den **Top Ten** der meistgekauften Obstarten in Deutschland befanden sich im Jahr 2012 nach Angaben der Agrarmarkt Informationsgesellschaft (AMI) nach Äpfeln (20,0 kg je Privathaushalt) die Bananen (15,2 kg) schon an zweiter Stelle, gefolgt von Orangen (9,8 kg), der Mandarinengruppe (7,0 kg) und Ananas (2,4 kg) auf Platz 10. Während sich die Bananen und Zitrusfrüchte schon länger auf Platz 2 bis 4 befinden, hat sich die Ananas erst in den letzten Jahren auf ihre Position hochgearbeitet. Das hängt mit der erfolgreichen Einführung der säureärmeren Sorte MD-2 zusammen, im Handel z. B. als „Extra Sweet-Ananas", die die Einfuhrzahlen und den Frischverzehr rapide ansteigen ließ.

Die Tabelle 1 auf Seite 11 zeigt die Entwicklung bei den Einfuhrmengen einiger Exoten und Zitrusfrüchte in den letzten 20 Jahren.

Im Jahr 2011 importierte Deutschland insgesamt 4,91 Mio. Tonnen Obst, wovon gut ein Drittel (1,70 Mio. Tonnen) auf Exoten und ein knappes Viertel (1,09 Mio. Tonnen) auf Zitrusfrüchte entfiel. Die höchsten Einfuhren von allen Obstarten verzeichnen schon seit Jahrzehnten die Obstbananen mit 1,1 bis 1,3 Mio. Tonnen. Auch die anderen bedeutenden Exoten konnten ihren Marktanteil in den letzten 20 Jahren steigern, einige – wie Mango und vor allem Ananas – ganz erheblich. Das ist zu einem nicht unerheblichen Teil auf verbesserte Transportmöglichkeiten zurückzuführen. Seitdem Ananas, Avocados, Mangos und Papayas in Kühlcontainern per Schiff transportiert werden können, haben

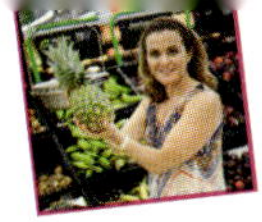

deren Einfuhrmengen deutlich zugenommen. Bei den Kiwis sind die Einfuhrmengen in den letzten fünf Jahren leicht rückläufig und die Papayamengen scheinen sich nach Erreichen des bisherigen Scheitelpunktes 2005 jetzt auf einem etwas niedrigeren Niveau einzupendeln. Von den mengenmäßig weniger bedeutenden Exoten haben sich vor allem die Litschis rasant entwickelt, ihre Einfuhrmengen lagen 2005 um das Zwölffache höher als 1990. Die meisten anderen Exoten sind zolltechnisch in Sammelpositionen versteckt und können daher statistisch nicht einzeln dargestellt werden. So sind zum Beispiel die Steigerungen bei der Position Passionsfrüchte vor allem auf die gestiegenen Einfuhrmengen an Pitayas und Karambolen zurückzuführen.

Bei den Zitrusfrüchten gibt es ein uneinheitliches Bild. Während die Einfuhrmengen bei Orangen deutlich und bei der Mandarinengruppe etwas weniger stark zurückgehen, verzeichnet die Position Grapefruits nach einem Rückgang seit 1999 jetzt wieder einen Anstieg durch die stark angestiegenen Importe an Pomelos. Die Limetten konnten ihren Anteil zulasten der Zitronen in den letzten Jahren deutlich ausbauen: Ihre Einfuhrmengen stiegen von 1990 bis 2011 um das 35-Fache.

Tabelle 1: Einfuhren ausgewählter Exoten und Zitrusfrüchte in die Bundesrepublik Deutschland (in t)

Warenart	1990	1995	2000	2005	2011
(Obst-)Bananen	1.171.571	1.305.968	1.150.512	1.194.476	1.286.460
Kiwis	103.857	110.404	108.962	125.773	111.814
Ananas	40.530	44.299	59.265	127.180	192.194
Avocados	8.435	13.343	14.768	19.521	29.267
Mangos[1]	6.356	11.800	25.656	39.190	57.799
Papayas	2.109	2.562	3.626	11.301	7.895
Feigen, frisch	1.826	3.214	2.992	3.598	7.678
Litschis[2]	493	1.874	3.408	6.230	–
Passionsfrüchte[3]	–	1.281	1.857	3.020	–
Tamarinden[4]	–	3.156	5.264	9.250	8.052
Orangen	632.830	599.954	624.637	591.561	488.200
Mandarinen	352.136	445.533	434.265	371.760	385.376
Grapefruit[5]	76.625	104.369	80.167	58.095	64.285
Zitronen/Limetten	128.231	137.102	149.181	142.797	150.120
Zitronen	127.744	–	–	128.755	132.821
Limetten	487	–	–	14.042	17.299

[1] einschließlich Guaven und Mangostanen
[2] einschließlich Tamarinden, Kaschu-Äpfel, Jackfrüchte, Sapotpflaumen
[3] einschließlich Karambolen, Pitayas
[4] seit 2007 einschließlich Kaschu-Äpfel, Litschis, Jackfrüchte, Sapotpflaumen, Passionsfrüchte, Karambolen und Pitayas
[5] einschließlich Pampelmusen (Pomelos)
–: es liegen keine Daten vor

Quellen: ZMP-Bilanz Obst verschiedener Jahrgänge, AMI-Marktbilanz Obst 2011, Statistisches Bundesamt.

3 VOM ERZEUGER ZUM VERBRAUCHER

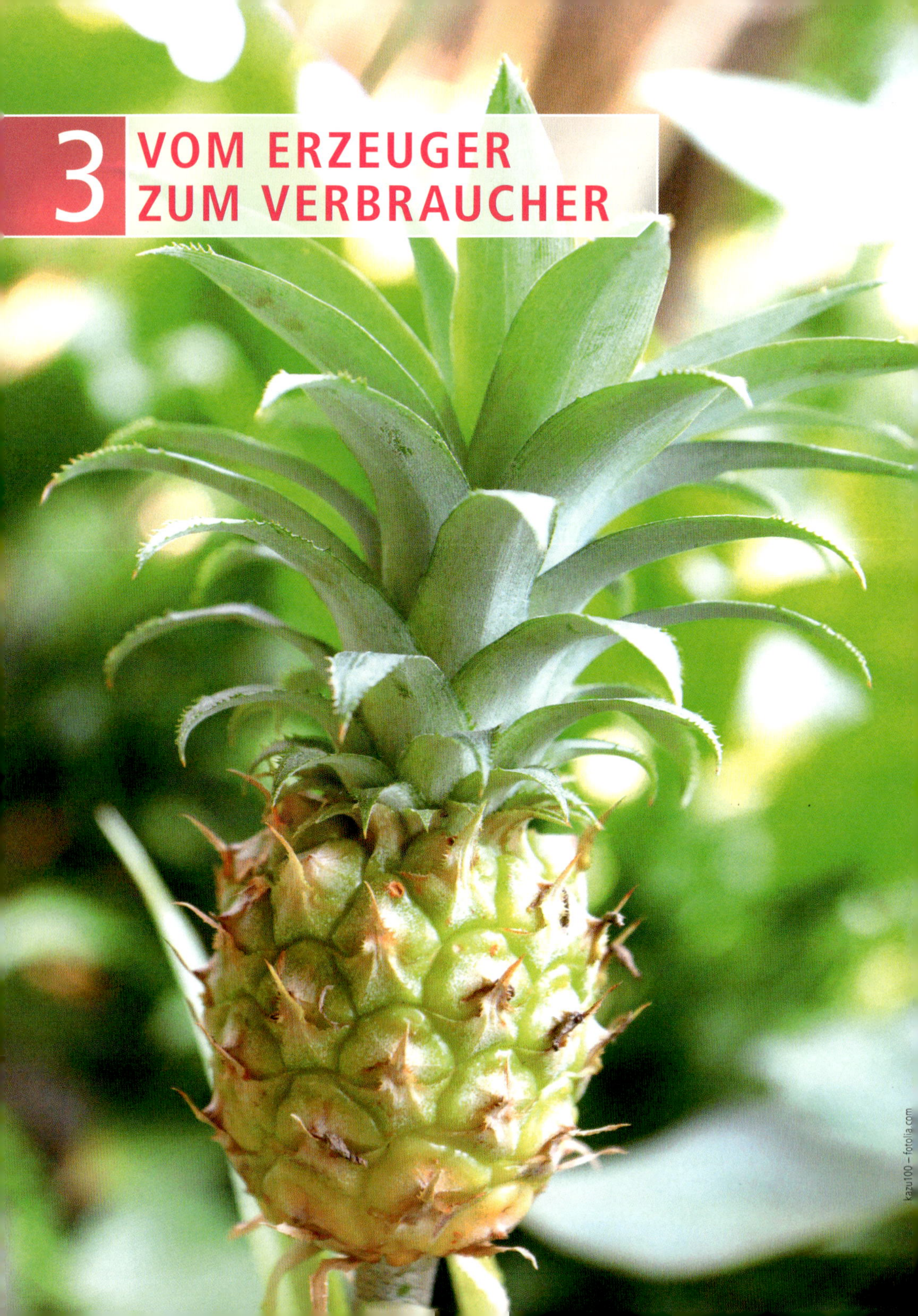

kazu100 – fotolia.com

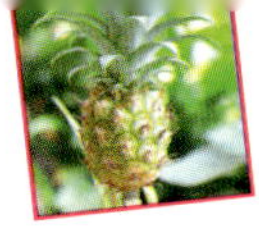

Welchen Weg manche Exoten und Zitrusfrüchte rund um den Globus gehen, um vom Feld des Erzeugers auf den Tisch des Verbrauchers zu gelangen, ist den meisten Verbrauchern kaum bekannt; welche Maßnahmen dabei nötig sind, um die Qualität der oftmals leicht verderblichen Früchte zu erhalten, noch seltener. Wenn uns heute im Handel eine typisch ausgefärbte, genussreife, vollsaftige exotische Frucht aus den Tropen angeboten wird, dann haben **Erzeuger, Packbetrieb, Transportunternehmen, Importeur, Großhändler** und schließlich der **Einzelhandel** ein logistisches Meisterwerk vollbracht. Denn wenn nur ein Glied in der gesamten Lieferkette nicht oder nicht optimal funktioniert, bedeutet das nicht selten einen gravierenden Qualitätsverlust für das Produkt. Das heißt auch, dass alle Anstrengungen des Erzeugers, eine Frucht unter idealen Anbaubedingungen zu kultivieren und im optimalen Reifezustand zu ernten, zunichte gemacht werden, wenn die Frucht zum Beispiel auf der letzten Handelsstufe unter zu niedrigen Temperaturen gelagert wird. Umgekehrt nützen die besten Nachernteverfahren und eine ausgeklügelte Transport- und Lagertechnik nichts, wenn der Erzeuger das Produkt nicht optimal kultiviert oder zum falschen Zeitpunkt geerntet hat. Es müssen also alle Beteiligten der Lieferkette ihren Beitrag leisten, damit der Verbraucher am Ende eine wohlschmeckende Frucht verzehren kann.

Exoten und Zitrusfrüchte sind – wie alle Früchte – **lebende Organismen**, deren Stoffwechsel nach der Ernte nicht abrupt aufhört und die sich aufgrund innerer und äußerer Einflüsse in ihrer Beschaffenheit weiter verändern. Die wichtigste Maßnahme zur Erhaltung der Qualität und zur Verlängerung der Haltbarkeit und damit der Angebotszeit ist die **Absenkung der Fruchttemperatur** selbst. Wenn die Temperatur um 10 Grad Celsius abgesenkt wird, verlangsamen sich dabei die biochemischen Prozesse in der Frucht um den Faktor 2 bis 3. Zu berücksichtigen sind allerdings die unterschiedlichen, für jede Fruchtart und teilweise sogar Sorte optimalen Temperaturbedingungen. So können kälteunempfindliche Früchte wie zum Beispiel Kiwi, Feige oder Litschi durchaus bei Temperaturen knapp über dem Gefrierpunkt transportiert und gelagert werden, während für Feijoa, Guave oder Karambole 5 bis 10 Grad Celsius optimal sind. Schließlich gibt es eine große Gruppe, zu denen Banane, Mango oder Papaya gehören, die – in Abhängigkeit vom Reifegrad – unter 13 Grad Celsius bereits Kälteschäden erleiden können.

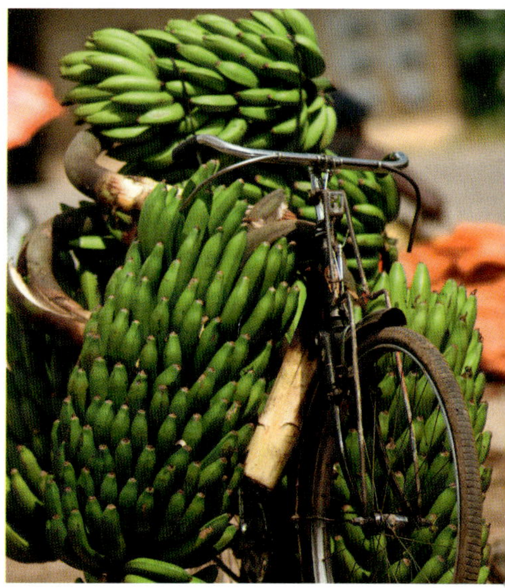

Nach dem schnellen, direkten Entzug der Feldwärme noch beim Erzeuger oder im Packhaus, der durch verschiedene Vorkühlverfahren erfolgt, muss die für Transport oder Lagerung optimale Kühltemperatur eingestellt werden. Diese ist nicht nur von der Transportart (Flugzeug, Schiff, Lkw) und -dauer abhängig, sondern auch vom Reifegrad der Früchte. Dabei lässt sich generell feststellen, dass bei nachreifenden Früchten (Erläuterung siehe Seite 16) die Temperatur umso niedriger sein kann, je reifer die Frucht ist. Für nicht nachreifende Früchte (Erläuterung siehe Seite 16) gibt es nur eine optimale Temperatur, um die Qualität zu erhalten. Die Konstanz der erreichten Kühltemperatur während der gesamten Lieferkette ist die unabdingbare Voraussetzung für die Erhaltung der Qualität. Neben der Temperatur spielt für die Frischerhaltung auch die relative Luftfeuchtigkeit eine wichtige Rolle, die – je nach Fruchtart – zwischen 80 und 95 Prozent liegen sollte.

In den letzten Jahrzehnten an Bedeutung gewonnen hat die sogenannte **CA-Technik** (CA = Controlled Atmosphere), die nicht nur für die Lagerung, sondern auch beim Seetransport in Kühlcontainern verwendet wird: Viele Früchte produzieren bei der Reife das Pflanzenhormon **Ethylen** (die chemisch korrekte Bezeichnung ist Ethen), welches den Reifevorgang weiter beschleunigt. Dieser Reifungs- und Alterungsprozess kann in einer kontrollierten Atmosphäre stark verlangsamt werden. Dabei werden

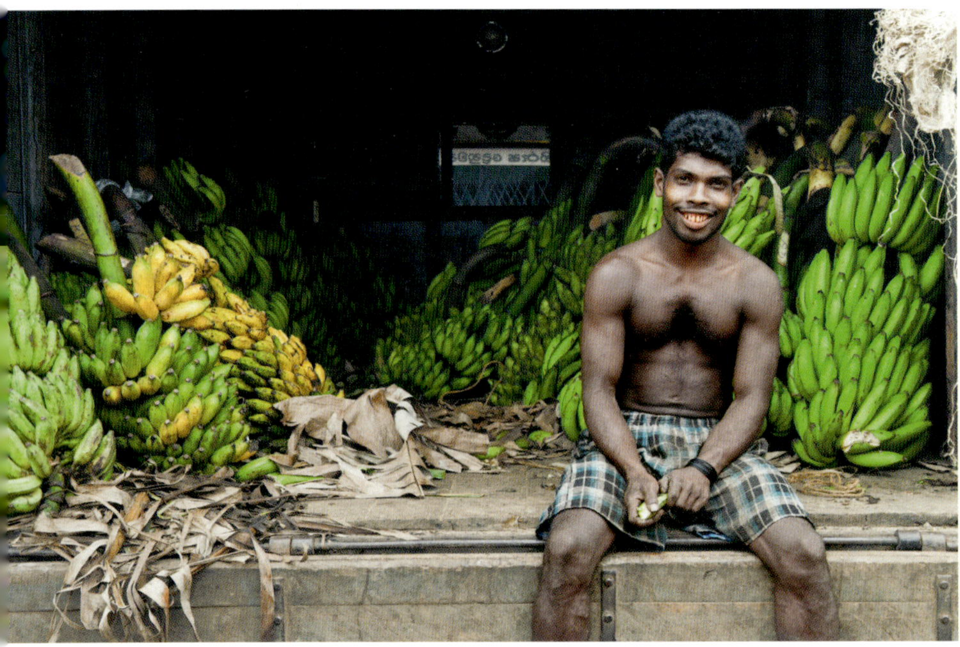

kulicki – istockphoto.de

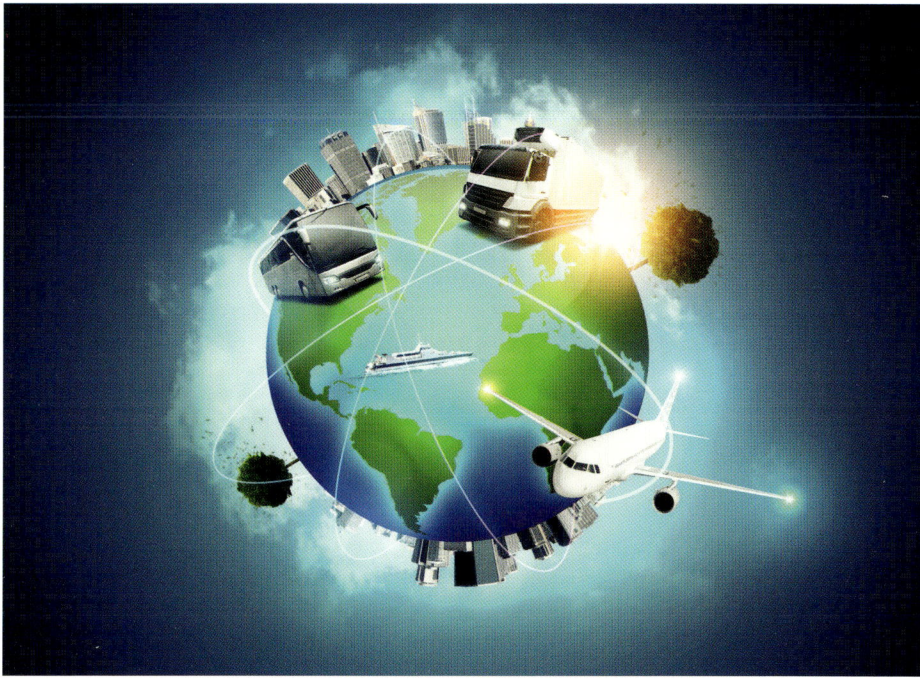

der Sauerstoffgehalt in der Lagerluft herabgesetzt und der Kohlendioxidgehalt erhöht sowie gegebenenfalls zusätzlich Ethylenabsorber eingesetzt. Umgekehrt kann der Reifeprozess bei gleichzeitiger Erhöhung der Temperatur durch Zugabe von Ethylen angestoßen oder beschleunigt werden, wie dies bei grünen Bananen in den sogenannten Reifekammern geschieht. Auch Kiwis, Mangos oder Papayas können zum Beispiel durch eine solche Behandlung dem Verbraucher in genussreifem Zustand angeboten werden.

Damit Exoten und Zitrusfrüchte den oft langen Transportweg in gutem Zustand überstehen und in zufriedenstellender Qualität beim Verbraucher ankommen, müssen sie vor allem zum optimalen Zeitpunkt geerntet werden. Dieser ist nicht nur abhängig von der Transportart und -dauer, sondern auch vom Reifeverhalten der Frucht. So kann für die Luftfracht vorgesehene Ware (sog. Flugware) etwas später geerntet werden als Ware, die verschifft wird. In jedem Fall sollte die Pflückreife (physiologische Reife) der Frucht erreicht sein, d. h., Wachstum und Entwicklung sollten abgeschlossen sein und der Prozess hin zur Genussreife (auch Essreife genannt) sollte begonnen haben. Wird dies nicht berücksichtigt, kann auch nach der Ernte keine gewünschte, optimale Qualität erreicht werden.

NACHREIFEND ODER NICHT NACHREIFEND? DAS IST HIER DIE FRAGE!

Hinsichtlich ihres Reifeverhaltens wird zwischen **nachreifenden** (klimakterischen) und **nicht nachreifenden** (nichtklimakterischen) Früchten unterschieden. Bei den klimakterischen Früchten steigen die Ethylenproduktion und die Atmungsaktivität nach der Ernte mehr oder weniger stark bis zu einem Höhepunkt an, um danach wieder abzufallen. Diese Früchte entwickeln erst nach der Ernte ihre Genussreife, d.h., das Fruchtfleisch wird meist weicher und saftiger, der Zuckergehalt steigt an, die Säuren werden abgebaut und die typischen Aromastoffe werden ausgebildet. Dieser Prozess kann allerdings nur stattfinden, wenn die Früchte nicht vor ihrer physiologischen Reife geerntet wurden.

Nichtklimakterische Früchte hingegen reifen nach der Ernte nicht mehr nach, d.h., sie müssen an der Pflanze bis zur Genussreife ausreifen, bevor sie geerntet werden. Einmal zu früh geerntet bleiben sie geschmacklich unbefriedigend.

Zu welchem Typ die einzelnen Fruchtarten gehören, können Sie der nachstehenden Tabelle entnehmen.

Tabelle 2: Nachreifende und nicht nachreifende Früchte

Nachreifend (klimakterisch)	Nicht nachreifend (nichtklimakterisch)
Acerola	Ananas
Annonen	Dattel
Avocado	Granatapfel
Babaco	Hornmelone (Kiwano)
Banane	Japanische Birne (teilweise)
Durian	Kaktusfeige
Feige	Karambole (Sternfrucht)
Feijoa	Litschi
Guave	Longan
Jackfrucht	Loquat
Japanische Birne (teilweise)	Pepino (überwiegend)
Japanische Stachelbeere	Pitaya
Kaki	Rambutan
Kapstachelbeere (Physalis)	Salak
Kiwi	Tamarillo
Lulo	Tamarinde
Mango	Zitrusfrüchte
Mangostane	
Papaya	
Passionsfrüchte	
Sapodilla	

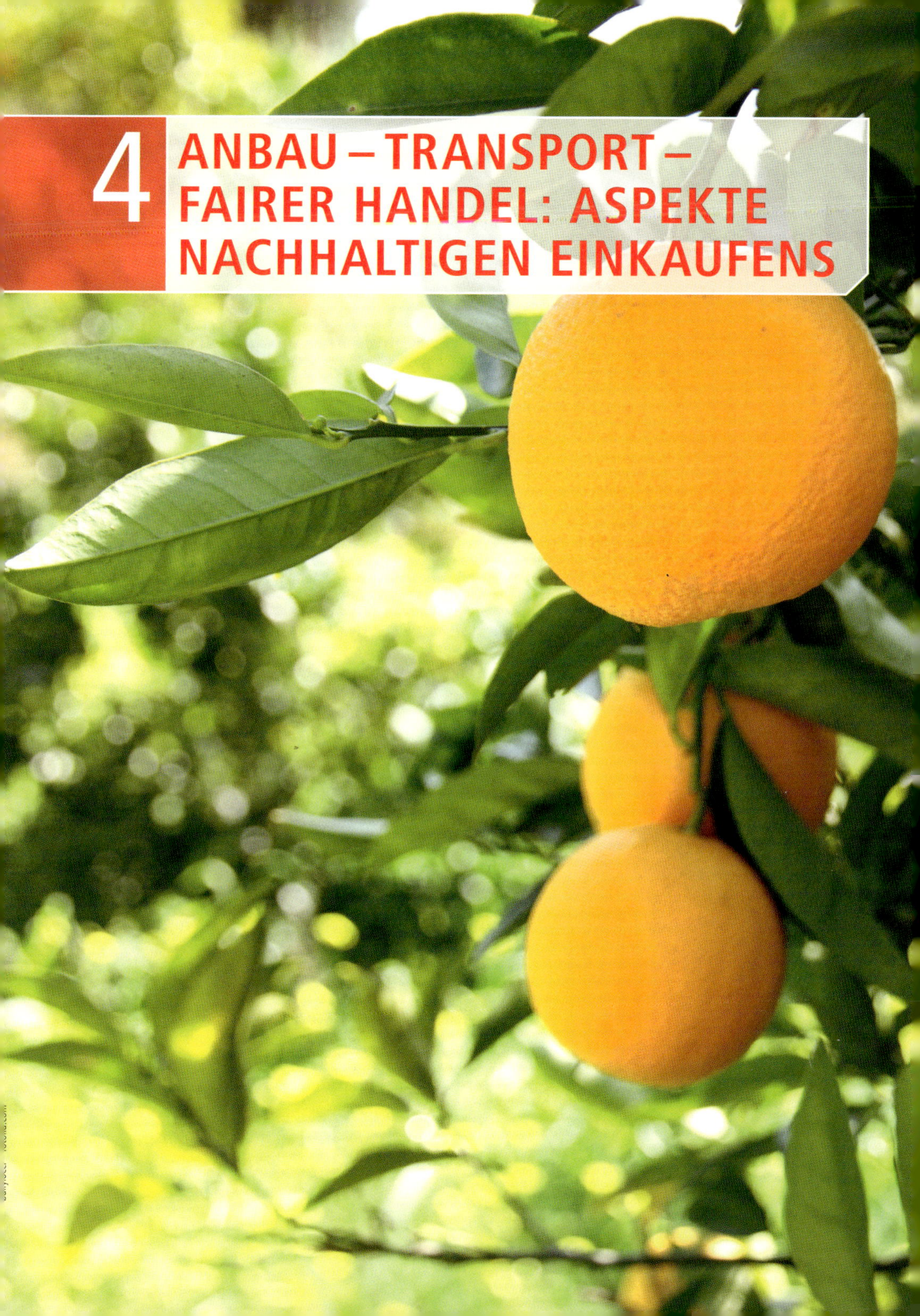

4 ANBAU – TRANSPORT – FAIRER HANDEL: ASPEKTE NACHHALTIGEN EINKAUFENS

Obst soll nicht nur schmecken, sondern auch möglichst nachhaltig erzeugt worden sein. Da gibt es viele Aspekte zu bedenken. Einfache Antworten hingegen sind selten. Auch fehlen bei den Produkten häufig manche wichtigen Informationen.

ANBAU: BIO BIETET VORTEILE

Viele exotische Früchte stammen von großen Monokulturen. Solche Plantagen bieten meist weniger ökologische Vielfalt als der kleinbäuerliche Anbau. Der ökologische Landbau verzichtet auf synthetische Pflanzenschutzmittel und schnell lösliche Mineraldünger. Das schützt Oberflächen- und Grundwasser vor Verunreinigungen. Zugleich sinkt damit das Risiko von Pflanzenschutzmittelrückständen in den Früchten. In Schwellen- und Entwicklungsländern ist die sachgerechte Anwendung dieser Mittel oft nicht sichergestellt. Hier verringert der Ökolandbau auch das Risiko von Kleinbauern und Plantagenarbeitern, ihre Gesundheit mit Pflanzenschutzmitteln zu schädigen. Klassiker wie Orangen und Bananen gibt es hierzulande in Bio-Qualität in fast allen Geschäften. Exotische Bio-Früchte sind seltener und finden sich vor allem in Bio-Märkten. Erkennbar sind Bio-Produkte am **Bio-Logo der EU** und am **deutschen Bio-Siegel**.

Bio
nach
EG-Öko-Verordnung

Das Logo der Rainforest Alliance garantiert keinen Bio-Anbau. Die Standards dieser Umweltorganisation stellen zwar Ansprüche an einen umweltverträglichen Anbau, erlauben aber synthetische Pflanzenschutzmittel.

In trockenen Ländern müssen Obstkulturen bewässert werden. Je nach vorhandenen Wasserreserven kann dadurch in intensiven Anbauregionen der Grundwasserspiegel sinken. Beispiele dafür finden sich in Südspanien, Süditalien, Israel und Ägypten. Beim Einkauf lässt sich nicht erkennen, ob für eine Frucht der Regen ausreichte oder sie künstlich bewässert wurde. Auch das Bio-Siegel sagt nichts über Bewässerung aus.

TRANSPORT: FLUGOBST SCHADET DEM KLIMA

Früher hießen Orangen, Bananen und Ananas einfach Südfrüchte. Der Name machte deutlich, dass sie einen weiten Weg hinter sich hatten – aus sonnigen warmen Ländern bis zu uns. Wie die Früchte diesen Weg zurücklegen und wie lang er ist, wirkt sich auf das Klima aus. Denn jeder Transport verbraucht Energie und trägt damit zur Kohlendioxid-(CO_2-)Belastung der Atmosphäre bei. Regionales Obst ist da im Vorteil. Südfrüchte sollten deshalb eher als Ergänzung der Obst-Speisekarte betrachtet werden.

Besonders energieintensiv ist der Transport mit dem Flugzeug. Dabei entstehen pro Kilogramm transportiertem Lebensmittel 50- bis 100-mal mehr klimawirksame Treibhausgase als bei einem Schiffstransport. Pro Jahr werden über 10.000 Tonnen Obst direkt nach Deutschland geflogen.

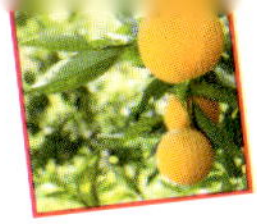

Ein Großteil davon sind Südfrüchte, mengenmäßig allen voran, Mangos, Papayas und Ananas. Wegen der höheren Auslastung schneiden reine Frachtflugzeuge beim CO_2-Ausstoß je Tonne Fracht übrigens besser ab als der Transport im Gepäckraum von Passagierflugzeugen.

Das wichtigste Argument für den aufwendigen Transport ist der angeblich bessere Geschmack der optimal gereiften Früchte; der ließ sich bisher wissenschaftlich aber nicht eindeutig belegen. Denn der Geschmack hängt auch von der Sorte, der Witterung, der Lagerung und vielen anderen Einflussfaktoren ab.

Erkennbar ist für deutsche Verbraucher Flugobst nur dann, wenn die Anbieter mit dieser Eigenschaft werben. Eine freiwillige oder gar vorgeschriebene Kennzeichnung gibt es nicht. Bio- und Fairhandels-Standards schließen Flugobst nicht aus.

EINKAUF MIT DEM AUTO?

Die CO_2-Bilanz eines Lebensmittels wird aber nicht nur von Schiff oder Flugzeug beeinflusst, sondern wesentlich auch davon, wie wir einkaufen. Jeder gefahrene Auto-Kilometer schlägt mit 100 bis 200 Gramm CO_2 zu Buche. Damit die Bilanz nicht zu negativ wird, sollte der Kofferraum beim Heimfahren richtig voll sein.

Die CO_2-Bilanz ist nur ein Aspekt des Transports. Der hohe Ausstoß an Schwefeldioxid durch die Schweröl verbrennenden Containerschiffe oder der Lärm der Lkw gehören ebenfalls dazu.

SAISON: BANANEN GIBT ES IMMER

Auch Südfrüchte haben meist ihre bestimmte Saison. Allerdings bemerken wir das nicht immer. Denn wenn auf der Nordhalbkugel die Ernte vorbei ist, beginnt sie auf der Südhalbkugel erst, weil Sommer und Winter entgegengesetzt verlaufen wie bei uns. Deshalb können wir fast alle Früchte

!

aid-SAISONKALENDER

Als Beispiele sind hier für Bananen und Grapefruit ihrer Saison entsprechend die durchschnittlichen Marktangebote in Deutschland abgebildet. Viele weitere Informationen dazu und zum aid-Saisonkalender für Obst und Gemüse gibt es auf www.aid.de (Suche „Saisonkalender").

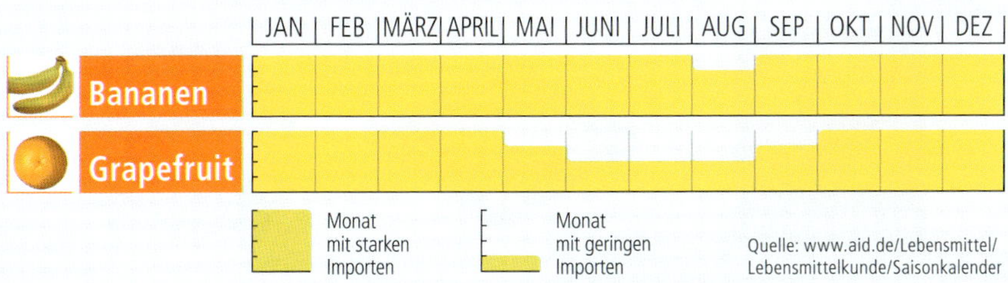

Quelle: www.aid.de/Lebensmittel/Lebensmittelkunde/Saisonkalender

das ganze Jahr über einkaufen. Allerdings legen sie unterschiedlich lange Wege zurück, bis sie in Deutschland im Regal liegen.

Zitrusfrüchte etwa haben in Südeuropa von Oktober bis März Hauptsaison und kommen auf relativ kurzem Weg per Lkw aus Spanien oder Italien zu uns. In den Sommermonaten reisen diese Früchte von der Südhalbkugel, also aus Südamerika oder Südafrika, per Schiff an. Ähnlich ist es bei Kiwis, die über den Winter aus dem Mittelmeerraum kommen und im Sommer und Herbst aus Neuseeland und Chile. Bananen gibt es in Deutschland das ganze Jahr über in nahezu gleichbleibenden Mengen. Die Ananasimporte sind im Frühling am höchsten – weil dann die Ernte aus Costa Rica, dem weltweit wichtigsten Anbauland, auf den Markt kommt.

FAIRER HANDEL: DAMIT BAUERN AUF IHRE KOSTEN KOMMEN

Von dem Geld, das wir im Supermarkt für ein Bündel Bananen oder eine Ananas zahlen, kommt nur ein kleiner Teil bei den Erzeugern an. Doch normalerweise sollte dieser Anteil so groß sein, dass sie auch gut davon leben können. Existenzsichernde Preise für die Erzeuger, ein zusätzlicher Aufschlag für soziale Projekte und langfristige Handelsbeziehungen sind Kernelemente des Fairen Handels. Das wichtigste Zeichen für solche Produkte ist das **Fairtrade**-Logo, das in Deutschland der Verein Transfair vergibt. Wichtigstes Fairtrade-Obst sind Bananen, von denen 2012 rund 21.000 Tonnen verkauft wurden. Das entsprach einem Marktanteil von 3,5 Prozent. Auch Fairtrade-Ananas gibt es in einigen Supermärkten.

Faire Handelsbedingungen garantieren auch der Verein **BanaFair** für seine Bananen oder das **Fair for Life**-Logo der Schweizer Zertifizierungsstelle IMO für viele exotische Früchte. Damit ausgezeichnete Produkte sind allerdings weniger stark verbreitet und finden sich eher in Fachgeschäften und Bio-Läden.

In der Regel arbeiten Fairtrade-Initiativen mit Kleinbauern-Kooperativen zusammen. Bei Bananen und Ananas können auch Plantagen Fairhandelspartner sein. Sie müssen dann soziale Mindeststandards einhalten. Das Logo der **Rainforest Alliance** auf Bananen bedeutet keinen Fairen Handel. Die Standards dieser Umweltorganisation sehen keine festen Mindestpreise vor.

FAIRTRADE

BanaFair FAIR TRADE BANANAS

RAINFOREST ALLIANCE CERTIFIED

5 ERNÄHRUNGSPHYSIOLOGISCHE BEDEUTUNG

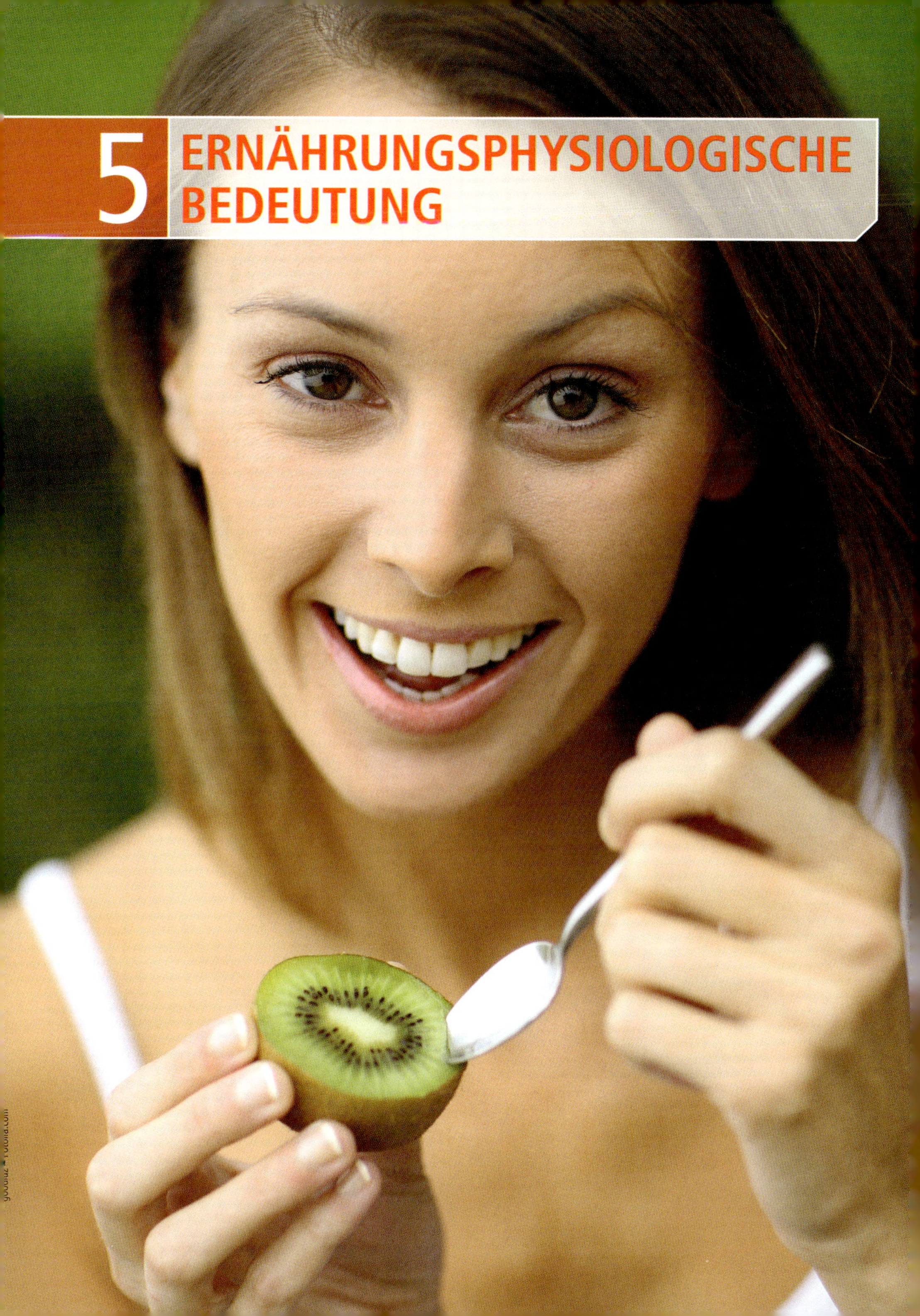

goodluz • Fotolia.com

Obst und Gemüse generell – und damit auch Exoten und Zitrusfrüchte – sind wichtiger Bestandteil einer ausgewogenen Ernährung und eine sehr gute Quelle für lebensnotwendige und gesundheitsfördernde **Vitamine** und **Mineralstoffe**, für **Ballaststoffe** und **sekundäre Pflanzenstoffe** (= Farb- und Aromastoffe in Pflanzen). Insbesondere letzteren wird seit einigen Jahren eine größere Bedeutung zugemessen, da sie wissenschaftlichen Untersuchungen zufolge möglicherweise das Risiko für Herz-Kreislauf-Erkrankungen und bestimmte Krebserkrankungen senken können. Hier wird weltweit intensiv geforscht, um die positiven Wirkungen dieser Stoffe besser kennenzulernen und nutzen zu können.

Experten empfehlen deshalb in der internationalen Gesundheitskampagne „**5 am Tag**“ täglich 3 Portionen Gemüse und 2 Portionen Obst zu essen, um optimal mit den wertvollen Nährstoffen versorgt zu sein und von den gesundheitsfördernden Wirkungen profitieren zu können. Als Faustregel gilt eine Handvoll als passende Portionsgröße und die Auswahl soll möglichst bunt und abwechslungsreich sein.

www.5amtag.de

Neben der schon großen Vielfalt an Obstarten und -sorten aus heimischem und mitteleuropäischem Anbau bieten Exoten und Zitrusfrüchte aus fernen Ländern eine zusätzliche Abwechslung für Auge und Gaumen, insbesondere im Winterhalbjahr, wenn die Angebotsvielfalt an heimischem Obst knapper wird. Mit ihrem oft fremdartigen Aussehen, den leuchtenden Farben ihrer Schale und dem exotisch duftenden Fruchtfleisch laden sie zum Probieren ein.

Der weitaus überwiegende Teil dieser Früchte ist kalorienarm und enthält als Hauptbestandteil zwischen 80 und 90 Prozent **Wasser** sowie wenig **Fett** und **Eiweiß**. Nährstoffreiche Ausnahmen sind vor allem Acai und Avocado mit deutlich höheren Fettgehalten sowie Atemoya, Banane, Dattel, Durian und Tamarinde mit überdurchschnittlichen Gehalten an Kohlenhydraten.

Energieträger in Exoten und Zitrusfrüchten sind – wie in anderen Früchten auch – vorrangig die **Kohlenhydrate**. Da es sich vor allem um einfache Kohlenhydrate wie Glukose (Traubenzucker) und Fruktose (Fruchtzucker) handelt, liefern sie schnell verfügbare Energie. Dabei hängt der Energiegehalt natürlicherweise von der Höhe des Kohlenhydratanteils ab. Während es zum Beispiel die Kochbanane mit 28 g Kohlenhydraten pro 100 g auf 123 Kilokalorien (517 kJ) bringt, liefert die Guave mit knapp 6 g Kohlenhydraten nur 34 Kilokalorien (143 kJ) pro 100 g.

Neben den bereits genannten halten Exoten und Zitrusfrüchte aber noch weitere wertvolle Inhaltsstoffe wie **Fruchtsäuren**,

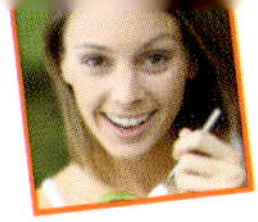

Aromastoffe und **Enzyme** für uns bereit. Fruchtsäuren und Aromen sorgen zusammen mit dem Zuckergehalt für den sortentypischen Geschmack und regen den Appetit an. Reich an Fruchtsäuren sind vor allem Ananas, Kapstachelbeere, Passions- und Zitrusfrüchte. Verdauungsfördernde Enzyme sind vor allem in Ananas, Papaya und Kiwi enthalten.

Der Vitamin- und Mineralstoffgehalt ist auch bei Exoten und Zitrusfrüchten sehr unterschiedlich. In welchen Früchten welche Vitamine und Mineralstoffe besonders reichlich vorhanden sind, darüber gibt die Nährwerttabelle ab Seite 148 detailliert Auskunft.

Bei den sekundären Pflanzenstoffen können Exoten und Zitrusfrüchte mit teilweise recht hohen Gehalten an Carotinoiden und Flavonoiden aufwarten. Besonders reich an Carotinoiden sind Papaya, Kaki, Mango, Kapstachelbeere, Loquat, Tamarillo und Guave. Bei den Flavonoiden sind Acai, Aronia, Gojibeere, Granatapfel, Tamarillo und Zitrusfrüchte besonders hervorzuheben. Beide Stoffgruppen wirken als sogenannte Antioxidantien gegen freie Radikale (= schädliche Sauerstoffteilchen), die zellschädigend wirken können. Außerdem können sie das Immunsystem positiv beeinflussen.

GIBT ES WIRKLICH „SUPERFRÜCHTE"?

Mit Erscheinen des Bestsellerbuches „Superfoods Rx" im Jahr 2004, in dem 14 Lebensmittel mit gesundheitlichem Zusatznutzen beschrieben werden, ist auch erstmals der Begriff „**Superfrüchte**" aufgetaucht. Seitdem wird häufig in der Presse

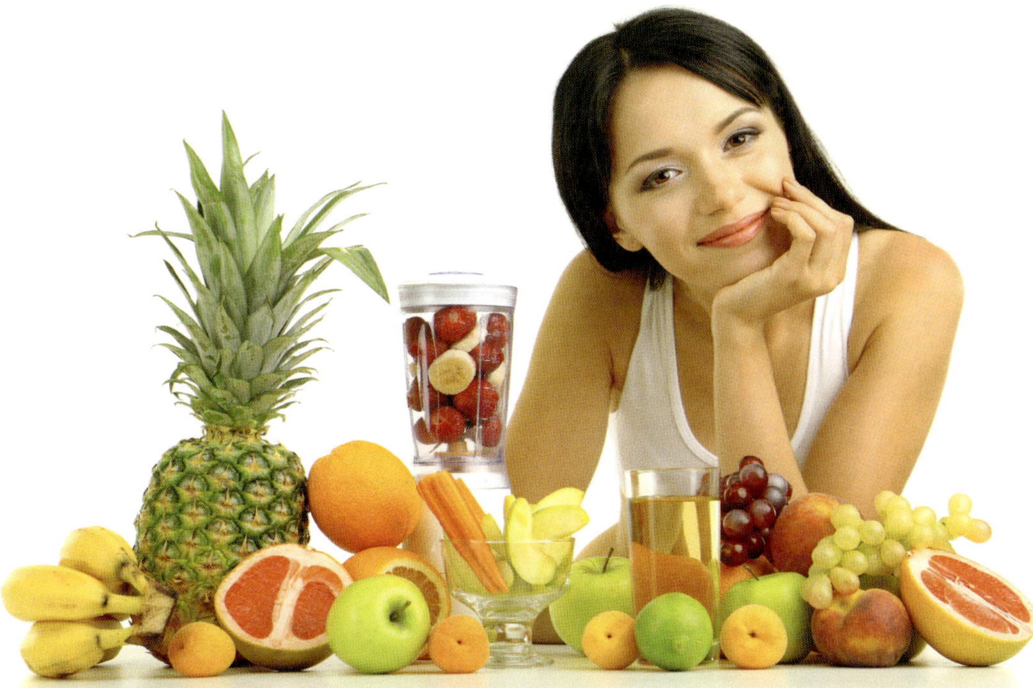

und vor allem im Internet über immer neue „Superfrüchte" berichtet, die besonders gesund sein sollen und mit denen allerlei Heilversprechen verbunden werden. Vor allem Exoten wie Noni, Acai, Goji, Granatapfel und Mangostane werden genannt, aber auch Vertreter aus den gemäßigten Breiten wie Heidelbeere, Holunder, Cranberry, Sanddorn oder Aronia gehören dazu. Dabei ist auffällig, dass vor allem immer der „extrem hohe Gehalt an Antioxidantien" in den Vordergrund geschoben wird, begleitet von einer „überdurchschnittlichen Nährstoffdichte", einem „außergewöhnlich hohen Vitamin-Gehalt" usw. Tatsache ist, dass einige Früchte sehr hohe Gehalte einzelner Inhaltsstoffe aufweisen, wie zum Beispiel Vitamin C bei Acerola oder Sanddorn. Andere Früchte wie Holunder oder Aronia bestechen durch ihre hohen Farbstoffgehalte (Anthocyane) in der Fruchthaut. Das antioxidative Potenzial dieser Inhaltsstoffe lässt sich im Labortest zwar sicher nachweisen, über die tatsächliche Wirkung im menschlichen Körper bei welchen Aufnahmemengen ist allerdings nur wenig bis nichts bekannt.

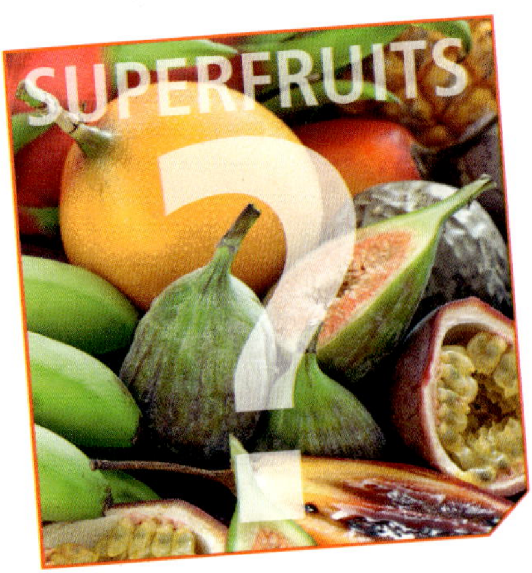

Skepsis ist vor allem bei Früchten oder deren Produkten angebracht, die sozusagen als „wahre Wundermittel" angepriesen werden, für die aber meist keine wissenschaftlich belastbaren Daten über ihre tatsächlichen Inhaltsstoffe vorliegen. Auffällig ist in diesen Fällen, dass ein Großteil der „Superfrüchte" gar nicht als Frischfrucht angeboten werden kann, weil entweder die Haltbarkeit extrem gering ist oder weil sie einfach im Urzustand kaum genießbar oder sogar nicht verzehrfähig sind. Einige Früchte werden mit einer Reihe von anderen Früchten zu Mischungen verarbeitet, damit sie überhaupt als Produkt verkäuflich sind – meist zu sehr hohen Preisen. Die Produzenten verdienen an diesen Säften, Konzentraten, Elixieren, Pulvern o. Ä. meist recht gut, denn ihr Konzept heißt „Health Food", d. h., dies sind Lebensmittel mit einem hervorgehobenen gesundheitlichen Zusatznutzen. Für diese Produktpalette werden die mit Abstand stärksten Zuwachsraten unter allen Konsumgütern prognostiziert.

Um die Verbraucher hier stärker schützen zu können und klarer zu regeln, welche nährwertbezogenen Produktaussagen wirklich auf den Verpackungen stehen dürfen, gilt seit 2007 europaweit die sogenannte Health-Claims-Verordnung. Sie besagt u. a., dass gesundheitsbezogene Aussagen wissenschaftlich belegbar sein müssen und führt die bisher genehmigten Formulierungen in einer Liste genau auf.

6 WARENKUNDE EXOTEN

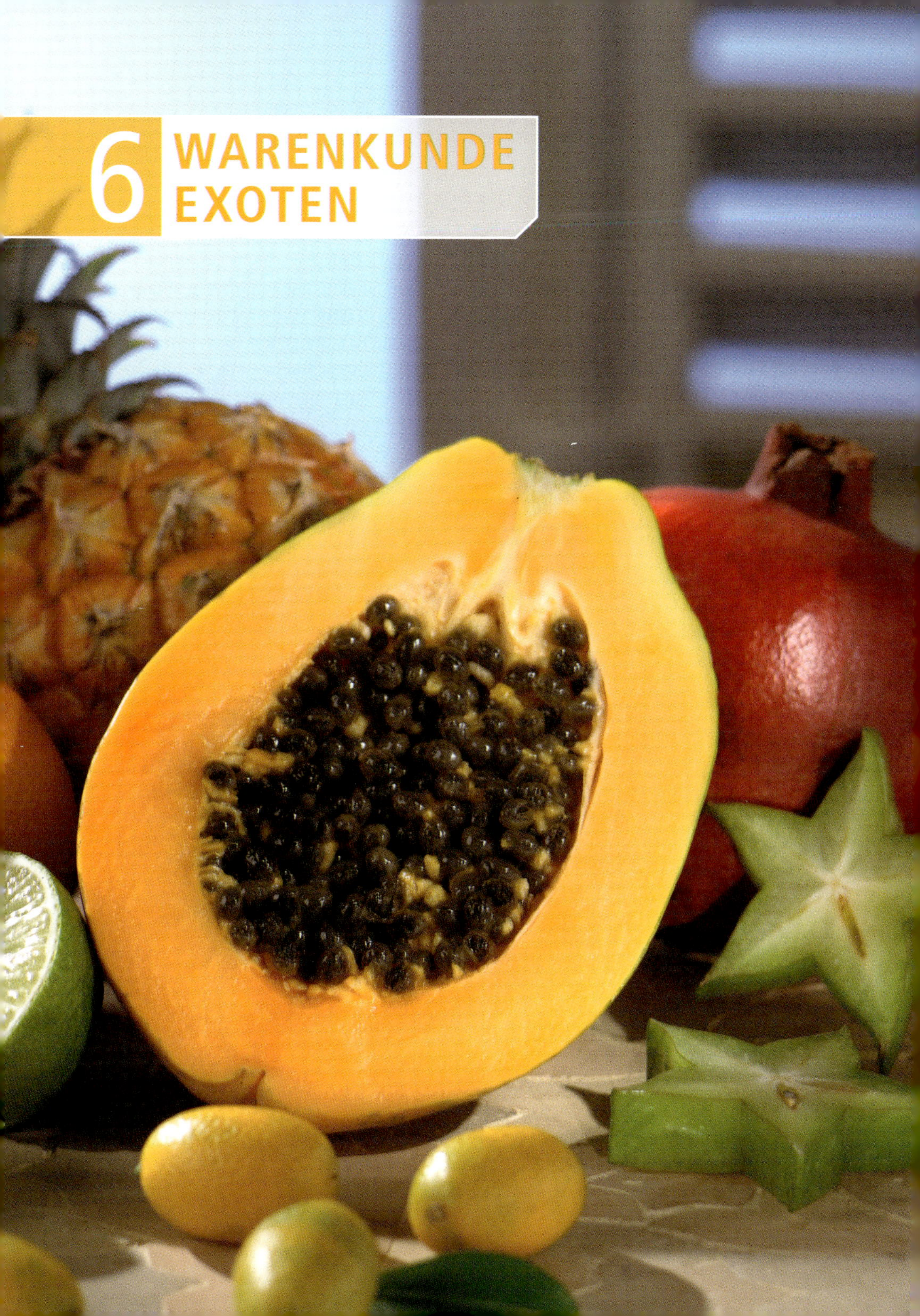

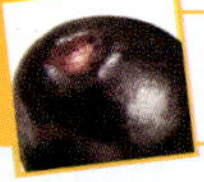

ACAI

Die Acai (sprich: Assa-i) ist die Frucht der Kohl- oder Assaipalme, die im tropischen Zentral- und Südamerika von Panama bis Brasilien beheimatet ist und die größten Bestände im Regenwald des Amazonasbeckens aufweist. Die Palme wächst in tiefliegenden, von den Gezeiten beeinflussten Gebieten in Meeresnähe und an feuchten Standorten in Flussnähe. Ihre Früchte und die Palmherzen werden vor allem in Brasilien als Nahrungsmittel genutzt. Die Pflanze blüht und fruchtet zwar das ganze Jahr über, die Haupternte mit den qualitativ besten Früchten fällt jedoch in die Trockenzeit von August bis Dezember. Die Frucht dient nicht nur der einheimischen Bevölkerung als nahrhaftes Lebensmittel, sondern hat mit einer jährlichen Erntemenge von über 100.000 Tonnen allein in der Stadt Belem auch in Brasilien eine wirtschaftliche Bedeutung. Die Acai steht etwa seit der Jahrtausendwende im Fokus des Interesses der Nahrungsergänzungsmittelindustrie, die ständig auf der Suche nach neuen „Superfrüchten“ ist. Seit etwa 2005 werden Acai-Produkte auch bei uns angeboten.

Die Acai-Früchte wachsen an einer mehrstämmigen, bis 25 m hohen Palme mit bis zu 3 m langen gefiederten Blättern und meist 3 bis 4 Blütenständen. Aus diesen entwickeln sich zunächst grüne, bei Vollreife dunkel-purpurfarbene, glänzende, 1 bis 2 cm große, runde Steinfrüchte, die zu Hunderten einen Fruchtstand mit 3 bis 6 kg Gewicht bilden. Der Anteil der fleischigen Pulpe ist nur gering, 90 Prozent der Frucht entfallen auf den fetthaltigen, hellbraunen Samen, der zur Gewinnung von mehrfach ungesättigten und gesättigten Fettsäuren dient und gemahlen als Viehfutter verwendet werden kann. Der Geschmack des etwas adstringierenden, frischen Fruchtfleisches wird als fettig, erdig (ähnlich Roter Bete), leicht bitter, an Brombeere und dunkle Schokolade erinnernd beschrieben. Dieser Geschmackseindruck dürfte auf den hohen Fett- und Polyphenolgehalt des Fleisches zurückzuführen sein. Neben dem Fettgehalt (überwiegend Öl-, Palmitin- und Linolsäure), der bei dieser kalorienreichen Frucht bis zu 50 Prozent ausmachen kann, sind hohe Gehalte an Ballaststoffen, Eiweiß und Mineralstoffen zu verzeichnen, ferner Phytosterine (= Pflanzenhormone, überwiegend ß-Sitosterol) und eher geringe Vitamingehalte. An bioaktiven Substanzen sind die sekundären Pflanzenstoffe Anthocyane, Proanthocyanidine und

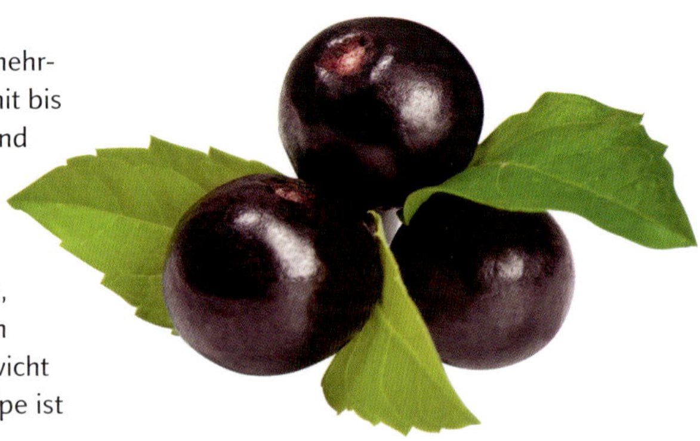

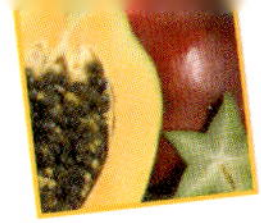

andere Flavonoide zu nennen, welche der Frucht eine antioxidative Wirkung verleihen. Diese ist allerdings geringer als die von Erdbeere und Tafeltraube einzuordnen und muss anhand von klinischen Studien noch nachgewiesen werden.

Zur Ernte müssen die Palmen von Pflückern erklommen werden, die die Fruchtbüschel mit Macheten abtrennen. Acai-Früchte werden nicht als Frischfrucht gehandelt, da sie aufgrund ihres hohen Fettgehalts innerhalb von 24 Stunden nach der Ernte verderben. Auch im Ursprungsland werden aus den Früchten an Milchshakes erinnernde Getränke mit unterschiedlich großer Wasserzugabe in speziellen Acai-Shops hergestellt. Der Saft wird entweder pur oder gesüßt mit Zucker konsumiert oder mit Maniokmehl zu einem breiartigen Gericht angedickt. Erhältlich sind auch Mixgetränke bestehend aus Acai und Acerola oder Guarana. Ein Großteil der Produktion wird als tiefgefrorene Pulpe angeboten, des Weiteren wird der Saft zur Herstellung von Gelee, Sirup, Likör, Eiscreme, Energy-Drinks und in Müsliriegeln verwendet. Saft, Konzentrat und Extrakte sowie gefriergetrocknetes Fruchtpulver, auch in Form von Kapseln und Lutschtabletten, werden als Nahrungsergänzungsmittel angeboten.

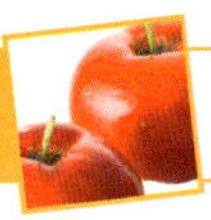

ACEROLA

Die Acerola, auch Barbados- oder Westindische Kirsche genannt, stammt aus einem Gebiet, das von Texas über Zentralamerika, die Westindischen Inseln bis zum nördlichen Südamerika reicht. Der kommerzielle Anbau erfolgt heute hauptsächlich im Nordosten Brasiliens und in Vietnam. Die Acerola ist die Steinfrucht eines – mit unserer heimischen Kirsche nicht verwandten – 2 bis 3 (manchmal bis zu 6) m hohen, immergrünen Strauches. Die aus drei Fruchtblättern gebildete Frucht ist rund bis konisch, 1 bis 4 cm groß, 3 bis 16 g schwer, mit dünner, sehr druckempfindlicher, bei Vollreife gelborange bis rot gefärbter Haut. Das drei Steinkerne enthaltende, gelbe Fruchtfleisch ist weich, saftig, je nach Sorte süßsauer bis sehr sauer und weist einen der höchsten Vitamin-C-Gehalte aller bekannten Obst- und Gemüsearten auf: durchschnittlich 1.700 mg pro 100 g bei reifen Früchten, d. h. bis über 30-mal mehr als in der Zitrone. Halbreife Früchte, wie sie für die Verarbeitung geerntet werden, enthalten sogar bis zu 4.500 mg Vitamin C pro 100 g. Höhere Gehalte in Früchten sind davon nur noch in der in Amazonien beheimateten Camu-Camu (Myrciaria dubia) und in den Hagebutten der Blutstielrose (Rosa pendulina f. haematodes) zu finden. Die Acerola enthält ferner

B-Vitamine, Carotinoide, Provitamin A und Pektin sowie Anthocyane in der Fruchthaut; die Mineralstoffgehalte sind eher gering. 150 flüchtige Stoffe wurden im Fruchtaroma identifiziert, wobei bestimmte Esterverbindungen das typische, unverwechselbare Aroma der Frucht ausmachen.

Blüte und Fruchtbildung erfolgen in Verbindung mit Regenfällen in 25-Tages-Zyklen, bis zu achtmal im Jahr. Die Früchte sind 3 bis 4 Wochen nach der Blüte pflückreif, die Ernte erfolgt von Hand, da die Pflanze Früchte, Blüten und Knospen gleichzeitig trägt. Die Frucht ist hochklimakterisch, d. h., sie reift sehr schnell und besitzt daher nur eine geringe Haltbarkeit: halbreife (pinkfarbene) Früchte 2 bis 3 Tage bei Raumtemperatur unter Folie bzw. eine Woche bei 8 Grad Celsius und 85 bis 90 Prozent relativer Luftfeuchtigkeit unter Folie. Als Frischfrucht kann sie nur gekühlt vermarktet und transportiert werden, für den Export über größere Distanzen ist sie ungeeignet. Daher erfolgt der Versand in verarbeiteter Form als Saft, Konzentrat oder Pulpe. Im Ursprungsland werden aus der Frucht Saft, Erfrischungsgetränke, Gelee, Konfitüre, Konserven, Püree, Sorbet, Speiseeis und Wein hergestellt. In der Lebensmittelindustrie dient die Acerola häufig zur Vitamin-C-Anreicherung von Getränken und anderen Lebensmitteln, als Nahrungsergänzungsmittel werden meist Acerolapulver oder -tabletten angeboten. Saft ist hierzulande auch zu kaufen. In der Volksmedizin wird die Acerola traditionell gegen verschiedenste Krankheiten und Beschwerden eingesetzt.

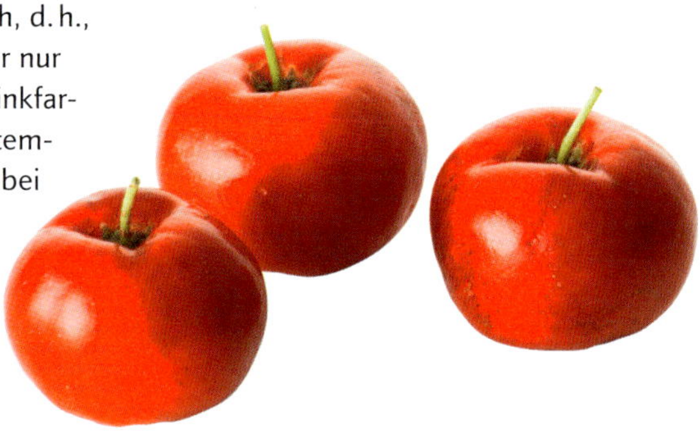

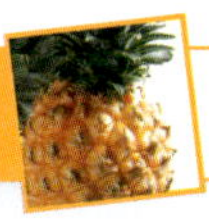

ANANAS

Heimat der zu den Bromeliengewächsen gehörenden Ananas ist Südamerika, das Amazonasgebiet, Paraguay und Südbrasilien. Von dort erfolgte die Verbreitung nach Norden über Zentralamerika auf die Westindischen Inseln, wo sie Christoph Kolumbus 1493 auf Guadeloupe entdeckte und mit nach Spanien nahm. Der Anbau findet heute in den gesamten Tropen, teilweise auch Subtropen statt. Weltgrößter Produzent ist Brasilien, gefolgt von Thailand, den Philippinen, Costa Rica, China, Indien, Indonesien u. a. Ananasfrüchte sind bei uns ganzjährig erhältlich, Hauptlieferland ist der weltweit größte Exporteur Costa Rica, mit großem Abstand gefolgt von Ecuador, Panama, Honduras, Ghana, der Elfenbeinküste, Südafrika u. a. Die deutschen Importe haben in den letzten fünf Jahren um das 1,6-Fache zugenommen und die aus Costa Rica haben sich mehr als verdoppelt.

Bei der 0,5 bis 5 kg, im Mittel 1,3 kg schwer werdenden Ananas handelt es sich um einen aus 100 bis 200 Einzelfrüchten bestehenden Beerenfruchtverband einer Staude (Ganzrosettenpflanze), der äußerlich Ähnlichkeit mit einem großen Pinienzapfen (engl. pineapple) hat. Das saftige Fruchtfleisch ist hell- bis goldgelb oder rötlich gefärbt und hat einen ausgeprägt süßsäuerlichen, aromatischen Geschmack. Das Hauptkohlenhydrat ist Saccharose, die vorherrschende Säure Zitronensäure und der Vitamin-C-Gehalt liegt bei 17 bis 20 mg pro 100 g (bei der Sorte 'MD-2' sogar ca. 56 mg pro 100 g). Das Ananasaroma setzt sich aus mehr als 200 verschiedenen flüchtigen Stoffen zusammen.

Es gibt weit über 100 verschiedene Ananassorten, international werden aber nur wenige gehandelt, meist unter einem Firmen- oder Markennamen. Waren früher die Sorten 'Smooth Cayenne' als Konserven- und Frischananas sowie 'Champaka' marktbeherrschend, so hat ihnen jetzt die 1996 eingeführte neue Sorte 'MD-2', die unter Handelsnamen wie „Del Monte Gold", „Gold Extra Sweet", „Sweet" u. a. angeboten wird, die Führung auf dem Frischmarkt streitig gemacht. Diese Sorte schmeckt sehr süß wegen ihres deutlich geringeren Säuregehaltes und enthält drei- bis viermal mehr Vitamin C als andere Sorten. Als exotische Besonderheit gilt die kleine, goldgelbe, besonders aromatische „Baby-Ananas" (Sortengruppe 'Victoria' bzw. 'Queen'), die aus Südafrika, Réunion, Mauritius und der Elfenbeinküste geliefert wird.

Von der Pflanzung bis zur Ernte vergehen rund 14 Monate. Da die Ananas nach der Ernte nicht nachreift, muss sie – um die weiten Transportwege zu überstehen – kurz vor der Vollreife geerntet werden, wobei Flugware reifer als Seefracht geerntet werden kann. Zu früh geerntete Früchte bleiben geschmacklich unbefriedigend, überreife Früchte schmecken aufgrund eines fortgeschrittenen Säureabbaus fad süß und verderben schnell. Je nach Sorte und Herkunft kann die Schalenfarbe einer reifen Frucht grün, gelb, orangegelb oder rötlich sein. Die Frucht beginnt vom Stielende her zu reifen und zu duften, bei 'MD-2' relativ schnell, bei 'Smooth Cayenne' langsamer. Eine qualitativ gute Frucht hat frische, grüne Blätter, einen charakteristischen, angenehmen Duft, eine klare (nicht matte) Schalenfarbe, keine weichen Stellen und ein für die jeweilige Größe hohes Gewicht.

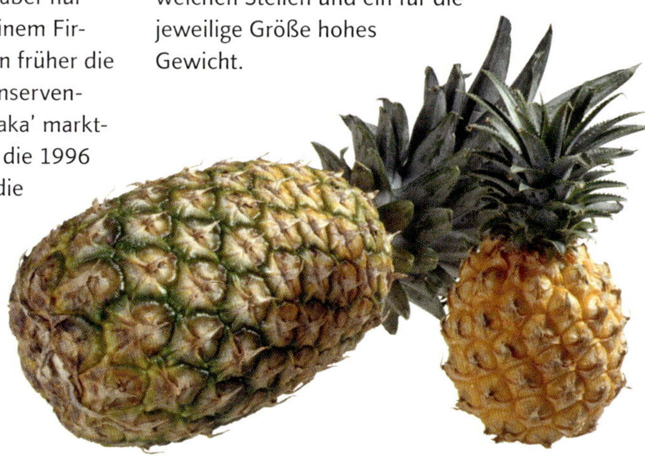

Als kälteempfindliche Frucht sollte sie nicht unter 7 Grad Celsius aufbewahrt werden.

Die Frucht wird vielseitig verwendet: frisch als Tafelobst, Dessertfrucht oder Bestandteil von Obstsalaten; verarbeitet wird sie für Konfitüren, Kuchen, Torten, Süßspeisen, Chutney, in Kombination mit Geflügel-, Fleisch- oder Fischgerichten. Sie dient ferner zur Herstellung von Konserven, (Multivitamin-)Säften, Limonaden und alkoholischen Getränken sowie Trocken- und kandierten Früchten. Frische Ananas enthalten das Eiweiß spaltende Enzym Bromelin, welches eine verdauungsfördernde, Fleisch zart machende, aber auch entzündungshemmende Wirkung hat. Zubereitungen mit Milch und Milchprodukten gelieren deshalb nur, wenn das Bromelin durch kurzes Erhitzen (Blanchieren) der Fruchtbestandteile inaktiviert wurde.

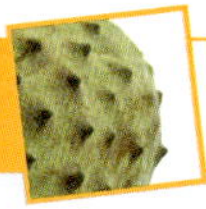

ANNONEN

Zur Gattung Annona zählen etwa 120, überwiegend in den Tropen Zentral- und Südamerikas beheimatete Arten, von denen rund 20 als Obstarten genutzt werden. Sieben davon und eine Hybride werden kommerziell angebaut, vier davon haben eine größere Marktbedeutung erlangt.

Annonen wachsen an bis zu 10 m hohen Bäumen und sind sogenannte Sammelbeeren, bei denen bis zu 100 Fruchtblätter synkarp zu einer Frucht zusammengewachsen sind. Dies wird besonders deutlich bei der Schuppenannone und einigen Sorten der verwandten Cherimoya und Atemoya, deren Früchte sackartige Ausstülpungen der Einzelfrüchte besitzen. Die 0,1 bis über 4 kg schwer werdenden Früchte haben ein weißes bis cremefarbenes, schmelzendes, überwiegend süßes, sehr aromatisches Fruchtfleisch, in das zahlreiche braunschwarze, nicht essbare Samen eingebettet sind.

Erwähnenswerte Inhaltsstoffe sind vor allem Kohlenhydrate (11 bis 20 Prozent Zucker), Fruchtsäuren (besonders bei der Stachelannone), Kalium, Calcium, Phosphor und Eisen, B-Vitamine und je nach Art 12 bis 43 mg Vitamin C pro 100 g.

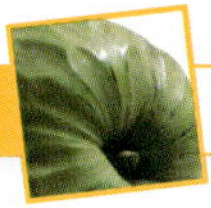

CHERIMOYA

Heimat der Cherimoya sind die hochgelegenen Andentäler (1.500 bis 2.000 m) in Südkolumbien, Ecuador und Nordperu. Von hier aus erfolgte die Verbreitung in Zentralamerika und der Karibik, nach Afrika, in den Mittelmeerraum, in den Fernen Osten und nach Neuseeland. Der bis 9 m hohe Baum, in Kultur oft nur 3 m, gedeiht am besten in tropischen Höhenlagen und den frostfreien Subtropen. Größter Produzent weltweit ist Spanien (Provinz Granada und Malaga), gefolgt von Peru und Chile, angebaut wird auch in Kalifornien. Hauptsorte in Spanien ist 'Fino de Jete', mit Herzform und leicht dellig eingesunkener Oberfläche, relativ kernarm, ausgewogen in Zucker und Säure, mit ausgezeichnetem Geschmack. Die Cherimoya ist die wichtigste Annone am Frischmarkt, Hauptlieferant ist Spanien (Oktober bis April), ergänzt um Lieferungen aus Chile (Juli bis November).

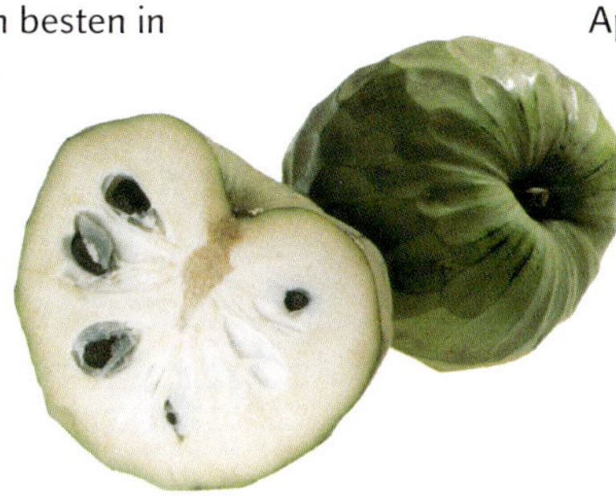

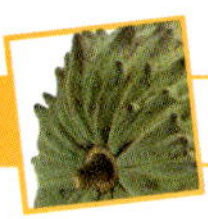

ATEMOYA

Die Atemoya ist eine Arthybride aus Cherimoya und Schuppenannone. Ihr Name ist abgeleitet aus dem brasilianischen Wort „ate“ für Schuppenannone und „moya“ für Cherimoya. Erste Kreuzungen wurden 1908 in Florida durchgeführt, heute werden mehrere Sorten vor allem in Brasilien, den Subtropen Australiens, in Taiwan, Israel, Florida und auf Hawaii angebaut. Die Frucht liegt in der Größe überwiegend zwischen den Eltern, kann aber auch bis zu 3 kg Gewicht erreichen. Form und Aussehen variieren stark: von fast glatter Oberfläche bis zu weit hervorstehenden Schuppen oder zungenartigen Ausstülpungen, es gibt auch rotschalige Sorten mit rotem Fleisch. Geschmacklich entspricht sie der Cherimoya, ist aber noch süßer (80 bis 90 Prozent Glukose, Fruktose), da sie weniger Säure enthält. Atemoyas werden nur sporadisch aus Brasilien (April bis September), den USA (August bis November), Israel (November/Dezember) oder Australien (Februar bis Oktober) geliefert, überwiegend per Luftfracht.

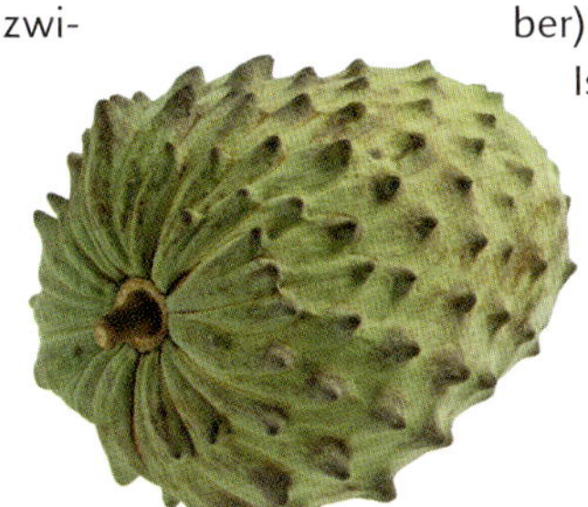

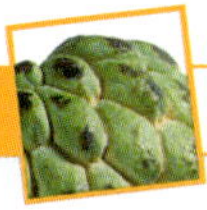

SCHUPPENANNONE

Die Heimat der Schuppenannone ist das tropische Tiefland Zentralamerikas und der Westindischen Inseln. Von dort verbreitete sie sich überall in den Tropen Amerikas, Afrikas, Asiens und des Pazifiks. Bedeutende Anbauländer sind Indien, Pakistan, Südchina, Taiwan, Thailand, Vietnam, die Philippinen und Indonesien. Die Frucht ist kugelig bis herzförmig, 5 bis 10 cm groß, mit dicker, samtiger, aus einzelnen Segmenten („Schuppen") bestehender, gelblich-grüner oder auch purpurfarbener Haut und ist von einer weißen oder bläulichen Wachsschicht überzogen. Die Segmente trennen sich zunehmend bei der Reife, was schließlich zum Platzen führen kann; die Farbe wird zunehmend bräunlich-dunkel. Das Fruchtfleisch ist weiß bis cremefarben, leicht körnig, süß, leicht säuerlich, mit zahlreichen, 1 bis 1,5 cm langen, dunkelbraun bis schwarz glänzenden Samen durchsetzt. Der Geschmack ist köstlich, reicht jedoch nicht ganz an Cherimoya und Atemoya heran. Sie ist eine geschätzte Dessertfrucht, deren Saft ein aromatisches Getränk ergibt. Schuppenannonen kann man gelegentlich in Asien-Läden, z. B. aus Indien (August bis Dezember) oder Thailand (Juli bis September) finden.

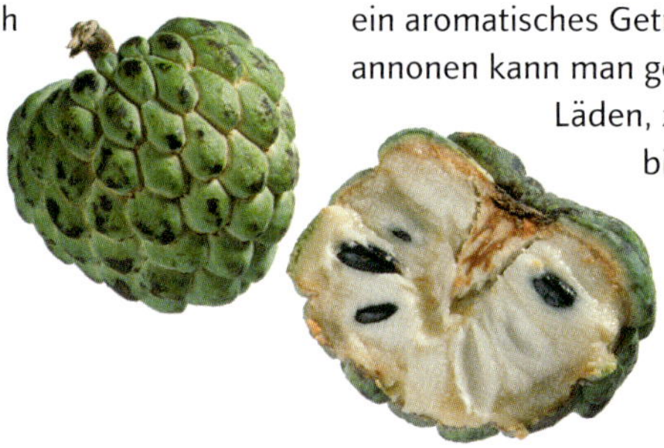

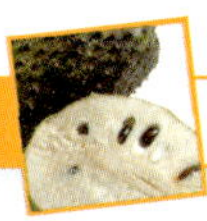

STACHELANNONE

Die Stachelannone, in ihrer Heimat **Guanábana** genannt, ist die Frucht eines bis 9 m hohen Baumes, der aus den tieferen, feuchten Lagen im tropischen Zentralamerika stammt. Er ist in ganz Südamerika, Teilen Afrikas und vielen Ländern Südostasiens verbreitet. Die Frucht ist länglich-oval oder herzförmig, oft unregelmäßig geformt oder wie ein Komma gekrümmt durch teilweise unterentwickelte Fruchtblätter. Mit 15 bis 35 cm Länge und einem Gewicht bis 4,5 kg ist sie größer als die vorgenannten Arten. Die dunkelgrüne Haut ist mit zahlreichen, 3 bis 6 mm langen, fleischigen Stacheln bedeckt. Das Fruchtfleisch ist fast weiß, süß-säuerlich, sehr aromatisch und enthält zahlreiche, etwa 2 cm lange, dunkelbraun glänzende Samen. Obwohl auch roh verzehrbar, dient es hauptsächlich zur Herstellung von Püree, Speiseeis, Kuchen und Desserts. Aus dem Saft werden Nektar, Konzentrat, Gelee, Sorbet, Obstwein und vor allem – unter Zugabe von Wasser oder Milch und Zucker – köstliche Erfrischungsgetränke hergestellt. Das Aroma bleibt bei der Verarbeitung gut erhalten. Stachelannonen kommen nur selten zu uns in den Handel, z. B. aus Kenia, Malaysia oder Südamerika.

Geerntet werden die voll entwickelten, aber noch festen, in der Schale schon etwas helleren Früchte. Sie müssen, da sehr druckempfindlich, sehr sorgfältig behandelt und verpackt werden, am besten in Schaumstoffstrümpfen. Annonen sind klimakterische Früchte mit starker Ethylenproduktion und einem besonders schnellen Reifeverlauf. Hierin und in ihrer Kälteempfindlichkeit ist ihre kurze Haltbarkeit begründet. Insbesondere die Stachelannone geht – einmal reif – schnell in Gärung über. Die kältetolerantesten Früchte sind Cherimoya und Atemoya, die bei 10 bis 13 Grad Celsius und 90 bis 95 Prozent relativer Luftfeuchtigkeit 2 bis 3 Wochen haltbar sind. Die anderen Arten sollten nicht unter 14 bis 15 Grad Celsius gelagert werden und sind nur 1 bis 2 Wochen haltbar.

Beim Kauf sollte man auf feste, unbeschädigte Früchte achten und diese bei 20 bis 24 Grad Celsius zu Hause nachreifen lassen. Nach 1 bis 3 Tagen sind sie essreif, d. h., die Frucht gibt auf leichten Druck nach, beginnt angenehm zu duften, der Stielansatz beginnt sich vom Fleisch zu lösen und lässt sich oft mühelos herausziehen. Gelegentlich platzt die Frucht im Stielbereich auf, zuletzt verfärbt sich die Haut dunkel. Bei der Schuppenannone und einigen Atemoya-Sorten trennen sich die Segmente bzw. Ausstülpungen und das Fruchtfleisch schimmert durch. Reife Früchte können vor dem Verzehr zur Geschmacksverbesserung kurze Zeit gekühlt werden. Man schneidet sie der Länge nach durch und löffelt sie – unter Entfernung der locker im Fruchtfleisch sitzenden Kerne – aus. Unter der Schale ist das Fleisch meist etwas körnig durch vorhandene Steinzellen. Die Schuppenannone zerfällt leicht beim Auslöffeln. Für die Weiterverarbeitung löst man das Fleisch im Ganzen heraus und passiert es durch ein Sieb. Da es mild-süß bis sehr süß schmeckt, kann man zur Geschmacksabrundung und zur Verhinderung der Braunverfärbung etwas Zitronensaft zugeben. Weitere Verwendungsmöglichkeiten sind Konfitüren, Obstsalate, Mix-Getränke, Eiscreme, Sorbets, Milchshakes, Joghurt, Gebäck.

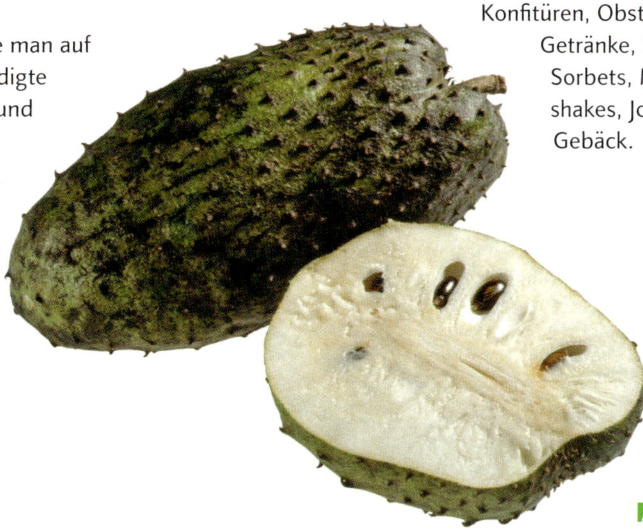

APFELBEERE

Heimat der Apfelbeere oder Aronia ist das östliche Nordamerika, von Neufundland bis Minnesota und südlich bis Tennessee und South Carolina. In West-, Nord- und Südeuropa bisher nahezu unbekannt, wird die Pflanze schon seit Mitte des letzten Jahrhunderts in Osteuropa, vor allem in Russland, Polen, Litauen, Weißrussland, Moldawien, der Ukraine, Tschechien und einigen Balkanländern erwerbsmäßig angebaut. Seit Mitte der 1970er Jahre existieren Plantagen in der ostsächsischen Oberlausitz; in den letzten Jahren wurden auch in Westdeutschland und Skandinavien Plantagen angelegt.
Die Apfelbeere ist die Frucht eines 2 bis 3 m hoch werdenden, frostharten, winterkahlen Strauches, der in Plantagen als Halbstamm oder 1 bis 2 m hoher Strauch gezogen wird. In Wuchs und Blatt ist er apfelähnlich, während der Blütenstand mit den ab Mitte Mai aufblühenden, weißen Einzelblüten eher dem der Vogelbeere ähnelt. Deshalb wird die Frucht auch fälschlicherweise als „Schwarze Edel-Eberesche" bezeichnet.

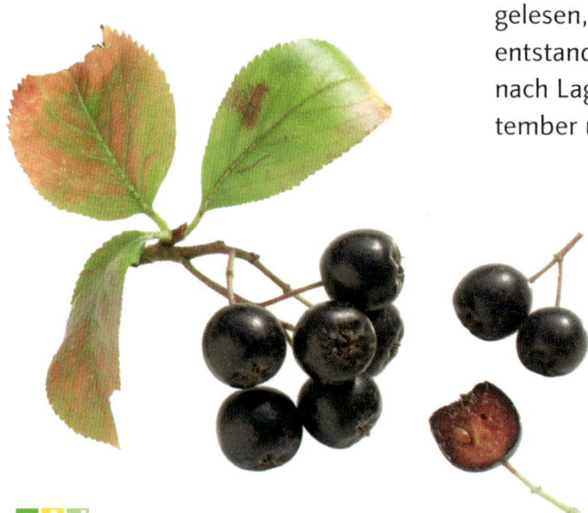

Die violett-schwarzen, häufig wachsartig bereiften Früchte (botanisch: Sammelbalgfrüchte) werden 6 bis 13 mm groß, wiegen zwischen 0,5 und 1,5 g und ähneln im Anschnitt einem kleinen Apfel. Das Fruchtfleisch ist tief-bordeauxrot, etwas fest im Biss und enthält 4 bis 8 hellbraune, längliche Samen. Der Geschmack ist süß-säuerlich-herb, etwas adstringierend, mit schwachem Aroma, ähnlich dem einer unausgereiften Heidelbeere. Der frische Presssaft riecht deutlich nach bitterer Mandel durch das in den Kernen enthaltene Amygdalin, ein Blausäure-Glykosid. Hervorzuhebende Inhaltsstoffe sind 13 bis 18 Prozent Zucker (Glukose und Fruktose), Sorbit, Fruchtsäuren (überwiegend Äpfelsäure), Ballaststoffe, B-Vitamine, Vitamin K und C (21 mg pro 100 g). Die Frucht ist reich an Phenolverbindungen mit hoher antioxidativer Wirkung, davon entfallen ca. 66 Prozent auf polymere Proanthocyane, rund 25 Prozent auf Anthocyane sowie 7,5 Prozent auf Phenolsäuren.

Aus der Wildform wurden einige Klone ausgelesen, es gibt aber auch aus Kreuzung entstandene Sorten. Erntezeit bei uns ist je nach Lage von Mitte August bis Mitte September und die Ernte dauert wegen folgernder, d. h. nicht gleichzeitiger Reife 3 Wochen. Bei Handernte werden die ganzen Fruchtstände abgebrochen oder abgeschnitten, eine maschinelle Ernte von Einzelbeeren mit Johannisbeer-Erntemaschinen bei in Reihen gepflanzten Sträuchern ist möglich. Bei zukünftigen, weniger gerbstoffhaltigen Sorten ist ein Anbieten auf dem Frischmarkt denkbar, bisher gehen die Früchte ausschließlich in die Verarbeitung. Im Ganzen geerntete Fruchtstände bleiben bei Zimmertemperatur bis zu 2 Wochen haltbar, bei 2 bis 3 Grad Celsius und 85 bis 90 Prozent relativer Luftfeuchtigkeit lassen sie sich bis zu 3 Monate lagern.

Die Apfelbeere wird vor allem industriell zu Saft, Konzentrat, Extrakt und püreeartigen Halbfertigprodukten verarbeitet. Die sehr hohe Färbekraft des Saftes – auch bei hundertfacher Verdünnung tritt noch keine Entfärbung ein – macht ihn vor allem geeignet als Farbverstärker für Lebensmittel.

Eine Weiterverarbeitung erfolgt zu Sirup, Fruchtschaumweinen, Fruchtsaftlikören, Spirituosen und alkoholfreien Erfrischungsgetränken. Die püreeartigen Halbfertigprodukte werden beispielsweise für Milchprodukte, Obst- und Würzsoßen (z. B. zu Wildgerichten) oder als Pralinenfüllmasse weiterverwendet. Die Früchte werden zu Kompott, Konfitüren und Fruchtaufstrichen, Gelees, Bonbons, Fruchtpasten zur Füllung von Back- und Süßwaren, Trockenfrüchten, kandierten Früchten und in Früchtetees verarbeitet oder in Alkohol eingelegt. Als Nahrungsergänzungsmittel werden z. B. Tabletten, Kapseln und Pulver angeboten und auch Kosmetikprodukte werden aus Aronia hergestellt.

!

BLAUSÄURE

Blausäure ist, gebunden an Zuckermoleküle, in vielen pflanzlichen Lebensmitteln enthalten. Bis auf wenige Ausnahmen sind die enthaltenen Mengen dieser cyanogenen Glykoside jedoch meist so gering, dass sie für den Menschen unbedenklich sind. Denn unser Organismus verfügt über effiziente Mechanismen, um die daraus freigesetzten kleinen Blausäuremengen effizient und schnell zu entgiften. Enthalten Lebensmittel höhere Gehalte an gebundener Blausäure, kann diese z. B. vor dem Verzehr durch Erhitzen aus dem Lebensmittel entfernt werden.

Nach Literaturangaben enthalten 100 g frische, rohe Aroniabeeren 11–20 mg des cyanogenen Glykosides Amygdalin, d. h. etwa 0,6–1,2 mg gebundene Blausäure[2,3]. Dabei ist zu vermuten, dass der größte Anteil in den kleinen Kernen vorliegt, die beim Kauen sicher nicht vollständig zerkleinert werden. Eine einzelne Literaturstelle gibt einen Gehalt an freier Blausäure von 1,57 mg pro 100 g Beeren an[1]. Da frische Aroniabeeren aufgrund des hohen Gehaltes an Polyphenolen und organischen Säuren einen herb-säuerlich, adstringierenden Geschmack aufweisen, ist nicht davon auszugehen, dass diese Beeren in größerer Menge frisch verzehrt werden. Der Genuss einer kleinen Portion frischer Beeren ist deshalb als unbedenklich anzusehen. Zum Vergleich: Der Blausäuregehalt von süßen Aprikosenkernen, die als Snack angeboten werden, liegt im Mittel bei 2,4 mg pro 100 g[4].

[1] Kulling SE, Rawel HM (2008) Chokeberry (Aronia melanocarpa) – A review on the characteristic components and potential health effects. Planta Medica 74:1625-34.

[2] Lehmann H (1990) Die Aroniabeere und ihre Verarbeitung, Flüssiges Obst, 57, 746-752.

[3] Dräger S, Winterhalter P (2009), TU Braunschweig. Unveröffentlichte Ergebnisse.

[4] Grabher R, Thielert G, Bestimmung von Blausäure in Lebensmitteln, Chemisches und Veterinäruntersuchungsamt Sigmaringen.

AVOCADO

Ursprünglich stammt die Avocado aus Zentralamerika, in Mexiko wurde sie schon vor 9.000 bis 10.000 Jahren als Frucht genutzt. Ihr Name stammt von der aztekischen Bezeichnung „ahuacatl“ ab, aus der die Spanier „aguacate“ machten. Durch diese verbreitet, wird sie heute weltweit in den Tropen und Subtropen kultiviert. 70 Prozent der Welternte wird in Nord-, Mittel- und Südamerika erzeugt mit Mexiko (32 Prozent) als weltgrößtem Produzenten. Weitere große Anbauländer sind Chile, Indonesien, die Dominikanische Republik, Kolumbien, Brasilien, Peru, die USA (Kalifornien, Florida), Guatemala, China, Kenia, Südafrika, Spanien, Ruanda und Venezuela. Avocados sind ganzjährig erhältlich, unsere Hauptlieferanten sind Südafrika (April bis Oktober), Spanien und Israel (Oktober bis Mai), Peru (Mai bis August), Chile und auch Kenia. Nebenlieferanten sind Brasilien, Mexiko, die Dominikanische Republik und Marokko.

Avocados sind die Beerenfrüchte eines immergrünen, 20 m (in Kultur 5 bis 8 m) hohen Baumes, die meist birnenförmig, aber auch rund, oval oder länglich geformt sein können. Die Fruchtgröße reicht je nach Sorte von knapp 100 g bis über 1 kg, bei uns sind meist Früchte zwischen 100 und 400 g im Angebot. Die Schale kann dünn, dick, glatt oder rau bis runzelig sein, die Farbe hell- oder dunkelgrün oder braunrot bis schwarz. Das gelblich-zartgrüne, direkt unter der Schale deutlich grüne Fruchtfleisch ist bei Reife butterweich, cremig und schmeckt leicht süßlich, nussartig. Es enthält in der Mitte einen ungenießbaren, von einer braunen, lederigen Haut umgebenen Samenkern. Als Besonderheit sind auch bei uns hin und wieder kleine, gurkenförmige „Cocktail-Avocados“ erhältlich, die keinen Samen enthalten, da sie ohne Befruchtung (= parthenokarp) entstanden sind.

Avocados sind ernährungsphysiologisch besonders wertvoll wegen ihrer hohen Gehalte an Vitamin E und B-Vitaminen, Ballaststoffen, Eiweiß, Mineralstoffen, besonders Kalium, Magnesium, Phosphor, Zink und Eisen sowie – als Besonderheit bei Früchten – bis zu 30 Prozent Fett; dieses ist ebenfalls wertvoll, da es sich vorwiegend aus einfach (überwiegend Ölsäure) und solchen mehrfach ungesättigten Fettsäuren zusammensetzt, die der Körper nicht selbst bilden kann und die sich positiv auf das Herz-Kreislauf-System auswirken können.

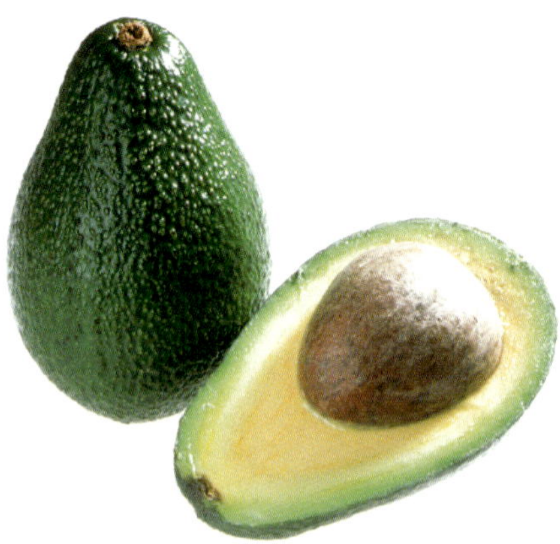

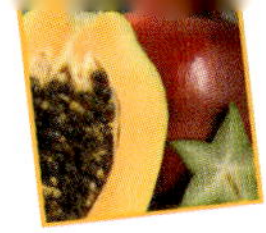

Bei Avocados werden nach ihrer ursprünglichen Herkunft drei Typen unterschieden, wobei viele neuere Sorten Hybriden dieser Typen sind:

- der mexikanische (M) Typ aus dem kühlen, subtropischen Hochland Mexikos, kälteverträglich, kleinfrüchtig, dünne, glatte Schale, hoher Ölgehalt (15 bis 30 Prozent), cremiges Fruchtfleisch, großer, oft lose sitzender Samen;
- der guatemaltekische (G) Typ aus dem tropischen Hochland Guatemalas, weniger kälteverträglich, mittelgroß, dicke, raue und warzige Schale, mittlerer Ölgehalt (10 bis 20 Prozent), cremiges Fruchtfleisch, kleiner, festsitzender Samen;
- der westindische (W) Typ aus dem feuchten, tropischen Tiefland Zentralamerikas, kälteempfindlich, großfrüchtig, dünne, glatte, lederige Schale, niedriger Ölgehalt (3 bis 10 Prozent), wässriges Fruchtfleisch, großer, oft lose sitzender Samen.

Obwohl es rund 1.000 verschiedene Sorten geben soll, werden international nur wenige gehandelt. Die wichtigsten Sorten am Markt sind:

- 'Hass' (M x G), 140 bis 350 g, birnenförmig, stark runzelige, dunkelgrüne, bei Reife braunschwarze Schale, 18 bis 23 Prozent Öl, mittelgroßer Kern, exzellenter, nussiger Geschmack.
- 'Fuerte' (M), 250 bis 400 g, birnenförmig, grüne, dünne, leicht angeraute Schale, 16 bis 25 Prozent Öl, mittel- bis großer Kern, sehr guter, nussiger Geschmack.
- 'Pinkerton' (G), 230 bis 430 g, birnenförmig mit langem Hals, grüne, runzelige Schale, ca. 19 Prozent Öl, kleiner Kern, sehr guter Geschmack.
- 'Reed' (G), 300 bis 500 g, kugelig-oval, dunkelgrüne, glatte, dicke, lederige Schale, mittel- bis großer Kern, bis 20 Prozent Öl, Fleisch verfärbt sich nicht nach Anschnitt, guter Geschmack.
- 'Ettinger' (M x G), 250 bis 350 g, birnenförmig, leuchtend hellgrüne, dünne, glatte Schale, 18 bis 22 Prozent Öl, sehr guter Geschmack.
- 'Bacon' (G), 170 bis 500 g, birnenförmig bis oval, grüne, dünne, empfindliche Schale, großer Kern, bis 14 Prozent Öl, mittlerer Geschmack.

Die Früchte für den Handel reifen nicht am Baum, sondern erst nach der Ernte. Sie werden nach Erreichen eines Mindest-Trockensubstanzgehaltes in hartreifem Zustand geerntet und versandt und erreichen ihre Genussreife erst nach einigen Tagen Lagerung bei Zimmertemperatur (15 bis 20 Grad Celsius). In einer Papiertüte, zusammen mit einem reifen Apfel oder einer Banane, lässt sich die Nachreife beschleunigen, denn diese Früchte geben viel von dem pflanzlichen Reifehormon Ethylen ab. Mittlerweile werden aber auch bereits genussreife Früchte angeboten, die sofort verwendet werden können. Die Frucht ist reif und verzehrfähig, wenn die Schale auf leichten Fingerdruck hin nachgibt. Als kälteempfindliche Früchte sollten Avocados generell nicht unter 5 Grad Celsius aufbewahrt werden, Sorten des westindischen Typs nicht unter 12 Grad Celsius. Bei 85 bis 95 Prozent relativer Luftfeuchtigkeit können sie so bis zu 4 Wochen gelagert werden.

Zur Zubereitung schneidet man die Frucht am besten der Länge nach am Kern entlang durch, entfernt diesen und hebt das

Fleisch beider Hälften mit einem Esslöffel aus der Schale. Eine zu schnelle Braunverfärbung des Fleisches kann man durch Beträufeln mit Zitronensaft verhindern. Avocados werden überwiegend frisch verzehrt und z. B. mit Zitronensaft, Pfeffer und Salz gewürzt. Sie finden Verwendung in Salaten, als Brotaufstrich oder in Kombination mit Fleisch, Fisch, Geflügel, Milchprodukten oder Früchten. Pürierte Avocado mit klein gehackten Tomaten, Zwiebeln, Knoblauch, Chili, Pfeffer und Salz ergibt die berühmte mexikanische Dipspezialität „Guacamole". Für Suppen oder Soßen kann Avocadofleisch erhitzt werden, sollte jedoch nicht kochen, da es dann an Aroma verliert und bitter wird. Püriertes Fleisch mit etwas Zitronensaft lässt sich nach Herausdrücken der Luft gut in Gefrierbeuteln einfrieren. Aus dem Fruchtfleisch gewonnenes Avocado-Öl ist ein gutes Speiseöl zum Kochen (sehr hoch erhitzbar) und für Salatdressings, es wird auch industriell als Schmierstoff sowie in der Kosmetik verwendet.

BABACO

Die Babaco gehört zum Komplex der Hochland-Papayas und wird als natürlich entstandene Hybride aus der Bergpapaya (Vasconcellea pubescens) und der Toronche (Vasconcellea stipulata) angesehen. Sie ist in den Andentälern Ecuadors beheimatet und gedeiht dort in Höhen von 1.500 bis 2.500 m in einem kühlen, frostfreien, subtropischen Klima. Hauptanbauländer sind Ecuador und Neuseeland, daneben Kolumbien und Chile. In einigen Mittelmeerländern sowie in Kalifornien gab oder gibt es Anbauversuche, teilweise im Gewächshaus. Babacos sind ganzjährig erhältlich mit Schwerpunkt im Winterhalbjahr, bei uns aber nur sporadisch am Markt.

Die Babaco-Pflanze ist ein kleines, einstämmiges, bis 2,5 (4) m hohes, baumähnliches Kraut. Dieses trägt – etwa 8 Jahre lang – jährlich 30 bis 80 Früchte, die sich ohne Bestäubung (parthenokarp) entwickeln und daher samenlos sind. Die einzelne, an einem langen Stiel am Stamm hängende Beerenfrucht ist 20 bis 30 cm lang, 10 bis 12 cm dick, bis 1,5 kg schwer, von fünfeckigem Querschnitt und dunkelgrüner, bei Reife leuchtend gelber Farbe. Das cremefarbene bis gelbe Fleisch ist sehr saftig, schmeckt fruchtig-süßsäuerlich, leicht parfümiert und kann ohne Abfall samt Schale gegessen werden. Der relativ hohe Vitamin-C-Gehalt (30 mg pro 100 g) verhindert die schnelle Bräunung der angeschnittenen Frucht. Sie enthält ferner Vitamine der B-Gruppe,

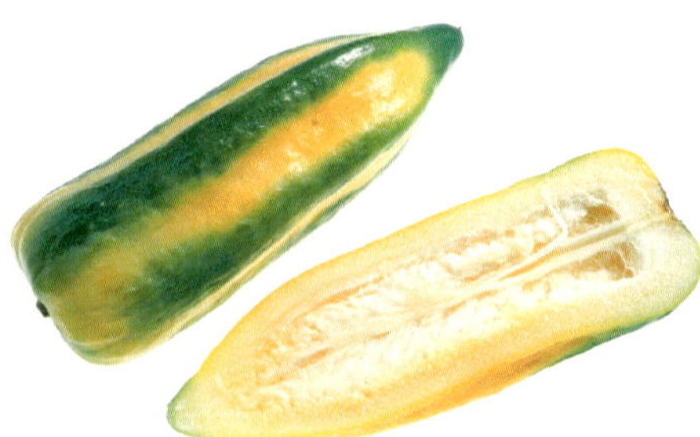

Vitamin E sowie etwas Provitamin A und nur 3 bis 6 Prozent Zucker. Babacos enthalten außerdem – wie die Papaya – das wertvolle Papain, ein Eiweiß spaltendes, verdauungsförderndes Enzym.

Zwei Monate vor der Reife haben die Früchte ihre volle Größe erreicht. Die Reife beginnt an den untersten und zugleich schwersten Früchten mit einer Gelbfärbung, zuerst fleckenweise zwischen den Fruchtkanten, dann gleichmäßig die ganze Frucht erfassend. Für den Export werden die Früchte mit beginnender Gelbfärbung geerntet und meist mit Schaumstoffnetzstrümpfen umhüllt verpackt. Die Nachreife bis zur komplett gelben Frucht ist bei normaler Zimmertemperatur, am besten zusammen mit ethylenabgebendem Obst, möglich. Die Früchte lassen sich auch ohne Kühlung bis zu 4 Wochen lang lagern, bei 6 Grad Celsius sogar 5 bis 6 Wochen. Unter 5 Grad Celsius treten Kälteschäden auf.

Babacos verzehrt man am besten frisch, indem man sie quer in Scheiben oder längs in Streifen schneidet. Die Zugabe von etwas Zucker erhöht noch ihren köstlichen Geschmack. Weitere Verwendung findet sie in Obstsalaten, als Saft, Sorbet, Speiseeis und in Konserven. Der Saft eignet sich auch als Marinade, um darin eingelegtes Fleisch zarter zu machen. Wegen der Eiweiß spaltenden Eigenschaften sind Babacos nicht für Milchprodukte oder Fruchtsülzen (Gelatine) geeignet; hier kann kurzes Erhitzen aber Abhilfe schaffen, denn dadurch werden die Enzyme inaktiviert.

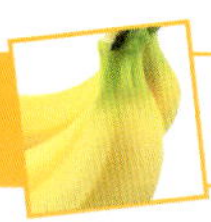

BANANE

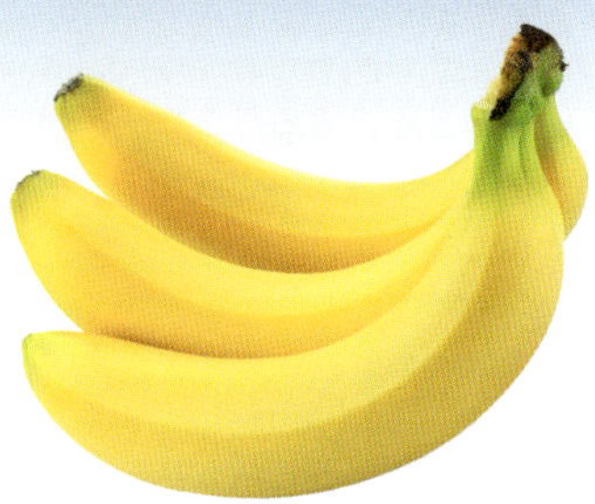

Als Urheimat der Banane, der zweitwichtigsten Obstart nach den Zitrusfrüchten, wird Südostasien angesehen. Schon seit 4.000 v. Chr. wird die Banane kultiviert. Heute erfolgt der Anbau weltweit in den feuchten Tropen beiderseits des Äquators bis zum 30. Breitengrad, teilweise auch in den Subtropen. Hauptproduktionsländer für **Obstbananen** sind die Staaten Südostasiens (Indien, China, Philippinen, Indonesien, Thailand, Vietnam), Südamerikas (Brasilien, Ecuador, Kolumbien) und Mittelamerikas (Costa Rica, Mexiko, Guatemala, Honduras). **Koch-, Mehl- oder Gemüsebananen** dagegen werden vorwiegend in Afrika (Uganda, Ruanda, Ghana, Nigeria, Elfenbeinküste, Kamerun) produziert, wo sie als stärkereiches Grundnahrungsmittel von Bedeutung sind. Obwohl die Liefermengen von Monat zu Monat schwanken, stehen Obstbananen das ganze Jahr über in ausreichend hoher Menge im Angebot. Die vier Hauptlieferländer für unseren Markt sind Kolumbien, Ecuador, Costa Rica und Panama. Mehlbananen sind hierzulande ebenfalls ganzjährig erhältlich, machen aber nur 0,03 Prozent der Gesamteinfuhren an Bananen aus. Ihre fünf Hauptlieferländer sind Ghana, Kolumbien, Costa Rica, Thailand und Ecuador.

Die Banane ist die drei- bis fünfkantige, 6 bis 30 Zentimeter lange und 2 bis 5 Zentimeter dicke Beerenfrucht einer 2 bis 9 m hohen Staude. Die Entwicklungszeit von der Blüte bis zur erntereifen Frucht dauert etwa 3 Monate. Die sich nur aus den weiblichen Blüten ohne Befruchtung entwickelnden „Finger“ stehen in sogenannten „Händen“ zusammen, die spiralförmig um die Blütenstandsachse angeordnet sind und den gesamten Fruchtstand, das „Büschel“ bilden. Ein Büschel kann bis zu 300 Bananen umfassen und bis zu 50 kg wiegen. Die charakteristische Krümmung der Banane entsteht dadurch, dass jede Einzelfrucht zunächst nach unten wächst und sich später – hormonbedingt – innerhalb weniger Tage zuerst nach außen und dann nach oben dreht; das nennt man auch „negativ geotropisch“, was „entgegen der Schwerkraft“ bedeutet. Bananen werden – auch in den Anbauländern für den Eigenverzehr – immer grün geerntet und gezielt nachgereift. Die Exportware wird unter kontrollierten Bedingungen in Kühlschiffen bei exakt 13,2 Grad Celsius transportiert und am Bestimmungsort in speziellen Bananenreifekammern unter Zugabe von Ethylen gereift. Dabei ändert sich die Schalenfarbe zunehmend von Grün nach Gelb, die vorhandene Stärke wird zunehmend in Zucker umgewandelt und Aromastoffe werden ausgebildet. Bei der vollreifen Frucht sind schließlich kleine dunkle Flecken auf der Schale erkennbar, die deshalb auch als Zuckerflecken bezeichnet werden.

Obstbananen enthalten rund 20 Prozent Kohlenhydrate, davon sind 17 Prozent Zucker (überwiegend Saccharose, Glukose, Fruktose), der Rest sind Stärke und Ballaststoffe. Damit stellen sie eine schnell verfügbare Energiequelle dar. Ihr Gehalt an Mineralstoffen, insbesondere Kalium und Magnesium, Spurenelementen und Vitaminen (vor allem B-Vitamine), macht sie zu einer sehr gesunden Frucht. Reife Früchte sind leicht verdaulich, besonders für Kleinkinder, und wirken beruhigend bei Magen- und Darmstörungen. Der Gehalt an unlöslichen und löslichen Ballaststoffen fördert die Verdauung und kann den Cholesterinspiegel positiv beeinflussen. Bananen enthalten zwar auch selbst Serotonin, einen Botenstoff, der im Gehirn als „Glückshormon“ Wohlbefinden vermittelt, sorgen aber vor allem durch ihren Zuckergehalt dafür, dass Serotonin im Gehirn gebildet wird.

Obwohl es unzählige Bananensorten gibt, werden nur wenige für den kommerziellen Anbau genutzt und unter den bekannten Markennamen der großen Fruchthandelsfirmen in den Handel gebracht. Die Gruppe der Obstbananen lässt sich unterteilen in „Große Obstbananen“, „Rote Bananen“, „Baby-Bananen“ und „Apfelbananen“ mit jeweils mehreren Sorten.

Die **Große Obstbanane** stellt das größte Kontingent des internationalen Handels. Dazu gehören u. a. die Sorten ‘Robusta’, ‘Williams’, ‘Poyo’ und ‘Valery’ der Giant Cavendish-Gruppe sowie ‘Grand Naine’, die Hauptexportsorte in Lateinamerika und die kleineren, sehr geschmackvollen Früchte der ‘Dwarf Cavendish’.

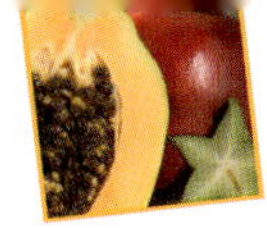

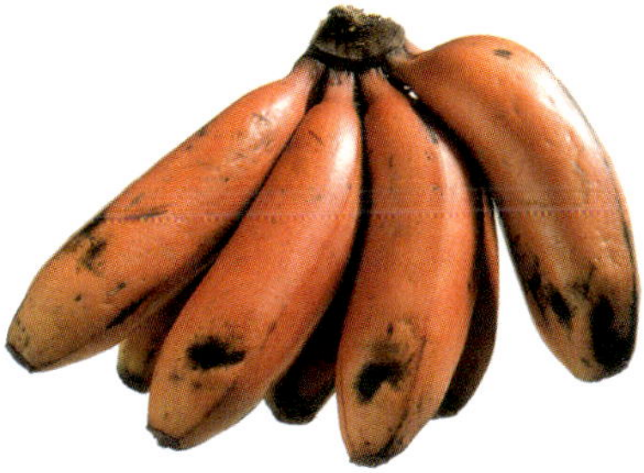

Rote Bananen

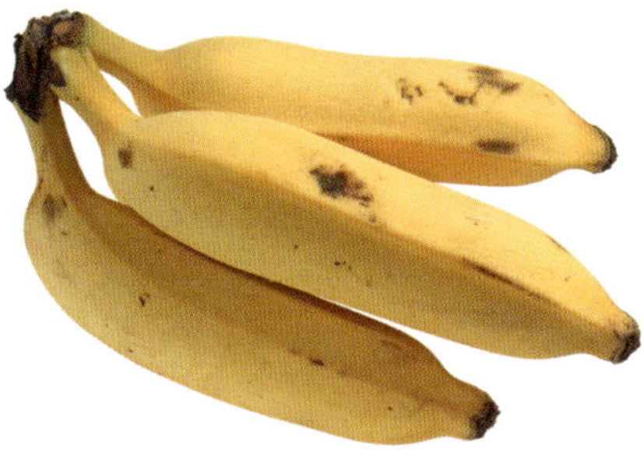

Apfelbananen

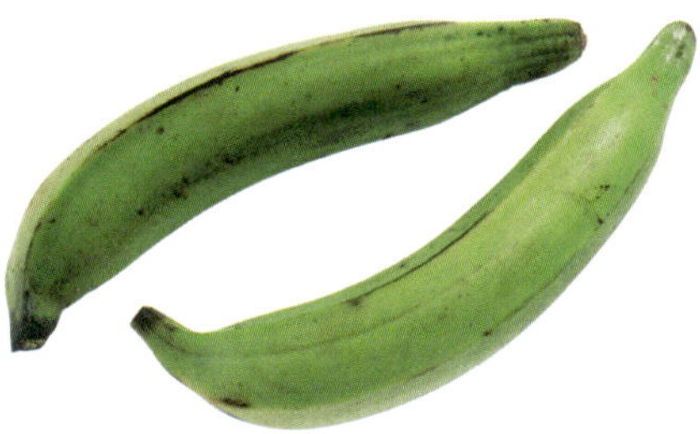

Kochbananen

Unter den **Roten Bananen** gibt es sowohl Obst- als auch Kochbananen, wobei letztere überwiegen. Die roten Obstbananen, die wir gelegentlich aus Südostasien, Ostafrika oder Mittelamerika am Markt finden, sind meist klein bis mittelgroß, gerade oder nur leicht gekrümmt und haben reif ein tiefgelbes bis rosafarbenes, süß-aromatisches Fruchtfleisch. Die Schale färbt sich zur Reife hin von Braunrot nach Dunkelrot.

Die bei uns ganzjährig als **Baby-Bananen** (Bocadillos) angebotenen Früchte stammen meist aus Kolumbien oder Ecuador (per Luft- und Seefracht) und sind fruchtig-süß schmeckend eine beliebte Dessertfrucht.

Als **Apfelbananen** werden einige Sorten bezeichnet, die 10 bis 15 cm lange, meist plump wirkende, nur leicht gekrümmte Früchte mit einem etwas an Apfel erinnernden, süß-säuerlichen Geschmack aufweisen.

Obstbananen werden vorwiegend frisch verzehrt, vor allem als Pausensnack oder in Obstsalaten. Sie sind Bestandteil von Ganzfruchtgetränken (Smoothies), Speiseeis und Milchmixgetränken und werden zu Püree, Saft, Konfitüre, Wein, Likör und diversen Trockenprodukten verarbeitet. Getrocknete Bananen in Form von Chips oder Stücken sind besonders aromatisch im Geschmack.

Kochbananen auch Mehl- oder Gemüsebananen genannt, sind bei uns vergleichsweise unbekannt, spielen aber – ähnlich unserer Kartoffel – eine große Rolle als Grundnahrungsmittel in ihren Anbauländern, vor allem in Afrika, mit Uganda als größtem Erzeugerland. Wie bei den Obstbananen gibt es zahlreiche Sorten, deren bis zu 40 cm lange, oft kantige Früchte nach 10 bis 13 Monaten Kultur geerntet und als Einzelfinger verpackt exportiert werden. Kochbananen reifen von selbst in 8 bis 10 Tagen bei Zimmertemperatur, bei 7 bis 13 Grad Celsius sind sie bis zu 3 Wochen haltbar. Die Fruchtschale bleibt auch reif oft grün oder verfärbt sich fleckig cremegelb bis schwarz. Sie enthalten rund 28 Prozent Kohlenhydrate, wovon 27 Prozent auf Stärke entfallen, die auch bei der Reife größtenteils nicht in Zucker umgewandelt wird. Ihr Fleisch ist roh ungenießbar, erst nach dem Kochen oder anderweitigem Erhitzen kann die Stärke durch das Enzym Amylase während des Verdauungsprozesses abgebaut werden. Unreife Früchte werden gekocht und püriert, reife Früchte gebraten, gebacken, gegrillt oder frittiert. Sie werden auch getrocknet, zu Mehl vermahlen und in Kuchen oder Gebäck verwendet.

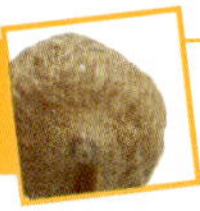

COQUITO

In Chile weit verbreitet ist die bis 30 m hohe chilenische Honig- oder Coquitopalme, aus deren Stamm früher in erster Linie Zuckersaft gewonnen wurde, der anschließend zu Palmhonig verarbeitet oder zu Palmwein (auch regional Toddy, Kallu oder Tuba genannt), einem berauschenden Getränk, vergoren wurde. Da die Saftentnahme den Tod der Palme bedeutet, waren die Bestände zeitweilig stark gefährdet und stehen jetzt unter Schutz. Erst im Alter von 40 bis 60 Jahren bringt die Palme erstmals Blütenstände hervor, aus denen sich einige Tausend 4 bis 5 cm große, fleischige, gelbe Steinfrüchte entwickeln. Als Coquitos oder „Kokosnüsschen" bezeichnet man die darin enthaltenen, nur etwa 1,5 bis 2 cm großen, mit einer harten, graubraunen Schale versehenen Steinkerne, die sich leicht mit einem Nussknacker öffnen lassen. Darunter verbirgt sich eine braune Samenschale, die – wie bei der viel größeren Kokosnuss – weißes Fruchtfleisch umhüllt. Der im Innern befindliche Hohlraum enthält nur anfangs flüssiges, später festes, fettreiches Nährgewebe. Coquitos sind in Chile wegen ihres süßen, nussig schmeckenden Fleisches beliebt und werden erst seit wenigen Jahren auf unseren Märkten – geschält und ungeschält – angeboten. Geerntet wird von Februar bis Mai, das Angebot ist ganzjährig. Die Haltbarkeit in einem luftdichten Behälter beträgt bei Raumtemperatur bis zu 3 Monate, gekühlt noch länger. Die Nüsse kann man frisch als Snack, zusammen mit Trockenfrüchten oder – in Schokolade getaucht – als Konfekt genießen.

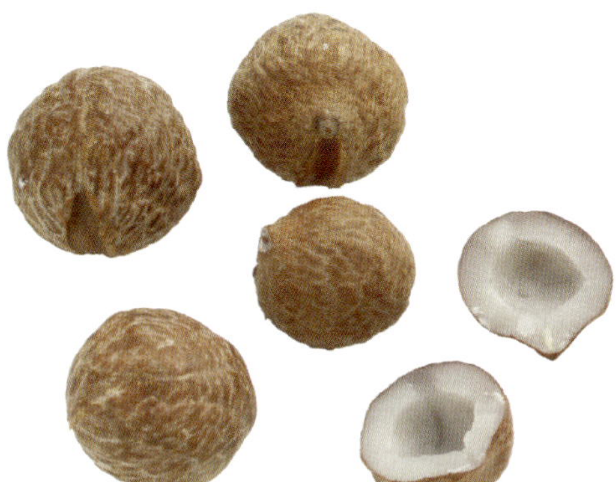

DATTEL

Die mindestens 7.000 Jahre alte Dattelpalme ist im Gebiet um den Persischen Golf heimisch, Anbauschwerpunkt ist die afroasiatische Trockenzone von Marokko bis Pakistan. Die größten Erzeuger sind Ägypten, Iran, Saudi-Arabien, die Vereinigten Arabischen Emirate, Pakistan und Algerien. Trockendatteln werden mit und ohne Samenkern ganzjährig gehandelt, die Hauptangebotszeit ist von Juli bis Dezember mit Schwerpunkt um Weihnachten herum. Unser Hauptlieferland ist Tunesien (2012 waren es 52 Prozent), gefolgt von Algerien, Pakistan, Israel, Iran, Italien, Ägypten, Saudi-Arabien, der Türkei, den USA und anderen.

Datteln sind die fleischigen, länglich-ovalen, 2,5 bis 7 cm langen und 2 bis 3,5 cm breiten Beerenfrüchte einer bis 30 m hohen Palme, die erst nach 4 bis 6 Jahren Früchte trägt. Nach 15 bis 20 Jahren im Vollertrag stehend, beträgt die durchschnittliche Nutzungsdauer 40 bis 50 Jahre, wobei einige Palmen durchaus 150 Jahre alt werden können. Die zur Reife gelb- bis dunkelbraunen Früchte enthalten einen sehr harten, längsgefurchten, graubraunen Samenkern. Das honigsüße, weiche, halbtrockene oder trockene Fleisch hat mit 65 Prozent Kohlenhydraten – je nach Sorte überwiegend Invertzucker (= Glukose-Fruktosegemisch zu gleichen Teilen) oder Saccharose – einen erheblichen Nährwert: 100 g Datteln liefern fast 300 Kilokalorien. Datteln sind reich an Ballast- und Mineralstoffen, B-Vitaminen, vor allem Niacin und Pantothensäure, sie enthalten als Gerbstoffe Tannine und hohe Mengen der Aminosäure Tryptophan, die im Körper u. a. über Serotonin in das Schlafhormon Melatonin umgewandelt wird. Bei Einschlafproblemen raten Araber als Hausmittel zum Verzehr von fünf Datteln kurz vor dem Schlafengehen.

Weltweit gibt es über 3.000 Sorten, aber nur rund 60 werden verbreitet angebaut und noch weniger auch international gehandelt. Die beiden wichtigsten Sorten auf unserem Markt sind:

- 'Deglet Nour' (arabisch: „Dattel oder Finger des Lichts"), mittelgroße, schlanke, halbtrockene bis trockene Frucht, Hauptanbauländer sind – klimatisch bedingt – Algerien und Tunesien.
- 'Medjoul' (arabisch: „unbekannt"), große, dicke, weichfleischige Frucht, Hauptanbauländer sind Israel und die USA (Kalifornien).

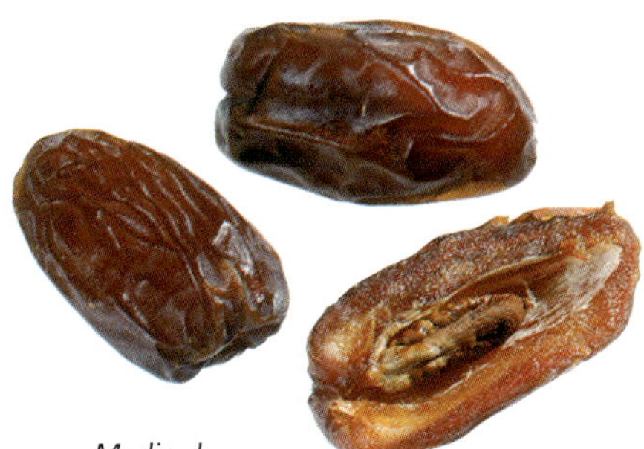

Medjoul

Datteln werden in drei verschiedenen Formen angeboten:

- als frische, noch nicht ausgereifte Frucht, meist am Stiel sitzend, zwar süß und saftig, aber noch etwas adstringierend; nur bestimmte Sorten sind dafür geeignet, meist per Luftfracht gehandelt.
- als frische, ausgereifte Frucht, süß und fruchtig, nach der Ernte tiefgefroren und erst bei Abgabe an den Verbraucher aufgetaut, dann noch 5 Tage im Kühlschrank haltbar.
- als getrocknete Frucht (Trockendattel), in Öfen oder an der Sonne auf maximal 20 bis 25 Prozent Feuchte getrocknet, honigsüß, lange haltbar, überwiegende Form des Angebots.

Datteln sind nichtklimakterische Früchte, müssen also an der Pflanze vollständig ausreifen. Trockendatteln sind bei 0 bis 2 Grad Celsius und 70 bis 75 Prozent relativer Luftfeuchtigkeit praktisch unbegrenzt haltbar, bei einigen Sorten entwickeln sich bei längerer Lagerung helle Zuckerkristalle auf der Oberfläche. Anfällig sind Datteln für Milbenbefall. Der Handel unterscheidet Naturdatteln und bearbeitete Datteln. Letztere werden pasteurisiert, gegen Schädlinge begast, nach Größe sortiert, gewaschen, mit Heißluft behandelt und verpackt. Die Heißluft bewirkt, dass Zucker austritt und der Fruchtoberfläche ein glänzendes Aussehen verleiht. Bei manchen Herkünften sind die Früchte zusätzlich mit Glukosesirup überzogen. Datteln passen gut zu Quark, Joghurt, Müsli und Obstsalaten, sie sind Bestandteil von Früchtebrot, Gebäck und Konfekt, werden mit Schinken umwickelt gebraten oder mit Marzipan, Nougat, Nüssen oder Käse gefüllt und in Zucker eingelegt. Man verarbeitet sie zu Sirup („Dattelhonig"), Konfitüre, Aufstrichen und Pasten, Chutney, Saft, Wein, Bier, Essig und Arrak (= Branntwein).

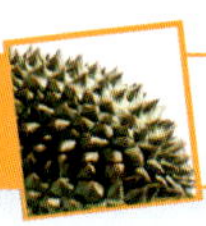

DURIAN

Heimat der Durian ist Südostasien, dort wird sie seit Jahrhunderten in China, Thailand, Malaysia, Sri Lanka, Indonesien und auf den Philippinen kultiviert, seit einigen Jahren auch in anderen Ländern Asiens, der Karibik sowie Zentral- und Südamerikas. Größter Produzent und Exporteur ist Thailand. Obwohl fast ganzjährig lieferbar (Hauptsaison von Mai bis August), werden Früchte in Deutschland nur in geringen Mengen aus Thailand, Malaysia und Indonesien importiert und nur in Asienläden oder Spezialgeschäften als Frischfrucht oder tiefgefroren angeboten.

Die Durian ist die Kapselfrucht des bis 40 m hohen Durian- oder Zibetbaumes. Ihr Name leitet sich vom malaysischen „duri" (= Stachel, Dorn) ab. Sie wird 15 bis 30 cm lang und 13 bis 25 cm breit, ist länglich-oval, rund oder birnenförmig und wird – je nach Sorte – 1 bis 3 (8) kg schwer. Ihre braungrüne bis gelbbraune, harte Schale ist gänzlich mit kurzen, dicken, pyramidenförmigen Stacheln besetzt. Sie gilt als Frucht der Extreme, was Geruch und Geschmack betrifft. Reif verbreitet die Durian einen penetranten, unangenehmen, süß-fauligen Geruch, der ihr die Synonyme „Stink- oder Käsefrucht" eingebracht hat. Europäer sind davon meist angewidert, bessere Hotels untersagen den Verzehr und einige Fluggesellschaften den Transport von Durianfrüchten. Das weißliche Fruchtinnere enthält in 4 bis 5 Kammern je 1 bis 7 längliche, kastaniengroße, hellbraune Samen, die von einem rahmfarbenen Samenmantel (Arillus) umhüllt sind. Dieser genießbare Teil der Frucht ist bei der einheimischen Bevölkerung als Frischobst außerordentlich beliebt und sogar als Aphrodisiakum begehrt. Der käsig-nussige, süße, vanilleartige Geschmack, der merkwürdigerweise mit dem Geruch nichts gemein hat, wird als wundervoll bezeichnet, weshalb die Durian in Asien als „Königin aller Früchte" gilt. Durianfrüchte sind sehr kalorien- und vitaminreich, sie enthalten 28 Prozent Kohlenhydrate (davon 12 Prozent Zucker), 2 bis 3 Prozent Eiweiß, 2 Prozent Fett, an Mineralstoffen insbesondere Kalium, Phosphor und Eisen, ferner Carotinoide, B-Vitamine und ca. 40 mg pro Vitamin C 100 g sowie eine Reihe von Flavonoiden mit antioxidativer Wirkung.

In den Anbauländern gibt es einige hundert, sich auch qualitativ unterscheidende Sorten, kommerziell werden jedoch nur wenige angebaut. Reife Früchte fallen vom Baum und werden für die Lokalmärkte eingesammelt. Exportfrüchte müssen allerdings kurz vor der Vollreife mit Stiel geschnitten und sorgfältig verpackt werden. Der passende Erntezeitpunkt ist wichtig, damit Durians zufriedenstellend nachreifen. Im Geschäft sollten sie zur Qualitätserhaltung nur am Stiel hängend präsentiert werden. Die Supermärkte Asiens bieten das Fleisch auch verzehrfertig portioniert auf Verkaufsschalen an.

Durianfrüchte verderben schnell, vor allem angeschnittene Früchte sollten sofort verbraucht werden, weil das Fruchtfleisch schnell ranzig und sauer wird und sich durch Oxidation bräunlich verfärbt. Eine Aufbewahrung ganzer Früchte bei 15 Grad Celsius und 85 und 95 Prozent relativer Luftfeuchtigkeit ist bis zu 2 Wochen möglich, unreife Früchte 3 bis 5 Wochen. Niedrigere Temperaturen führen zu Kälteschäden auf der Schale, ungleichmäßiger Reife und Aromaverlust des Fleisches.

Die Frucht zu öffnen erfordert einen dicken Handschuh wegen der Stacheln und ein schweres Messer, um die harte Schale zu durchtrennen und die Frucht aufzubrechen. Am besten schmecken Durians frisch und roh, sie werden aber auch zu Speiseeis, Marmelade und Gebäck verarbeitet, man

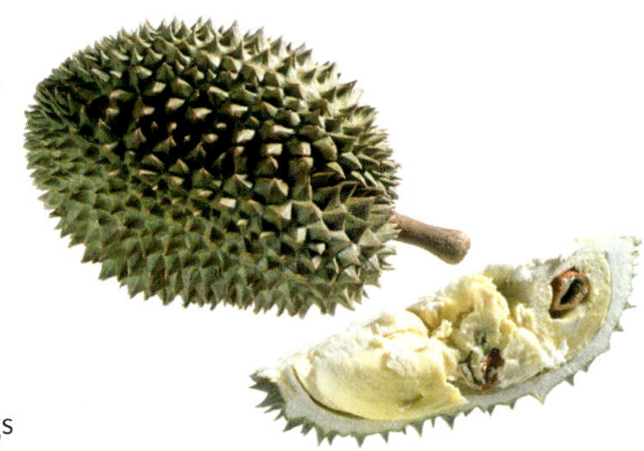

hackt das Fruchtfleisch klein und würzt es mit Salz, Pfeffer oder Zwiebeln. Gekochte Pulpe wird mit anderen Früchten oder Gemüsen gemischt und zu Soßen und Chutneys verarbeitet. Halbreife Früchte kocht man und bereitet Suppe und Gemüse daraus. Durians werden auch getrocknet, gezuckert oder in Salz konserviert und zu Pasten verarbeitet. Die Samen werden in Asche geröstet oder – in Scheiben geschnitten – in Kokosfett gebacken. Man reicht sie zu Reisgerichten oder isst sie gezuckert als Süßigkeit. Auch aus unreifen Früchten hergestellte Durianchips sind im Handel. Vom übermäßigen Verzehr frischer Durian oder in Kombination mit Alkohol wird abgeraten, da es zu starken Blähungen, Herzrasen, Gesichtsrötung, Übelkeit und Erbrechen kommen kann.

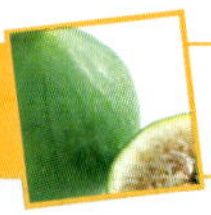

FEIGE

Der Feigenbaum ist in Kleinasien beheimatet und die Frucht wurde – Funden bei Ausgrabungen im Jordantal zufolge – schon vor mehr als 11.000 Jahren genutzt. Damit ist die Feige vermutlich die erste von Menschen kultivierte Pflanze, noch vor Weizen und Gerste.

Ihr Anbauschwerpunkt liegt im Mittelmeerraum, von wo aus sie schon früh verbreitet wurde und heute sowohl in Ländern der Tropen und Subtropen als auch solchen mit mediterranem Klima gedeiht. Die beiden größten Anbauländer sind Ägypten und die Türkei, gefolgt von Algerien, Marokko, Iran, Syrien, den USA, Spanien, Brasilien und vielen anderen Ländern. Frische Feigen sind bei uns ganzjährig erhältlich, von Juni bis Dezember aus dem Mittelmeerraum, von November bis Juni per Luftfracht aus Übersee. Hauptsaison ist von August bis Oktober. Hauptlieferant ist die Türkei (70 Prozent), gefolgt von Italien (11 Prozent), Brasilien, Frankreich, Israel, Spanien, Argentinien, Südafrika und Griechenland.

Zu den Frischfruchteinfuhren kommen noch etwa die gleichen Mengen an Trockenfeigen, die ganzjährig (Schwerpunkt: September bis Dezember) erhältlich sind. Hauptlieferland ist ebenfalls die Türkei (88 Prozent), gefolgt von Italien, Griechenland, Spanien und Iran.

Die Feige ist die Scheinfrucht (botanisch: Steinfruchtverband) eines bis 10 m hohen, Laub abwerfenden Baumes oder Strauches, der dreimal im Jahr Blüten hervorbringt, aus denen sich entsprechend Früh-, Sommer- und Spätfeigen entwickeln. Durch jahrtausendelange Kultur haben sich zwei Formen aus der Wildfeige gebildet: die Essfeige, welche nur weibliche Blüten hervorbringt, und die Bocksfeige mit sowohl weiblichen als auch männlichen Blüten. Letztere bringt

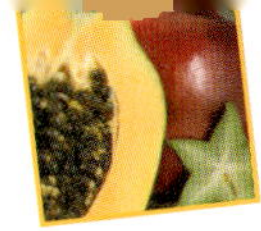

keine essbaren Früchte hervor, ist aber als Wirt einer Gallwespe (Blastophaga psenes) für die Bestäubung zweier Typen der Essfeige von Bedeutung. Die Gallwespe, die ihre Eier nur in die Blütenbecher der Bocksfeige ablegen kann, belädt sich dabei mit Pollen und bestäubt sowohl die weiblichen Blüten der Bocks- als auch die der Essfeige. Das Aufhängen von Zweigen der Bocksfeige in die blühreifen Bäume der Essfeige nennt man „Kaprifikation". Nach der Befruchtung wird der gesamte Blütenstandsboden fleischig und aus den Fruchtknoten entwickeln sich kleine gelbliche Steinfrüchte mit fleischigen Stielen. Die ausgewachsene Frucht ist birnen- oder tropfenförmig, 3 bis 10 cm lang, 4 bis 7 cm breit und hat eine grüne, gelbliche, rotbraune oder dunkelviolette Haut. Das Fruchtfleisch direkt unter der Haut ist weiß, in der Mitte bernsteinfarben, rosa oder rot, weich, saftig und angenehm aromatisch-süß im Geschmack.

Die Früchte enthalten rund 13 Prozent Kohlenhydrate, überwiegend Glukose und Fruktose, durch die vielen Samenkerne und Pektin reichlich Ballaststoffe, hohe Gehalte an Kalium, Calcium, Phosphor, Eisen, Zink und Selen sowie B-Vitamine, Äpfelsäure und Flavonoide.

Bei den über 700 Sorten der Essfeige werden hinsichtlich der Fruchtbildung drei Typen unterschieden: die **Gewöhnliche oder Adria-Feige** mit parthenokarper Fruchtentwicklung (d. h. ohne Bestäubung), die **Smyrna-Feige** mit einer Fruchtentwicklung nur nach Bestäubung und die **San-Pedro-Feige**, ein Zwischentyp mit parthenokarper Fruchtbildung bei der Frühjahrsgeneration und notwendiger Bestäubung bei der 2. und 3. Generation.

Frische Feigen sind druckempfindlich und leicht verderblich, müssen daher sehr sorgfältig von Hand geerntet und am besten noch in der Plantage verpackt werden. Die Früchte sollten nahezu vollreif, sortentypisch ausgefärbt, aber noch nicht weich sein. Als klimakterische Frucht reift die Feige zwar nach, zu früh gepflückte Früchte bleiben aber geschmacklich unbefriedigend und zu spät geerntete Früchte neigen zum Platzen. Bei 0 Grad Celsius und 90 Prozent relativer Luftfeuchtigkeit lassen sie sich etwa eine Woche aufbewahren. Hier ist die Qualitätssicherung in den Betrieben sehr wichtig, z. B. um den Befall der Früchte mit Schimmelpilzen zu vermeiden.

Feigen werden in erster Linie roh verzehrt, wobei die Haut – obwohl essbar – meist nicht mitverzehrt wird, da sie häufig etwas ledrig in der Konsistenz ist. Man kann die Früchte dünn schälen, sie durchschneiden und auslöffeln oder besser vierteln und das

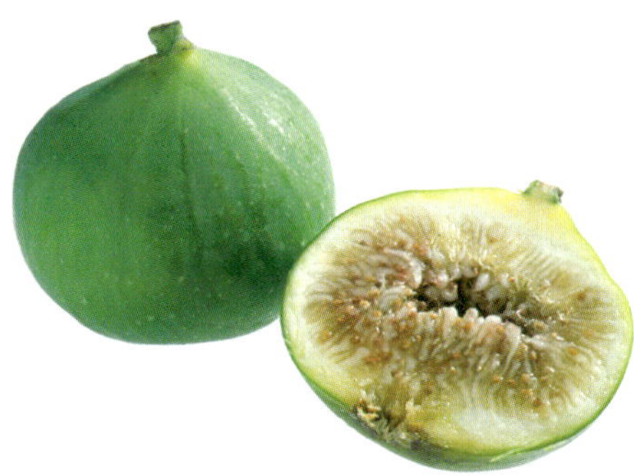

Fleisch mit einem Messer von der Haut trennen. Sie eignen sich vorzüglich für herzhafte Kombinationen mit Frisch- und anderem Käse oder mit Schinken, zum Einlegen (z. B. Rotweinfeigen), für Füllungen aller Art, Kekse, Desserts. Trockenfeigen werden mit der Haut verzehrt. In den Erzeugerländern sind Feigen ein bedeutendes Nahrungsmittel. Dort werden sie zu Feigenbrot, Kompott, Konfitüre, kandierten Früchten, Pasten, Konzentrat, Konserven, Sirup, Essig, Wein, Likör und anderen alkoholischen Getränken, ja sogar geröstet und gemahlen als Kaffee-Ersatz („Feigen-Kaffee") verarbeitet.

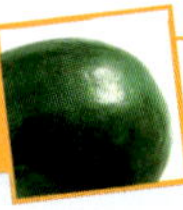

FEIJOA

Heimatländer der Feijoa (sprich: Fedschoa), auch Ananas-Guave genannt, sind Südbrasilien, Paraguay, Uruguay und Nordargentinien. Der Anbau erfolgt heute in subtropischen Klimaten, vor allem in Neuseeland, den USA (Kalifornien, Florida), Australien und vielen Ländern Südamerikas, Afrikas und Asiens. Die trocken- und vor allem frostresistente Pflanze gedeiht auch im Mittelmeerraum sowie rund um die Schwarzmeerküste. Obwohl ganzjährig verfügbar, ist die Feijoa selten bei uns am Markt anzutreffen, dann meist per Luftfracht aus Kolumbien; Neuseeland bietet die Früchte von März bis Juni an.

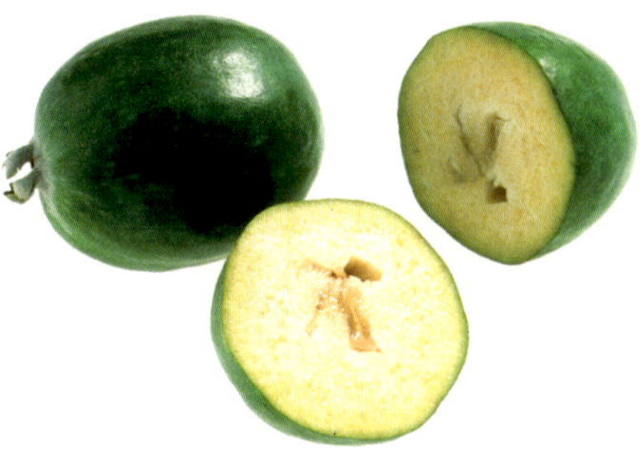

Die mit der Guave verwandte Feijoa bildet einen kleinen, bis zu 4 m hohen, immergrünen, strauchartigen Baum. Aus den äußerst attraktiven rotweißen Blüten entwickeln sich nach 5 bis 7 Monaten runde, länglich-ovale oder birnenförmige, 5 bis 8 cm lange und 35 bis 100 g schwere Beerenfrüchte mit anhaftenden Kelchblättern. Ihre feste, lederige, nicht essbare Schale ist glatt oder leicht gerunzelt, weißlich bereift und bleibt auch bei der Reife dunkelgrün. Darunter befindet sich gelblich weißes bis hell lachsfarbenes Fruchtfleisch, welches unterhalb der Schale fester und leicht körnig und in den 4 bis 5 Fruchtfächern geleeartig und von 20 bis 30 kleinen essbaren Kernen durchsetzt ist. Die Frucht verströmt einen durchdringenden Duft und hat einen feinen, säuerlich-süßen, würzigen, leicht parfümierten Geschmack, der an Guave und Ananas erinnert. Erwähnenswerte Inhaltsstoffe sind 8 bis 10 Prozent Kohlenhydrate, Kalium und Phosphor, Pektin, B-Vitamine und 20 bis 33 mg Vitamin C pro 100 g.

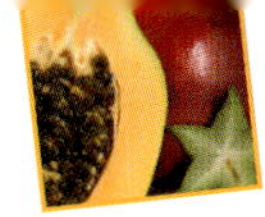

Die Frucht ist klimakterisch, reift also nach und erreicht erst nach der Ernte ihr optimales Genussstadium. Sie reift folgernd, d. h., nicht alle Früchte sind gleichzeitig reif, sondern es muss mehrmals geerntet werden. Die Feijoa fällt normalerweise vor der Genussreife vom Baum, ist aber dann nicht mehr vermarktungsfähig. Sie wird daher kurz vorher sorgfältig von Hand geerntet und schonend verpackt. Bei 4 bis 6 Grad Celsius und 90 Prozent relativer Luftfeuchtigkeit kann die hartreife Frucht etwa 2 bis 3 Wochen gelagert werden. Die Nachreife bei Zimmertemperatur ist in wenigen Tagen möglich. Besonders schnell geht das in einer Papiertüte zusammen mit einem Apfel, der das pflanzliche Reifegas Ethylen abgibt. Die reife Frucht gibt auf leichten Druck nach und ist dann noch einige Tage im Kühlschrank haltbar.

Feijoas werden meist frisch verzehrt, dazu schält man sie und schneidet sie in Scheiben oder man halbiert die Frucht und löffelt sie aus wie eine Kiwi. Feijoas eignen sich auch – zusammen mit anderen Früchten – gut für exotische Obstsalate und als Zutat zu Eis und anderen Süßspeisen. Aus ihr wird ferner Saft (der ist pur allerdings etwas streng im Geschmack) und Wein hergestellt. Des Weiteren erfolgt die Verarbeitung zu Püree, Cremes, Soßen, hocharomatischen Konfitüren, köstlichen Gelees, kandierten oder in Sirup eingelegten Früchten, als Tortenbelag u. a. Zum Backen ist sie weniger geeignet, sie verfärbt sich unansehnlich grünlichbraun und verliert an Aroma.

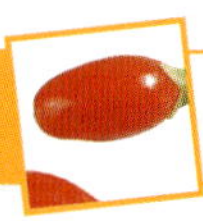

GOJIBEERE

Gojibeeren sind die Früchte des Gewöhnlichen Bocksdorns, der in Zentralchina beheimatet ist und zu den Nachtschattengewächsen gehört. In Europa, der Türkei, im Kaukasus, in Zentralasien und in Nordafrika ist die Pflanze im Verlauf der Zeit eingebürgert. Nahe verwandt ist der Chinesische Bocksdorn, der in Ostasien, vor allem in Südchina, Korea und Japan angebaut wird. Dessen Früchte werden ebenfalls verzehrt und er unterscheidet sich kaum vom Gewöhnlichen Bocksdorn.

Im Hauptanbauland China, in dem über 100.000 Tonnen erzeugt werden, ist die Gojibeere ein traditionelles Lebensmittel und wird seit mehr als 2.000 Jahren auch für medizinische Zwecke verwendet. Der größte Teil der kommerziell erzeugten Früchte stammt aus der Region Ningxia Hui im nördlichen Zentralchina und der Xinjiang-Uyghur-Region im Westen. Seit Beginn des 21. Jahrhunderts verzeichnen Gojibeeren – unter massiver Bewerbung im Internet mit entsprechenden Auslobungen für eine gute

Wirkung auf den Gesundheitszustand und eine hohe Langlebigkeit – ein zunehmendes Interesse auf dem internationalen Markt für funktionelle Lebensmittel bzw. Nahrungsergänzungsmittel. Dadurch ist die Nachfrage entsprechend weiter angestiegen. Mittlerweile wird die Licht und Wärme liebende Pflanze auch in Deutschland und anderen europäischen Ländern angebaut.

Der Gewöhnliche Bocksdorn ist ein 1 bis 3 m hoher, Laub abwerfender und auch bei uns winterharter Strauch mit langen, bogig überhängenden, im unteren Teil bedornten Zweigen. Aus den von Juni bis September blühenden, violetten Blüten entwickeln sich von August bis Oktober länglich eiförmige, bis zu 2 cm lange und 1 cm breite Beeren mit zwei Kammern, die einen grünen Kelch und einen 1 bis 2 cm langen Stiel besitzen. Die bis zu 3 Stück zusammenstehenden Früchte sind unreif zunächst grün, bei Vollreife leuchtend orangerot bis rot gefärbt. Im Innern befinden sich 10 bis 60 braungelbe, runde, flache, etwa 2 mm große Samen, die mitverzehrt werden können. Der Geschmack fällt – je nach Herkunft, Klima und Sorte – unterschiedlich aus: von bitter über sauer, süßsauer bis süß. Bis auf die reife Beere ist die ganze Pflanze durch ihren Gehalt an Steroidsaponinen und Steroidalkaloiden (vor allem Solasodin) als leicht giftig einzustufen. Hervorzuhebende Inhaltsstoffe der Beere sind vor allem Kohlenhydrate in Form langkettiger Zuckermoleküle (Polysaccharide) und Proteoglykane (= Zucker-Eiweißverbindungen), Eiweiß, Fett (durch die Samen) und Ballaststoffe, verschiedene Carotinoide (vor allem Zeaxanthin), Flavonoide, die Mineralstoffe Kalium, Calcium, Magnesium, Eisen, Zink und Selen sowie B-Vitamine und Vitamin C (42 mg pro 100 g). Diese Inhaltsstoffe machen sie zu einer der nährstoffreichsten Früchte mit hohem antioxidativem Potenzial. Ergebnisse aus klinischen bzw. wissenschaftlichen Studien bezüglich der zahlreichen proklamierten gesundheitlichen Wirkungen beim Menschen stehen jedoch noch aus.

Die reifen, weichfleischigen Beeren werden von Hand gepflückt oder auf Unterlagen geschüttelt und entweder auf Stellagen wie Rosinen an der Sonne oder für 48 Stunden mechanisch getrocknet. Süße Beeren werden auch frisch verzehrt und z. B. aus Spanien von Juli bis September in 100-g-Schalen angeboten. Gekühlt sind sie allerdings nur 10 bis 14 Tage haltbar.

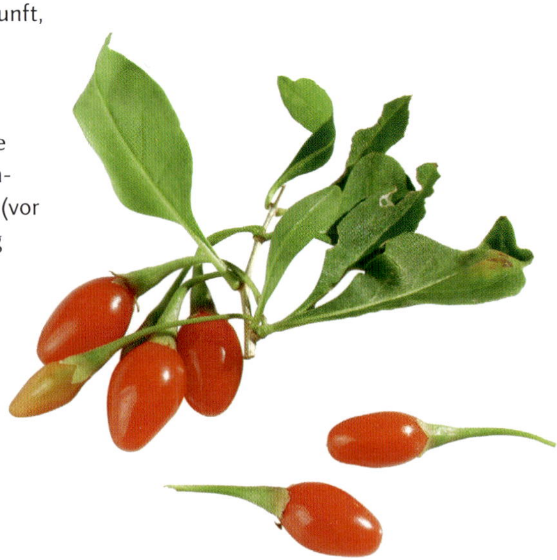

Erhältlich sind Gojibeeren über das Internet, in Reformhäusern, Bio- und Asia-Läden oder in Apotheken, welche chinesische Kräuter führen; entsprechend hoch sind auch die Preise. In China werden die getrockneten Beeren traditionell gekocht und in Suppen, Reis-, Fleisch- und Gemüsegerichte gegeben oder zur Teebereitung verwendet. Ferner wird daraus Wein hergestellt und die Beeren dienen selbst zur Aromatisierung von Bier. Sie eignen sich auch als Zutat für Eintöpfe, Aufläufe, Salate und Kompotte, Müsli, Joghurt und andere Milchspeisen oder man isst sie als Snack wie Rosinen. Sie werden auch als Bestandteil in Schokolade, Keksen und Riegeln sowie als Saft, Konzentrat, Fruchtpüree und Pulver angeboten.

GRANATAPFEL

Das Heimatgebiet des Granatapfelbaumes erstreckt sich von Iran über Turkmenistan bis zum Himalaja in Nordindien. Ausgrabungen zufolge soll er schon 3.000 v. Chr. kultiviert worden sein. Schon früh erfolgte seine Verbreitung nach Westen in den Mittelmeerraum und nach Osten bis China und Indonesien. Mit den Spaniern gelangte er nach Amerika. Heute wird er weltweit kultiviert, Hauptanbauländer sind Indien, der Iran, China, die Türkei, die USA (Kalifornien, Arizona), Spanien, Aserbaidschan, Tunesien, Afghanistan und Israel. Die besten Qualitäten liefert er in Gegenden mit kühlen Wintern und trockenheißen Sommern, wie z. B. in Afghanistan und dem Iran. Der internationale Handel hat in den letzten Jahren deutlich zugenommen. Haupteinfuhrzeit bei uns ist von September bis Dezember, einige Frühsorten werden schon im August angeboten, Spätsorten sind durch Lagerung bis März verfügbar. Unsere Hauptlieferanten sind Spanien, die Türkei, der Iran und Israel; andere Mittelmeerländer und die USA sind Nebenlieferanten in dieser Zeit. Von April bis Juli kommen geringe Importe aus Peru, Chile und Indien.

Der Granatapfel ist die Beerenfrucht des bis 8 m hohen, jedoch meist auf 2 bis 3 m gehaltenen, teilimmergrünen Granatapfelbaumes oder -strauches. Die runde, oftmals leicht kantige, bis 12 cm große und 200 bis

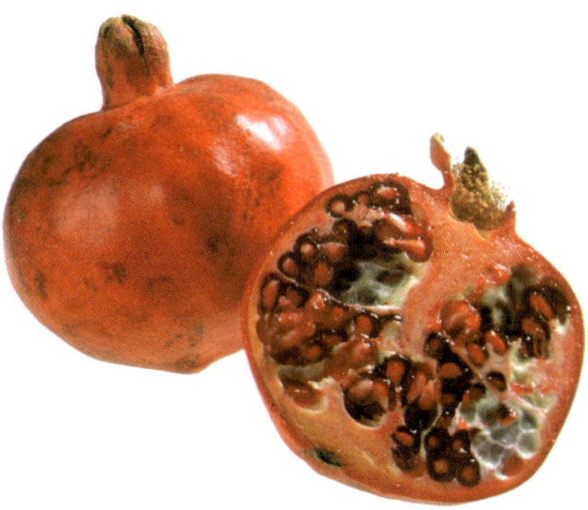

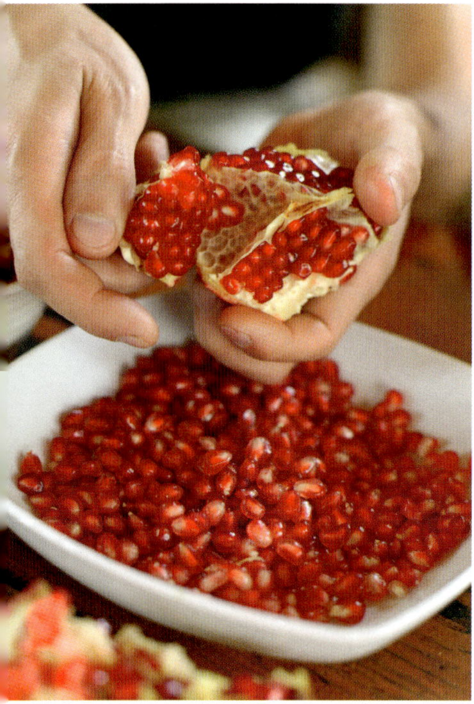

photobac - istockphoto.de

500 g schwere Frucht hat eine etwa 5 mm dicke, glatte, lederige Schale und weist – kronenähnlich – 5 bis 9 verhärtete Kelchblattzipfel auf. Die Schale ist je nach Sorte gelb, beige, braun-, scharlach- oder pinkrot bis fast schwarz gefärbt. Im Innern erkennt man 3 untere und 5 bis 7 obere häutige Fächer, in denen sich zahlreiche (granatus = körnig, samenkernreich), etwa 7 mm lange, 2 bis 3 mm breite, zugespitzte Samenkerne befinden. Jeder wird von einer weichfleischigen, glashellen, rosafarbenen oder dunkelroten, saftigen Samenschale umhüllt, die süß-säuerlich aromatisch schmeckt. Diese Samenkerne sind der Hauptbestandteil der Frucht, es gibt aber auch Sorten ohne Samenkerne, bei denen sich nur die Samenschale fleischig entwickelt hat. Der Saftgehalt beträgt 45 bis 65 Prozent des Fruchtgewichtes.

Erwähnenswerte Inhaltsstoffe sind 12 bis 18 Prozent Zucker (Fruktose, Glukose, wenig Saccharose), Eiweiß, Ballaststoffe, Zitronensäure, Kalium sowie hohe Gehalte an den sekundären Pflanzenstoffen Polyphenole in Saft und Schale, namentlich Phenolcarbonsäuren, Ellagitannine und Flavonoide; ihnen werden antioxidative, antientzündliche und Krebs hemmende Wirkungen zugeschrieben.

Weltweit sind weit über 1.000 Sorten bekannt, von denen aber nur wenige kommerziell angebaut werden. Sie werden in süße, süßsaure und saure sowie hart- und weichsamige Sorten unterschieden. International gehandelt werden vor allem 'Wonderful' (USA, Israel, Ägypten), 'Mollar' (Spanien), 'Hicaz' (Türkei), 'Alandi', 'Ganesh' (Indien) und 'Malas', 'Robab' (Iran).

Als Reifeindiz für die Ernte dient meist die Farbausbildung der Schale, bei nicht rot ausfärbenden Sorten sollte diese gelb sein. Granatäpfel reifen nicht nach und bleiben – unreif gepflückt – geschmacklich unbefriedigend, zu spätes Ernten hingegen birgt das Risiko des Aufplatzens der Früchte am Baum. Granatäpfel sind gut lagerfähig, schon bei Zimmertemperatur kann man gesunde Früchte 1 bis 2 Wochen aufbewahren. Dabei schrumpft zwar nach und nach die Schale, aber das Fruchtinnere bleibt frisch. Bei 5 Grad Celsius und 90 bis 95 Prozent relativer Luftfeuchtigkeit ist eine sichere Lagerung für 2 bis 4 Wochen möglich, bei einer Langzeitlagerung bis zu 4 Monaten gilt

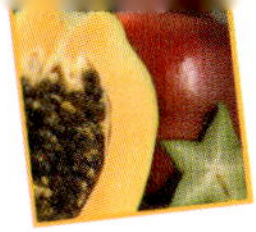

10 Grad Celsius als sichere Temperatur zur Vermeidung von Kälteschäden.

Vorsicht bei der Öffnung des Granatapfels: Die Gerbstoffe des Fruchtsaftes und insbesondere die der Schale verursachen auf Textilien bräunliche, auch durch Fleckenwasser nicht zu beseitigende Flecken! Auch die Haut verfärbt sich schnell und sollte besser mit Handschuhen geschützt werden. Um an die Granatapfelkerne heranzukommen, gibt es eine elegante, nahezu fleckenfreie Methode: Zuerst schneidet man am Kelch eine dünne Scheibe ab, dann wird die Schale mehrfach vom Kelch zum Stiel vorsichtig eingeschnitten, möglichst ohne die Samenhüllen zu verletzen. Dann gibt man die Frucht in eine Schüssel mit so viel kaltem Wasser, dass die Frucht komplett bedeckt ist. Die Frucht lässt sich anschließend unter Wasser in mehrere Teilstücke auseinanderbrechen und die Samenkerne können ohne zu spritzen herausgelöst werden. Schalenteile und die weißen Membranen schwimmen oben. Nun das Wasser abgießen, die Kerne über einem Sieb abtropfen lassen, evtl. auslesen und nach Wunsch verwenden.

Um diese Arbeit zu sparen, bieten viele Exportländer heute schon maschinell gewonnene Granatapfelkerne in Fertigpackungen an. Die leicht bitteren Samenkerne, die den Rohgenuss etwas beeinträchtigen, werden ausgekaut, können aber auch mitgegessen werden. Zur Saftgewinnung kann man die Kerne in einen verschließbaren Gefrierbeutel füllen und mit einem Nudelholz vorsichtig die Samenhüllen ausquetschen. Oder man verwendet eine Saftpresse, wobei die Samenkerne aber intakt bleiben sollten, da sie sonst Bitterstoffe an den Saft abgeben. Eine mittelgroße Frucht ergibt etwa eine Tasse Kerne oder eine halbe Tasse Saft, der angenehm süß bis feinsäuerlich schmeckt. Im Orient wird der Saft für die Herstellung eines limonadenartigen Getränks, des sog. „Sherbets" oder „Sorbets" verwendet. Mit Zucker gekochter Saft ergibt Granatapfelsirup, die „Grenadine", ein Bestandteil vieler Cocktails und Longdrinks. Die fleischigen Kerne eignen sich gut zur Dekoration von Fruchtsalaten, Speiseeis, Cremes und Puddings. Der Saft findet Verwendung als Hauptbestandteil oder aromatischer Zusatz in Sorbets, Wasser- und Milcheis, Granatapfelcreme, Gelees und Fruchtgetränken sowie als ausgezeichnete Marinade für Wild, Geflügel und Lamm. Die orientalische Küche verwendet ungesüßten, eingekochten Granatapfelsaft in Salatdressings, Eintöpfen und z. B. zur Aromatisierung des im Iran berühmten „fesenjan" (geschmorte Ente mit Walnuss-Soße). Das an Punicinsäure und weiteren Antioxidantien reiche Samenöl wird in der Kosmetik u. a. für Hautpflegemittel verwendet.

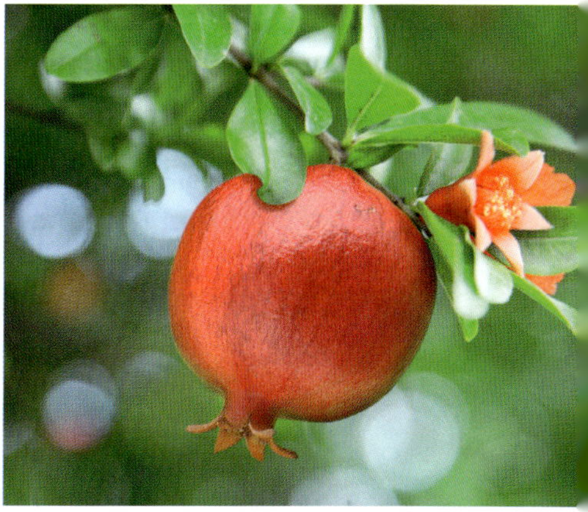

GUAVE

Der Ursprung der Guave wird im tropischen Zentralamerika vermutet, ihr Anbau erfolgt heute in Mexiko, den USA (Hawaii, Florida, Kalifornien), in der Karibik, Südamerika (vor allem Brasilien), in Südafrika, Indien, Pakistan, Malaysia, Thailand und anderen Ländern Südostasiens sowie in einigen Mittelmeerländern.

Obwohl Guaven ganzjährig aus den Tropen zur Verfügung stehen, sind die Frischfruchtimporte aufgrund der geringen Haltbarkeit der Früchte gering geblieben. Hauptlieferant für unsere Märkte ist Brasilien, ergänzende Lieferungen kommen ganzjährig aus Thailand sowie im Herbst und Winter aus Indien, Pakistan, den USA, Südafrika und Israel, jeweils per Luftfracht. Konservierte, geschälte Früchte in Dosen erhalten wir u. a. aus Südafrika.

Die Guave ist die Beerenfrucht eines immergrünen Strauches oder eines kleinen, 3 bis 10 m Höhe erreichenden Baumes. Die rundliche, ei- oder birnenförmige Frucht weist 4 bis 5 deutlich hervorstehende, oft verbleibende Kelchzipfel auf, misst 4 bis 12 cm im Durchmesser und wiegt zwischen 40 bis 300 g, in Ausnahmefällen sogar über 1 kg. Die dünne, etwas wachsartige, zunächst grüne Schale wird bei Reife hellgrün oder gelb mit einem Anflug von Weiß oder Rosa und gibt auf leichten Fingerdruck nach. Das Fruchtfleisch unter der Schale ist fest und saftig, manchmal etwas körnig, grünlichweiß, gelb, rosa oder lachsrot. Das Fruchtinnere besteht aus weicher, saftiger Pulpe, in die zahlreiche, ein wenig scharfkantige, verholzte Kerne eingebettet sind, die beim Verzehr etwas stören, aber – ohne sie zu kauen – mitgegessen werden können. Es gibt jedoch auch fast samenlose Sorten. Die Frucht duftet intensiv, fast penetrant bei Vollreife, und schmeckt – etwas weniger intensiv – süßsäuerlich aromatisch.

Mit einem Gehalt von durchschnittlich 273 mg pro 100 g zählt die Guave zu den Vitamin-C-reichsten Obstarten. Der Gehalt ist abhängig von Sorte und Reifegrad (am höchsten in fast reifen Früchten) und nimmt von der Schale zur Fruchtmitte hin ab. Sonstige hervorzuhebende Inhaltsstoffe sind Ballaststoffe, Pektin, Zucker (überwiegend Fruktose und Glukose), Zitronen- und Äpfelsäure, die Carotinoide Lycopin und Beta-Carotin, B-Vitamine (vor allem Niacin), die Mineralstoffe Kalium, Phosphor und Eisen sowie Phenolverbindungen.

Es existieren zahlreiche Sorten mit erheblichen Unterschieden bezüglich Größe, Form, Farbe, Kernhaltigkeit und Geschmack sowie

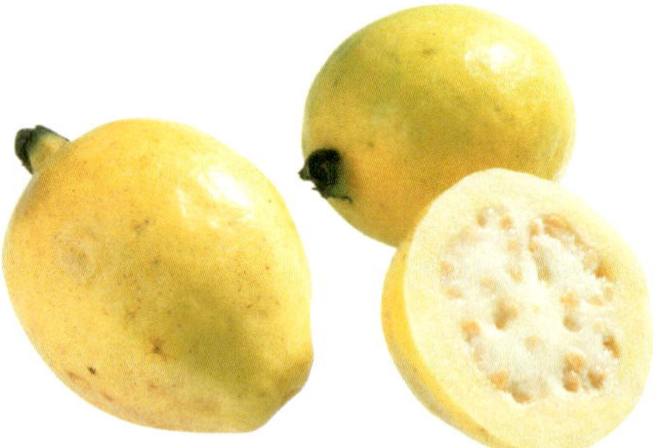

deren Eignung für den Frischmarkt (säurearme Sorten) oder die industrielle Verarbeitung (säurereiche Sorten). Rotfleischige schmecken im Allgemeinen besser als weiß- oder gelbfleischige Sorten.

Bis kurz vor der Reife ist die Frucht grün und hart, das Fleisch gummiartig und stark adstringierend. Erntereife Früchte zeigen einen Farbumschlag nach Hellgrün oder Gelb. Früchte für die Lokalmärkte können nahezu vollreif geerntet werden und entwickeln ein ausgezeichnetes Aroma, sind allerdings hoch druckempfindlich und kaum zu transportieren. Für den Export bestimmte Früchte müssen hartreif geerntet werden, um den Transport zu überstehen. Diese Früchte reifen allerdings oft nur unbefriedigend nach. Für den Handel sind Guaven ein heikler Artikel, da sie – einmal reif – so rasch wie möglich verkauft werden müssen. Noch nicht vollreife Früchte kann man bei Zimmertemperatur nachreifen. Je nach Reifegrad können Früchte bei 7 bis 10 Grad Celsius und 90 Prozent relativer Luftfeuchtigkeit 1 bis 3 Wochen gelagert werden. Guaven produzieren selbst viel Ethylen, ein natürliches Pflanzenreifehormon.

Für den Rohgenuss wird die Guave mit oder ohne Schale aus der Hand gegessen oder in Schnitze zerteilt. Diese werden mit Zucker, Zitronensaft und eventuell Sahne pur genossen, in Obstsalate gegeben oder als Tortenbelag verwendet. Die Frucht eignet sich vorzüglich zur Herstellung von Cremes, Puddings, Sorbets und anderen Desserts sowie als Aromaträger für Eiscreme, Joghurt und saure Milchprodukte. Der überwiegende Teil der Weltproduktion wird zu Saft, Nektar, Sirup, Püree, Konfitüre, Gelee, Chutney, Konserven (Stücke oder Hälften), Fruchtpaste (Gojabade = Guavenkäse), Wein, Likör, Fruchtpulver, gefriergetrockneten Stücken und kandierten Früchten verarbeitet. Guavensaft gilt als einer der aromatischsten Fruchtsäfte überhaupt, ist allerdings deutlich ärmer an Vitamin C als die Frischfrucht.

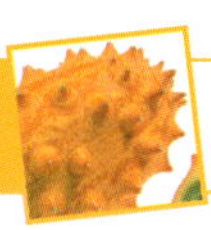

HORNMELONE

Heimat der Hornmelone oder Horngurke sind die semiariden (= halbtrockenen) Gebiete Afrikas südlich der Sahara von Senegal bis Somalia und Südafrika. Eine exotische Frucht wurde sie erst nach züchterischer Bearbeitung in Neuseeland, wo sie Anfang der 1980er Jahre unter dem geschützten Handelsnamen Kiwano® in den internationalen Handel gelangte. Unter diesem und anderen – teilweise geschützten – Namen wird sie heute auch in Kalifornien, Ecuador, Marokko, Kenia, Südafrika, Israel, Portugal, Spanien, Frankreich und Italien überwiegend für den Export angebaut. Importe erhalten wir ganzjährig in geringen Mengen vor allem aus Portugal, Kenia, Südafrika, Neuseeland und Israel.

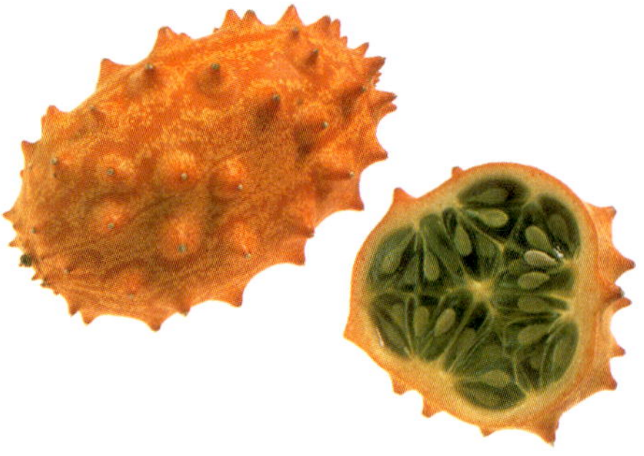

Hornmelonen sind die Beerenfrüchte einer enger mit der Melone als mit der Gurke verwandten, einhäusigen, einjährigen Pflanze, die mit ihren rankenden Trieben entweder am Boden kriechend oder an einem Klettergerüst gezogen wird. Die Frucht ist länglich-oval bis walzenförmig, 6 bis 15 cm lang, 3 bis 9 cm breit und äußerlich zunächst hell- und dunkelgrün marmoriert, bei Vollreife jedoch gelborange gefärbt. Die 4 bis 6 mm starke, feste Schale trägt an der Basis breite, bis 1,5 cm lange, spitze, hornartige Ausstülpungen in unregelmäßigem Abstand voneinander. Im Inneren der Frucht befinden sich in der Mitte eine verdickte Stützwand und wie Bienenwaben aneinandergereihte Samenfächer, gefüllt mit unzähligen flachen, hellen, bis 8 mm großen Samen, die von leuchtendgrünem, saftigem, gallertartigem Fruchtfleisch umschlossen sind. Der Geschmack ist erfrischend, fein-säuerlich und erinnert stark an Gurke. Nur bei vollreifen und einige Zeit gelagerten Früchten sind noch eine leichte Süße und eine zitronige Note festzustellen. Kalorienarm (90 Prozent Wasseranteil) und ballaststoffreich, weist die Frucht ansonsten aber nur leicht höhere Gehalte an Inhaltsstoffen auf als die Gurke.

Die Frucht ist 30 bis 40 Tage nach dem Fruchtansatz ausgewachsen und wiegt dann 200 bis 400 g, zwei Wochen später ist sie ausgereift und gelborange gefärbt. Grün geerntete Früchte erreichen nicht mehr die attraktive Orangefärbung und bleiben geschmacklich unbefriedigend. Nur an der Pflanze ausgereifte Früchte haben den höchsten Gehalt an Kohlenhydraten (Zucker). Bei Ernte, Hantierung und Zubereitung ist auf die spitzen „Stacheln" zu achten, eventuell sollte man besser Handschuhe tragen. Teilweise werden die Spitzen auch gekappt oder abgeschliffen, die Verpackung erfolgt meist in Nestpackungen, Schaumstoffstrümpfen, Schalen oder Kartons mit Teilern, um Verletzungen der Früchte zu vermeiden. Die Hornmelone besitzt eine außergewöhnlich gute Haltbarkeit, bei Zimmertemperatur zwei oder auch mehr Monate, wenn die Frucht gesund und unverletzt ist. Sie ist daher auch für Seetransporte geeignet. Eine kommerzielle Lagerung ist bei 12 bis 15 Grad Celsius und 90 Prozent relativer Luftfeuchtigkeit bis zu sechs Monate möglich, tiefere Temperaturen führen zu Kälteschäden und Verderb.

Junge, nicht ausgereifte Früchte werden in Afrika geschält und wie Gurken als Snack oder in Salaten verzehrt, eine durstlöschende Erfrischung. Die reife, feste Frucht dient bei uns – im Ganzen und aufgeschnitten – gern zur Dekoration von Buffets zusammen mit anderen exotischen Früchten. Moderne Hybridsorten sind geschmacklich schon besser zu bewerten, weil etwas süßer und aromatischer als ältere Sorten oder die Wildform, die durchaus sehr bitter sein kann. Die Frucht schneidet man am besten der Länge nach in zwei Hälften,

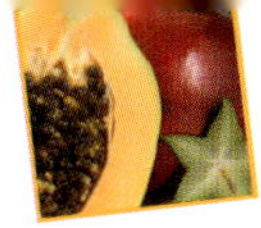

löst das Fleisch zusammen mit den Samen mit einem Messer aus der Schale und von den Segmentwänden und löffelt es dann einfach aus. Die Samen werden mitverzehrt oder man passiert die Pulpe durch ein Sieb, was allerdings etwas mühsam ist. Wer mag, rundet den Geschmack mit etwas Zucker und Limettensaft ab. Weitere Verwendung findet die Horngurke in Fruchtsalaten, Fruchtsäften, Smoothies, Mixgetränken, Cocktails, Sorbet, zu Eis, Joghurt u. a. Milchspeisen sowie als Kuchenbelag. Die ausgehöhlten Schalenhälften eignen sich gut zum Präsentieren von Salaten und Desserts aller Art.

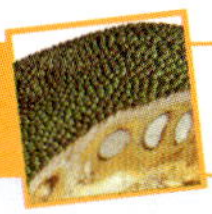

JACKFRUCHT

Heimat des Jackfruchtbaumes sind die Regenwälder der westlichen Küstengebirge (Ghats) in Vorderindien. Durch die Portugiesen im gesamten südostasiatischen Raum verbreitet, findet sich die Jackfrucht heute in vielen Ländern der feuchten Tropen und Subtropen. Der Anbauschwerpunkt liegt in Südostasien; Hauptproduzenten neben Indien sind Sri Lanka, Südchina, Myanmar, Thailand, Malaysia, Vietnam, Indonesien und die Philippinen. Weiterer Anbau erfolgt in Brasilien, der Karibik, Australien, mehreren Ländern Afrikas und auf den Pazifischen Inseln. Importe erreichen uns nahezu ganzjährig, aber nur sporadisch und in kleinen Mengen auf dem Luftwege, vor allem aus Thailand, Malaysia, Brasilien und Kenia.

Die Jackfrucht ist die Scheinfrucht eines 8 bis 25 m hohen, immergrünen, Milchsaft führenden Baumes. Dieser ist einhäusig (d. h., er hat weibliche und männliche Blüten auf einer Pflanze), aber getrenntgeschlechtig (d. h., beide Blüten sind immer getrennt voneinander). Aus den weiblichen, direkt am Stamm und an den älteren Ästen befindlichen Blüten entwickeln sich nach 3 bis 6 Monaten unregelmäßig geformte, zylindrische bis rundlich-ovale Früchte (botanisch: Nussfruchtverbände); sie werden 30 bis 50 (90) cm lang, 20 bis 30 (50) cm dick und 5 bis 30 (50) kg schwer. Sie besitzen eine harte, grüne, mit zahlreichen, 0,5 cm langen, spitzen Ausstülpungen dicht besetzte Fruchtschale und verbreiten

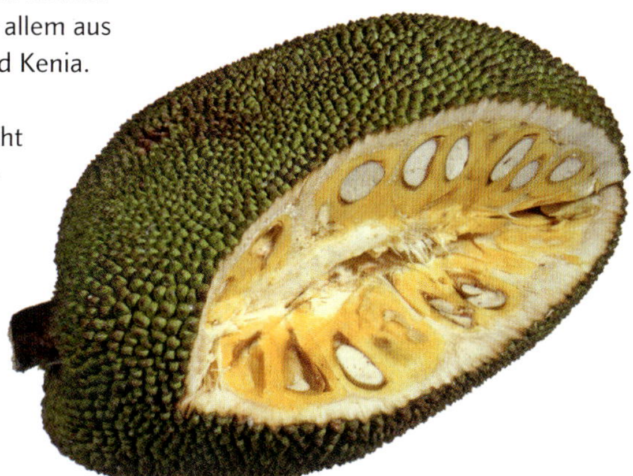

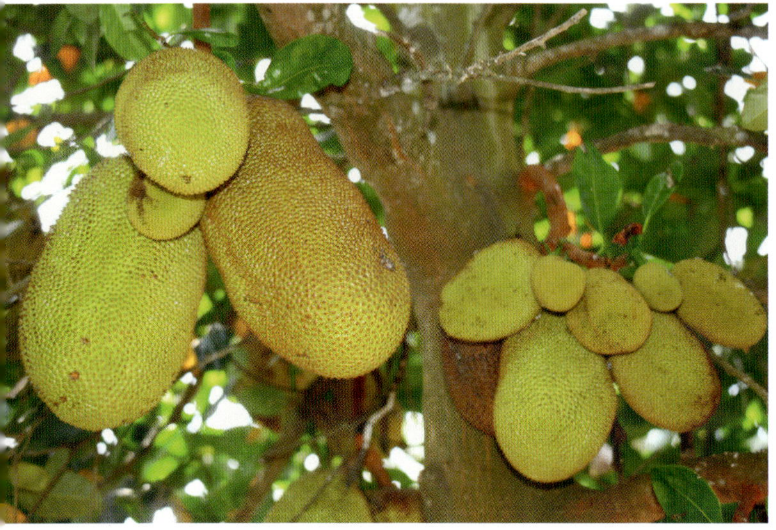

bei Vollreife einen strengen Geruch. Im Innern der Frucht befinden sich zahlreiche, sechseckige, taubeneigroße, sackähnliche, nach Ananas und Banane riechende Einzelfrüchte. Diese enthalten einen etwa 2 bis 3 cm großen, braunen Samen. Ihr hellgelbes, goldgelbes oder rosafarbenes Fruchtfleisch ist je nach Typ entweder dünnwandig, faserig, breiig und sehr süß mit starkem Geruch oder dickwandig, fest, knackig und weniger aromatisch. Der Geschmack ist feigenähnlich und honigsüß. Von dieser größten aller Baumfrüchte ist nur etwa ein Drittel essbar, der Rest ist Abfall. Der essbare Teil ist reich an Kohlenhydraten (15 bis 19 Prozent Zucker, überwiegend Saccharose und Glukose) und Mineralstoffen (Kalium, Calcium, Phosphor, Eisen), B-Vitaminen sowie etwas Provitamin A und Vitamin C.

Jackfrüchte sind sehr variabel in ihrer Beschaffenheit, da sie oft aus Samen gezogen werden. Obwohl auch einige Sorten benannt wurden, werden die Früchte in den meisten Anbauländern nur zwei Typen zugeordnet: den weichfleischigen, sehr saftigen und den festfleischigen Sorten. Letztere eignen sich gut zum Trocknen, Tiefgefrieren und für die Konservenherstellung.

Die voll entwickelte Frucht ist erntereif, wenn sich die Schale von Grün nach Gelb oder Braun färbt, die Frucht auf leichten Druck nachgibt und auf Klopfen einen dumpfen, hohlen Ton erzeugt. Die geerntete Frucht ist nach 3 bis 7 Tagen genussreif und verströmt ihren charakteristischen Geruch. Selbst nur wenige Tage zu früh geerntete Früchte reifen nicht mehr zu ihrer optimalen Qualität nach. Jackfrüchte sind aufgrund ihres hohen Eigengewichtes druckempfindlich und daher leicht verderblich, darüber hinaus sehr kälteempfindlich. Unter 11 Grad Celsius erleiden sie Kälteschäden

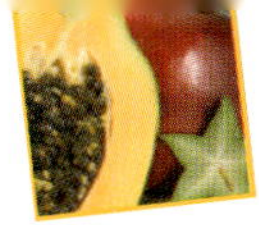

und zeigen ein gestörtes Nachreifeverhalten. Bei 13 Grad Celsius und 90 bis 95 Prozent relativer Luftfeuchtigkeit können sie – je nach Reifegrad – etwa 2 bis 6 Wochen aufbewahrt werden.

Reife Früchte werden roh verzehrt, dazu wird die Frucht mit einem schweren Messer der Länge nach oder quer durchgeschnitten oder nur vorsichtig bis zum Fleisch eingeschnitten und dann aufgebrochen. Danach entnimmt man die kleinen Einzelfrüchte und entfernt die sie umhüllende, gelatineartige Haut. Wegen des meist noch vorhandenen, sehr klebrigen Milchsaftes im weißen, faserigen Innenteil sollte man das Messer vorher mit Pflanzenöl fetten. Auch Latexrückstände an den Händen kann man damit (funktioniert nicht mit Wasser!) wieder entfernen. Die Frucht lässt sich – gut gekühlt – pur genießen oder in Obstsalaten, Eiscremes und Desserts verwenden oder der entstandene Hohlraum zum Beispiel mit Vanilleeis füllen. Das von den Samen befreite Fruchtfleisch wird ferner in Sirup eingelegt, getrocknet (Fruchtchips), kandiert, mit Kokosmilch und Zucker gekocht oder zu Konfitüre, Kompott, Chutney, Fruchtpaste, Nektar, Konzentrat und Pulver verarbeitet. Unreife Früchte werden als getrocknete Scheiben angeboten, geschnitzelt und in Salzwasser gekocht als Gemüse verzehrt. Des Weiteren erfolgt die Verarbeitung zu Pickles, Currys und Konserven in Salzlake. Auch die maronenähnlichen, stärkehaltigen Samen werden geröstet oder gekocht und in Suppen, Currys und Fischgerichten verwendet. Gekocht und getrocknet werden sie auch gemahlen und Brotteig zugegeben. Aus der Fruchtschale wird Pektin gewonnen sowie Sirup und Gelee hergestellt, welches dann übrigens wie das Fruchtfleisch schmeckt. Dosenkonserven mit geteilter, entkernter und gezuckerter Ware kommen hauptsächlich aus Thailand, Malaysia und Indien.

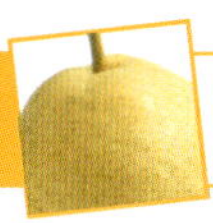

JAPANISCHE BIRNE

Die Wildform der **Japanischen Birne** – auch **Asiatische Birne** oder **Nashi** (japanisch: Birne) genannt – ist heimisch in Japan, den südlichen Landesteilen Chinas und Koreas. Ihr Ursprung ist nicht eindeutig geklärt, die große Variabilität der Früchte lässt darauf schließen, dass noch andere Wildarten an der Entstehung der heutigen Sorten beteiligt waren. Hauptanbauländer für Nashis sind Japan, Korea, China, Taiwan, Chile, die USA (Kalifornien, Washington, Oregon), Brasilien, Australien, Neuseeland und seit einigen Jahren auch Spanien, Italien, Portugal und Frankreich.

In den Anbauländern der nördlichen Hemisphäre ist Erntezeit von Ende Juli bis Oktober, auf der Südhalbkugel von Januar bis März. Da Nashis je nach Sorte viele Monate lagerfähig sind, ist eine ganzjährige

Marktversorgung gewährleistet. Unsere Hauptlieferländer sind China, Neuseeland, Chile, Japan, Korea, Spanien, Frankreich und Italien. Nach dem anfänglichen Boom Ende der 80er Jahre, ist der Anbau in einigen Ländern (z. B. Neuseeland) aufgrund der hohen Produktionskosten und gesunkener Preise rückläufig.

Nashibäume ähneln im Habitus unserem Apfel und können wie dieser plantagenmäßig in Reihen an verschiedenen Formen von Stützgerüsten gezogen werden. In Japan bedient man sich aus Windschutzgründen eines Pergola-Systems, bei dem die Bäume auf 1,8 bis 2 m Höhe gehalten werden und einen geschlossenen Schirm bilden. Um herausragende, makellose, große Früchte zu erhalten, sind aufwendige und kostenintensive Maßnahmen wie Handbestäubung, Handausdünnung und Eintüten der jungen Frucht in Wachspapier notwendig.
Nur der japanische Markt zahlt entsprechend hohe Preise, die diesen Aufwand rechtfertigen. Die Früchte der heute bevorzugten Sorten sind kugelrund, an Stiel- und Blütenende leicht abgeplattet, mit dünner, hellgrüner bis gelber oder bronzefarbener, essbarer Schale und haben ein helles, festes, saftiges Fleisch mit nur wenigen körnigen Steinzellen, weshalb die Nashi oft auch „Sandbirne“ genannt wird.

Während unsere europäischen Birnen schmelzendes Fleisch und einen ausgeprägten, sortentypischen Geschmack aufweisen, haben die modernen Nashis eher ein mildes Aroma und knackiges Fleisch, das mehr an einen saftigen Apfel erinnert. Die Nashi wird daher ebenfalls als „Apfelbirne“ bezeichnet. Ihre Inhaltsstoffe sind mit denen unserer Birne vergleichbar, der Wassergehalt ist höher, der Zuckergehalt (ca. 11 Prozent) etwas niedriger, die Saftausbeute ist etwa 1,2-mal höher als beim Apfel.

Japan und China sind die eifrigsten Züchter neuer Nashi-Sorten, allein in Japan sind über 1.200 Sorten registriert.

Nahe verwandt mit der Japanischen Birne ist die in China beheimatete **Chinesische Birne**, auch Weiße Birne oder – nach ihrer nordchinesischen Herkunft – „Shandong-Apfelbirne“ genannt. Ihre Früchte gleichen in der Form eher unserer europäischen Birne, sie sind entweder fassförmig (z. B. die Sorte ‘Tsu-Li’) oder birnenförmig (Sorte ‘Ya-Li’) und haben eine grünlich-gelbe bis cremeweiße, mit zahlreichen dunklen Lentizellen (= Korkporen) übersäte Schale. Auffällig ist der extrem lange, 4 bis 6 cm messende Stiel.

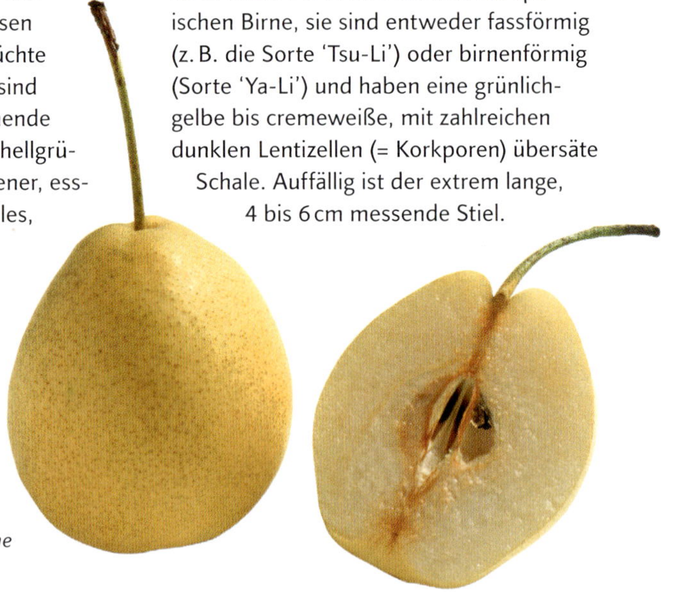

Chinesische Birne

Geschmacklich sind sie mit der Japanischen Birne vergleichbar, erreichen aber nicht ganz die Qualität von Spitzensorten. Die Früchte kommen von August bis Mai per Schiff aus China.

Die Erntereife wird anhand der Schalenfarbe, der Lentizellenverkorkung und der Fruchtfleischfestigkeit ermittelt. Mit der Reife nimmt der Säure- und Stärkegehalt ab, der Zucker- und Pektingehalt gleichzeitig zu. Im Gegensatz zur europäischen Birne, die hartreif geerntet wird und für den Genuss nachreifen muss, können Japanische und Chinesische Birne vollreif geerntet werden und bleiben dennoch fest, die Geschmacksqualität wird nach der Ernte allerdings nicht besser. Beide Birnenarten sind druck- und stoßempfindlich, müssen also sorgfältig geerntet, hantiert und schonend in Nestpackungen bzw. in Schaumstoffstrümpfen verpackt werden. Bei 0 Grad Celsius und 90 bis 95 Prozent relativer Luftfeuchtigkeit können sie 2 bis 5 Monate bzw. 6 bis 8 Monate (bei der Chinesischen Birne) gelagert werden.

Die Nashi ist eine Frucht für den Rohverzehr, die direkt vom Baum gegessen werden kann. Gekaufte Früchte sollten essreif sein, ein Nachreifeversuch zu Hause ist zwecklos. In Japan werden die Früchte dünn geschält, in kunstvolle Stücke (Schiffchen) geschnitten verzehrt oder gewürfelt in Obstsalaten verwendet. Man kann sie auch mit Schale verzehren, allerdings haben insbesondere die rauschaligen, flächig berosteten (= feine, verkorkte Schalenrisse) Sorten dann einen herben, etwas bitteren Geschmack. Das Kernhaus sollte entfernt werden, da es deutlich saurer ist als das übrige Fleisch. Gut gekühlt sind Nashis besonders erfrischend. Sie können auch in Süßspeisen verwendet, zu Säften, Wein oder zu Marmelade verarbeitet werden. Sie dürfen allerdings nicht zu lange kochen und andere Zutaten sollten sparsam verwendet werden, damit das ihnen eigene Aroma nicht überdeckt wird.

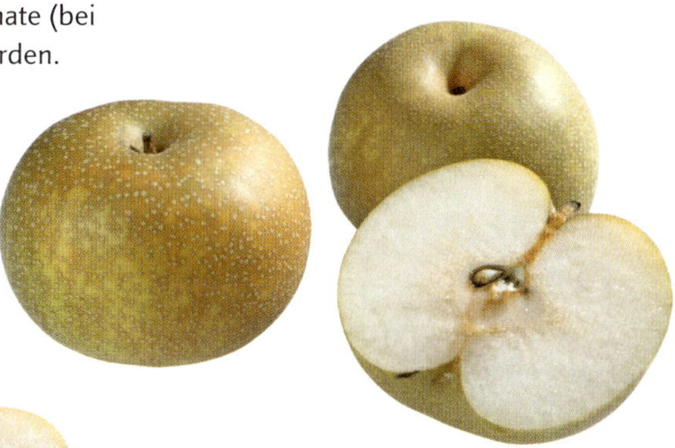

Nashi, Sorte 'Kosui'

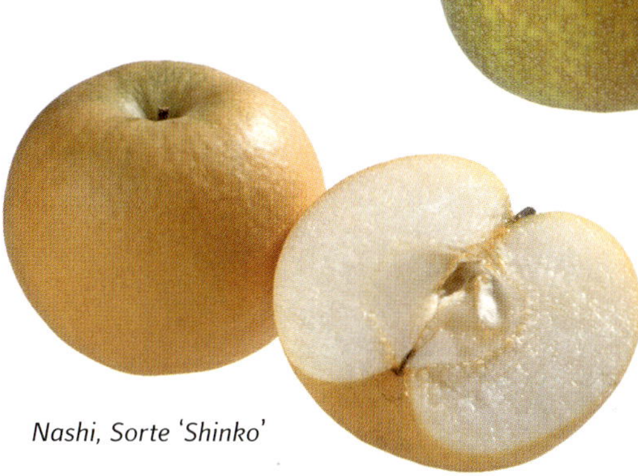

Nashi, Sorte 'Shinko'

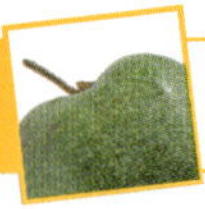

JAPANISCHE STACHELBEERE

Das Heimatgebiet der Japanischen Stachelbeere erstreckt sich von Ostsibirien über Korea, Japan bis Ostchina. Aufgrund ihrer guten Frosthärte und späten Blüte auch für den Anbau in nördlichen Ländern geeignet, ist sie außerhalb der Heimat heute vor allem in den USA, Kanada, Russland, Neuseeland, Australien, Südafrika und Chile verbreitet, gewinnt aber auch in Ländern wie Frankreich, Italien, Belgien, den Niederlanden, Polen, Deutschland und der Schweiz an Bedeutung. Im Handel ist sie unter Bezeichnungen wie Kiwiberry, Kiwi Grape, Baby- oder Mini-Kiwi, Kiwai u. a. erhältlich. Die Hauptangebotszeit ist im September/Oktober, die Lieferungen kommen aus Südfrankreich (ab Mitte September bis Dezember), Italien und Kanada in Plastikschalen mit Deckel oder offenen Holzschliffschalen. Sporadische Importe per Luftfracht erhalten wir aus Neuseeland und Chile (Ende Februar bis Mitte April).

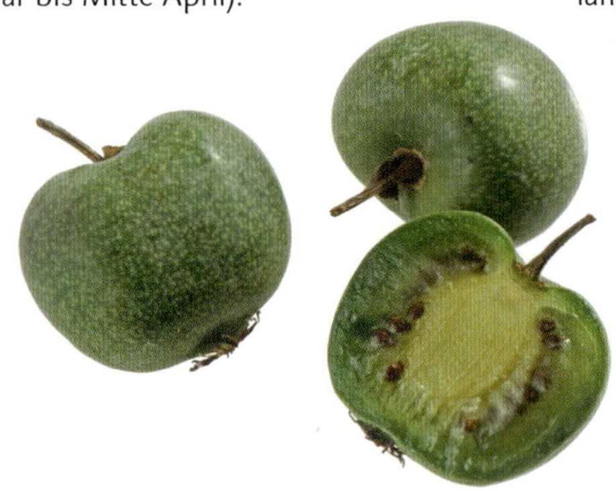

Japanische Stachelbeeren sind die Früchte eines stark wachsenden, winterkahlen, links schlingenden Strauches, der in Gärten und Plantagen eine Kletterhilfe (Gerüst oder Pergola) benötigt. Die Pflanze ist zweihäusig, d. h., weibliche und männliche Blüten befinden sich auf getrennten Pflanzen. Auch wenn einige neuere Sorten einhäusig sind (= weibliche und männliche Blüten befinden sich auf einer Pflanze), ist dies keine Garantie für einen zufriedenstellenden Fruchtansatz. Es wird daher auch bei diesen das Pflanzen einer zeitgleich blühenden Bestäubersorte empfohlen. Aus den im Juni erscheinenden, einzeln oder in achselständigen Trugdolden stehenden, weißen Blüten entwickeln sich bis zum Herbst einzeln oder in lockeren, traubenartigen Büscheln (englisch: „Kiwi grapes“ = Kiwi-Trauben) hängende, langgestielte, vielsamige Beeren. Die 5 bis 20 g schweren Früchte sind 2 bis 5 cm lang, 2 bis 3 cm breit, rund- bis langoval oder herzförmig, oft seitlich abgeplattet und haben eine unbehaarte, glatte, dünne, hell- bis dunkelgrüne, braunrote oder rote, essbare Schale. Das Fruchtfleisch ist ebenfalls grün oder rot, weich, saftig und enthält um ein weißes Herz strahlenförmig angeordnete, kleine, schwarze Samen. Obwohl im Geschmack der Kiwi oder Stachelbeere ähnlich, ist die Frucht voll ausgereift – je nach Sorte – aber deutlich süßer und aromatischer. Sie enthält insbesondere Zucker (etwa gleiche Teile Glukose, Fruktose, Saccharose),

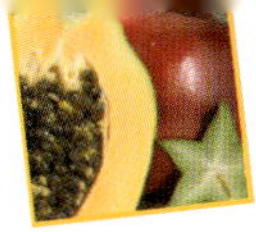

den Zuckeralkohol Inositol, an Mineralstoffen vor allem Kalium, Calcium, Magnesium, Phosphor und Eisen, Ballaststoffe, B-Vitamine, Vitamin E, Provitamin A und vor allem Vitamin C (60 bis 400 mg pro 100 g). Ferner sind organische Säuren (Zitronen-, China- und Äpfelsäure) und Phenolverbindungen vorhanden und machen das typische Fruchtaroma aus.

Japanische Stachelbeeren werden einzeln oder im Büschel in Kisten oder direkt in Verkaufsschalen gepflückt. Die Früchte sind reif, wenn sie ihre sortentypische Färbung aufweisen, auf leichten Fingerdruck nachgeben und die Haut sich bequem abziehen lässt. Sie werden aus deutscher Erzeugung bisher hauptsächlich lokal auf Wochenmärkten oder im Ab-Hof-Verkauf angeboten, sind aber zunehmend auch auf Großmärkten und in Fachgeschäften anzutreffen. Ungekühlt sind vollreife Früchte etwa 1 Woche haltbar, eine Lagerung unter Folienabdeckung bei 0 Grad Celsius und 90 bis 95 Prozent relativer Luftfeuchtigkeit ist je nach Sorte für 4 bis 8 Wochen möglich.

Der entscheidende Vorteil gegenüber der behaarten Kiwi ist, dass die Frucht nach Waschen, Entfernen des Stiels und eventuell der vertrockneten Griffel und Staubblätter komplett mit der Haut verzehrt werden kann – ein idealer Snack. So vielseitig verwendbar wie die Kiwi, eignet sie sich als Tortenbelag, für Obstsalate und zur Herstellung von Konfitüren, Kompotten, Püree, Desserts, Fruchtnektaren, Wein und Likör. Wegen ihrer Eiweiß spaltenden Enzyme sollten die Früchte bei der Zubereitung mit Milchprodukten oder Gelatine kurz erhitzt werden, da die Speisen sonst bitter schmecken bzw. nicht fest werden können.

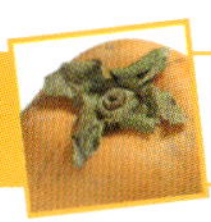

KAKI

Die Kaki ist ursprünglich in Zentralchina beheimatet, wird aber schon sehr lange auch in Korea und Japan kultiviert. Zur Kaki gehören auch die unter den Handelsnamen **Persimon**® und **Sharonfrucht** angebotenen Früchte. Heute erfolgt der Anbau in vielen subtropischen bzw. wärmeren Ländern; mit Abstand größter Produzent ist China, gefolgt von Südkorea, Japan, Brasilien, Aserbaidschan, Spanien, Italien, Israel, Usbekistan, Südafrika u. a. Importe von Kakis erreichen uns überwiegend in den Herbst- und Wintermonaten aus den Mittelmeerländern, im Frühjahr und Sommer aus Übersee. Hauptlieferanten sind Spanien und Italien (beide Oktober bis Dezember), dazu kommen kleinere Lieferungen aus der Türkei. Israel liefert Sharonfrüchte (Oktober bis Anfang März). Die Lieferungen kommen überwiegend per Luftfracht, kommen aus Brasilien (Januar bis Mai), Chile und Australien (März bis Juni), Südafrika (Mai bis September) und Neuseeland (Juni bis August).

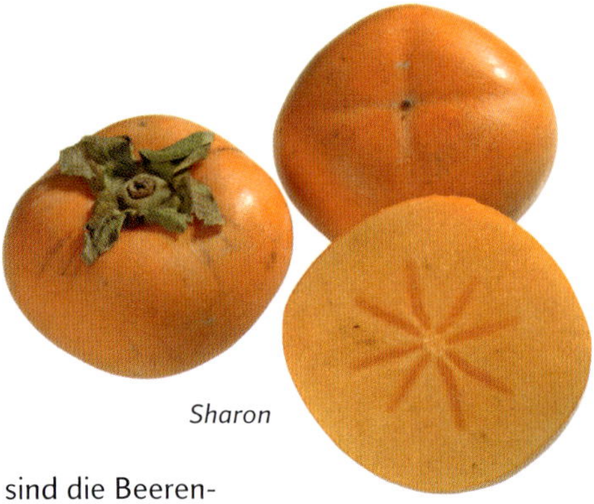
Sharon

Kakis sind die Beerenfrüchte eines bis zu 15 m hohen, Laub abwerfenden Baumes, wobei deren Reife sehr spät, oft erst nach dem Blattfall, erfolgt. Die Früchte, mit 4 großen Kelchblättern am Stielansatz, messen je nach Sorte 6 bis 12 cm im Durchmesser und wiegen 100 bis 400 g, sind kugelig, tomatenähnlich abgeflacht oder länglich-oval mit rundem oder spitz zulaufendem Blütenende, dabei im Querschnitt rund oder kantig mit 4 mehr oder weniger tiefen Einschnürungen. Ihre Farbe ist bei einigen Sorten gelb, bei den meisten jedoch orange bis tomatenähnlich tiefrot. Die Schale ist dünn, glatt, glänzend und meist ungenießbar. Bei der Reife wird die Frucht durchscheinend, weich und saftig. Das geleeartige Fruchtfleisch enthält bis 8, zuweilen auch mehr Kerne, doch sind die kommerziell angebauten Sorten meist kernlos. Unterschieden werden adstringierende (= zusammenziehend), tanninhaltige und nichtadstringierende, tanninfreie Sorten, denen man dies äußerlich leider nicht ansehen kann. Erstere schmecken daher anfangs herb und wirken stark zusammenziehend, bei voller Reife aber angenehm süß, doch ohne ausgeprägtes Aroma. Tanninfreie Sorten können bereits in unreifem, noch festem Zustand verzehrt werden. Die Früchte enthalten zwischen 12 und 16 Prozent Zucker (Glukose und Fruktose), an Mineralstoffen vor allem Kalium und Phosphor, B-Vitamine, 6 bis 50 mg Vitamin C pro 100 g, reichlich Provitamin A (0,27 mg/100 g Retinoläquivalent) und verschiedene antioxidativ wirkende Phenolverbindungen.

In China und Japan sind rund 2.000 Sorten bekannt, davon haben allerdings nur wenige Marktbedeutung. Die meisten der weltweit produzierten Sorten stammen aus Japan.

Bei der aus Israel angebotenen, adstringierenden sogenannten „Sharonfrucht“ (kommt auch aus Südafrika und als „Sharoni“ aus Spanien) handelt es sich um die Kakisorte 'Triumph', die in der Sharonebene zwischen Haifa und Tel Aviv angebaut wird. Sie ist hellorange, etwas eckig, tomatenähnlich abgeplattet und besitzt eine weichere Schale und schnittfestes, süß-saftiges, kernloses Fruchtfleisch, welches schon in festem Zustand genussreif ist und geschmacklich an Quitte, Birne und Aprikose erinnert. Tanninreichen Sorten wird die Adstringenz durch Heißwasserbad, Besprühen mit Ethanol, Ethylen- oder CO_2-Behandlung entzogen, wobei sich letztere Methode durchgesetzt hat.

Kakis werden hart und unreif geerntet und müssen während des Transportes und im Lager nachreifen. Zu früh geerntete Früchte sind hart und ohne Geschmack. Richtig reif sind sie (mit Ausnahme bestimmter Sorten), wenn das Fruchtfleisch glasig glänzend durch die dünne Haut schimmert. Dann muss man jedoch vorsichtig mit den

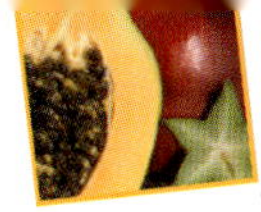

weichen Früchten umgehen. Am besten, sie erreichen diesen Zustand erst beim Verbraucher. Noch nicht ganz reife Früchte können bei 0,5 Grad Celsius, 90 bis 95 Prozent relativer Luftfeuchtigkeit und ethylenfrei 3 bis 4 Monate gelagert werden, bei 0 bis 3 Grad Celsius etwa 14 Tage, im Kühlschrank einige Tage.

In einem Stadium, in dem andere Früchte bereits als überreif abgelehnt werden, entwickelt die Kaki erst ihren vollen, köstlichen Geschmack. Man isst sie roh, indem man die Frucht zerteilt und die dünne Schale abzieht, oder man löffelt das Fruchtfleisch aus der Schale, eventuell unter Zusatz von etwas Limettensaft. Einige neuere Sorten, darunter die Kaki Persimon® (Sorte 'Rojo Brillante') und die „Sharonfrucht", denen die Adstringenz entzogen wurde, kann man schon in festem Zustand mit Schale wie einen Apfel essen, oder man schneidet sie in Stücke zur Verwendung in Obstsalaten, als Tortenbelag und zum Füllen. Die Verarbeitung erfolgt zu Kompotten, Konfitüren, Pulpen, Saft, Sirup, Wein, Essig, Speiseeis, Quarkspeisen u. a. In Ostasien und Nordafrika werden Kakis an Schnüren in der Sonne getrocknet, wobei sie sich – wie gedörrte Feigen – mit auskristallisiertem Zucker bedecken. Als „Kakifeigen" werden sie dann in alle Welt exportiert. Im Orient sind Kakis auch als Fruchtmehl im Handel.

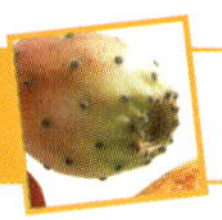

KAKTUSFEIGE

Als Heimat der Kaktusfeige gilt Mexiko, gleichzeitig der weltgrößte Produzent. Durch spanische Seefahrer gelangte sie im 16. Jahrhundert in den Mittelmeerraum und ist heute in allen Trockengebieten der Tropen und Subtropen eingebürgert. Ein Anbau erfolgt in Mittel- und Südamerika, in Kalifornien, Australien, Südafrika und vielen Ländern rund um das Mittelmeer. Hauptlieferant für unsere Märkte ist Italien (Juli bis November), daneben liefern Israel (Juli bis April, 3 Ernten), Spanien (August bis November) und per Luftfracht Südafrika (Januar bis Mai), Kolumbien (ganzjährig), Brasilien (November bis Januar) und Kenia (ganzjährig).

Der bis 4 m hohe Opuntienkaktus besteht aus scheibenförmigen Sprossgliedern (= Kladodien), die mehr oder weniger mit Blattdornen besetzt sind. Diese stehen auf umgebildeten Kurztrieben (= Areolen) in Büscheln zusammen. Aus weißen, gelben oder roten Blüten an den Rändern der Glieder entwickeln sich 6 bis 10 cm lange, 80 bis 200 g schwere, eiförmige, leicht abgeplattete Beerenfrüchte mit warzenartigen Erhebungen, auf denen ebenfalls Dornen sitzen.

Unreif sind zunächst alle Früchte grün und fest, zur Reife hin färben sie sich – je nach Sorte – gelblich bis lachsfarben oder dunkelbraun bis rot, einige bleiben aber auch grün. Das hellgrüne, gelbliche, orangefarbene oder dunkelrote, etwas körnige Fruchtfleisch ist in reifem Zustand weich, geleeartig saftig und enthält 80 bis über 300 kleine, harte Samenkörnchen. Der Geschmack ist süß, leicht säuerlich, birnenähnlich, manchmal etwas fade, aber doch erfrischend. Wertgebende Inhaltsstoffe sind 6 bis 14 Prozent Zucker (überwiegend Glukose, Fruktose), Pektin, Vitamine der B-Gruppe, ca. 23 mg Vitamin C pro 100 g sowie die antioxidativ wirkende, aus Energy-Drinks bekannte Aminosäure Taurin und verschiedene, zur Gruppe der Betalaine gehörende Farbstoffe.

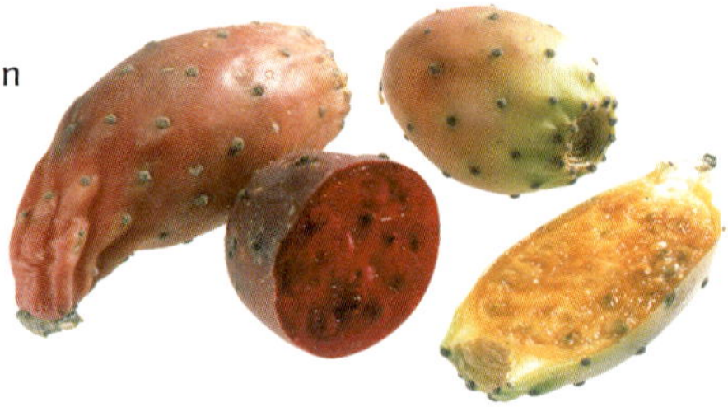

Kaktusfeigen müssen bei der Ernte sehr sorgfältig abgedreht oder besser zusammen mit einem kleinen Stück Spross abgeschnitten werden, um das Stielende nicht zu beschädigen. Fruchtgröße, -form und -festigkeit, Schalenfarbe und das beginnende Ablösen der Dornen zeigen die Pflückreife an. Während der Reife nehmen die Gehalte an löslicher Trockensubstanz und Vitamin C zu und der Säuregehalt ab. Kaktusfeigen reifen nicht nach, zu früh geerntet bleiben sie geschmacklich unbefriedigend. Nach Abtrocknen der Schnittstelle werden die Früchte gebürstet, manchmal gewachst, anschließend sortiert und schonend verpackt. Dennoch empfiehlt es sich – wegen oft noch verbliebener Dornenhärchen (= Glochiden) mit Widerhaken – beim Umgang mit den Früchten Handschuhe zu tragen. Je nach Sorte ist eine Lagerung für 2 bis 4 Wochen bei 5 bis 10 Grad Celsius und 90 bis 95 Prozent relativer Luftfeuchtigkeit möglich.

Kaktusfeigen werden ohne Haut frisch verzehrt, am besten gekühlt. Dazu kann man sie der Länge nach halbieren und einfach auslöffeln oder man schneidet an beiden Enden je eine flache Scheibe ab, schlitzt die Fruchthaut mit einem Messer der Länge nach auf und zieht sie ab. Das Fruchtfleisch wird in Scheiben oder Stücke geschnitten serviert. Die Kerne kann man mitessen, falls sie stören, wird das Fruchtfleisch am besten durch ein Sieb passiert; etwas Zitronen- oder Limettensaft rundet den Geschmack ab. Die winzigen Oxalatkristalle im Fruchtfleisch hinterlassen bei manchen Menschen ein leichtes Brennen im Mund. Weitere Verwendung finden sie in Salaten mit herzhaften Zutaten wie Schinken, Geflügel, Räucherforellen, Scampis, für Soßen, Püree, Kompott, Eiscreme, Sorbet, Konfitüre, Fruchtpaste und Feingebäck. Aus dem Saft lassen sich Sirup (als „Miel de tuna“ bekannt), Gelee, Wein, Likör („Bajtra“ genannt) und schwach alkoholische Getränke herstellen, außerdem wird er anderen Fruchtsäften und Softdrinks zugesetzt. Die Früchte werden auch halbiert und an der Sonne getrocknet, die jungen Sprosse (als „Nopalitos“ bezeichnet) sind ein beliebtes Gemüse.

KAPSTACHELBEERE

Heimat der Kapstachelbeere, auch **Andenkirsche** oder kurz „**Physalis**" genannt, sind Brasilien und Peru. Von dort aus erfolgte schon früh die Verbreitung über die gesamte Andenregion zwischen Chile und Venezuela. Vor allem in Kolumbien und Ecuador wird sie in größerem Umfang kultiviert. Frühe Siedler führten sie vor 1807 in Südafrika ein, wo sie sich vom Kap der Guten Hoffnung aus verbreitete und bald darauf nach Australien gelangte; hier erhielt sie den Namen „Cape gooseberry", was übersetzt dann „Kap"-Stachelbeere hieß. Weitere Anbauländer sind Mexiko, Kenia, Indien, Neuseeland und die USA (Kalifornien, Hawaii), auch in der Karibik, Südostasien und einigen Ländern Südeuropas ist sie zu finden. Hauptexportland für Europa ist Kolumbien mit Deutschland als zweitgrößtem Abnehmer nach den Niederlanden. Nebenlieferanten sind Ecuador, Peru, Südafrika, Kenia, Ägypten und Thailand. Neuerdings werden auch in Deutschland von August bis Oktober Kapstachelbeeren von Kleinstflächen vermarktet. In Großbritannien schon seit Langem eine Liebhaberfrucht, findet sie auch bei uns Interesse und kann sogar in bevorzugten Lagen (Weinbauklima) oder im Gewächshaus kultiviert werden.

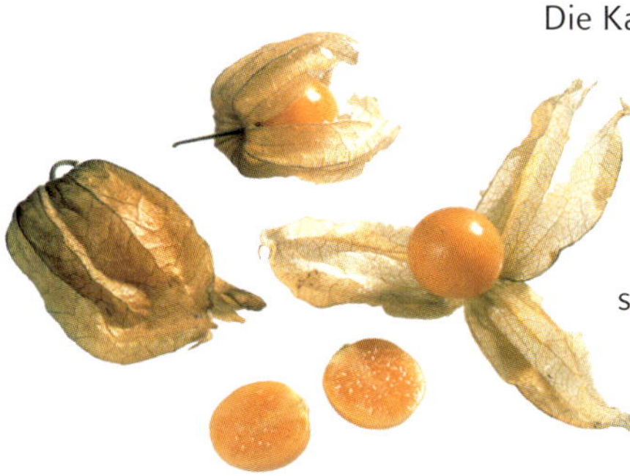

Als Nachtschattengewächs ist die Physalis nicht mit unserer Stachelbeere verwandt, sie ähnelt in Aussehen und Pflanzenaufbau der Blasenkirsche oder Lampionpflanze, einer bei uns beliebten Zierpflanze. Die Kapstachelbeere ist eine 1 bis 2 m hohe, bei uns einjährige, in den Tropen mehrjährige, krautige Pflanze. Mit dem Fruchtansatz vergrößert sich der Blütenkelch, ist aufgeblasen und bildet eine papierdünne, zunächst grüne, später gelbliche bis hellbraune, stark gerippte, eintrocknende Hülle. Darin sitzt geschützt die 1,5 bis 3 cm große und 4 bis 7 g schwere, fast kugelige, goldgelbe Beerenfrucht mit glatter Schale. In ihrem gelben, saftig-fleischigen Innern beherbergt sie viele kleine, weiche, essbare Samenkernchen. Der Geschmack ist angenehm fruchtig und erfrischend, fein süß, mit kräftiger Säure und erinnert etwas an Stachelbeere. Das Fruchtfleisch enthält 11 bis 15 Prozent lösliche Trockensubstanz (überwiegend Zucker) und ist reich an organischen Säuren (vorwiegend Zitronensäure), Pektin, Phosphor, Eisen, Provitamin A (0,03 bis 0,28 mg pro 100 g Retinoläquivalente), B-Vitaminen, Vitamin C (11 bis 42 mg pro 100 g) und Flavonoiden.

Die Kapstachelbeere wird nicht nach Sorten gehandelt, obwohl es einige, auch sehr großfrüchtige Sorten gibt. Die klimakterische, nachreifende Frucht hat ihre physiologische Reife und die besten Geschmackseigenschaften erreicht, wenn sie orange gefärbt ist und duftet; dann liegen die höchsten Zucker- und Beta-Carotinwerte in der Frucht vor. Zu früh geerntete, noch grünliche Früchte sind zu sauer und wenig aromatisch, zu spät geernteten Früchten fehlt bereits die für einen harmonischen Geschmack notwendige Säure. Da Kapstachelbeeren in den Anbauländern fast das ganze Jahr über reifen, erfolgen auch die Einfuhren bei uns ganzjährig. Frischfrüchte kommen überwiegend per Luftfracht, teilweise auch auf dem Seeweg, meist in mit Folie abgedeckten, an den Seiten offenen Kunststoffkörbchen oder auch lose in Kartonsteigen zu uns. Angeboten werden auch Beeren ohne Hülle in Klarsicht-Deckelschalen, ihre Haltbarkeit ist jedoch geringer.

Kapstachelbeeren stecken – von Natur aus praktisch wie Luxuspralinen verpackt – in ihrem Blütenkelch, in dem man sie auch bis zum Verkauf und Verbrauch lassen sollte. So können sie relativ lange aufbewahrt werden: bei Zimmertemperatur mehrere Wochen, bei 10 bis 15 Grad Celsius und ca. 80 Prozent relativer Luftfeuchtigkeit sogar mehrere Monate. Bei höherer Luftfeuchtigkeit schimmeln die Hüllen allerdings leicht.

Kapstachelbeeren sind ein ausgezeichnetes Frischobst, sie lassen sich leicht aus ihrer Hülle lösen, werden – da etwas klebrig – gewaschen und als ganze Frucht verzehrt. Bei der Zubereitung von Obstsalat sollte man die Beeren anstechen oder durchschneiden, damit der zugegebene Zucker besser einziehen kann. Sehr dekorativ und wohlschmeckend sind in der geöffneten und zum Stiel hin umgeklappten Hülle befindliche Früchte, die in Schokolade getaucht wurden. Die Früchte werden zu gezuckerten Konservenfrüchten, Saft, Püree, Konfitüre, Gelee, Kompott, Speiseeis und Chutney verarbeitet sowie im Rumtopf, zu Cocktails oder als Tortenbelag zusammen mit anderen Früchten verwendet. Auch zum Tiefgefrieren und Trocknen sind die Beeren geeignet.

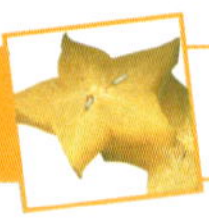

KARAMBOLE

Die Heimat der Karambole oder **Sternfrucht** wird in Indochina, Malaysia und Indonesien vermutet. Neben den Hauptanbauländern Taiwan, Malaysia und Indonesien wird sie auch in Thailand, China, Indien, Sri Lanka, Australien, der Karibik, Mittel- und Südamerika, den USA (Florida, Hawaii), einigen afrikanischen Ländern und Israel angebaut. Die Importe erfolgen ganzjährig und überwiegend per Luftfracht, vor allem aus Malaysia; weitere, geringere Einfuhren erfolgen aus Israel, Brasilien, Kolumbien und Thailand. Seefracht ist möglich, erlaubt allerdings wegen der längeren Reisedauer nicht den Transport nahezu reifer Früchte.

Der immergrüne, 6 bis 12 m hohe Baum blüht und fruchtet ganzjährig in den Tropen.

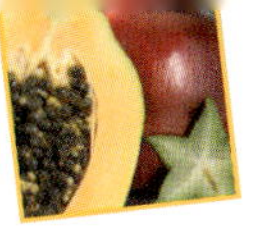

Aus den in Rispen stehenden rosa Blüten entwickeln sich 6 bis 15 cm lange, 5 bis 8 cm breite, 100 bis 300 g schwere, elliptische, fleischige Beeren mit 5 oder 6 deutlich ausgeprägten Längsrippen; diese verleihen der Frucht im Querschnitt das namensgebende sternförmige Aussehen. Ihre Haut ist durchscheinend, glatt und wachsartig. Das knackige, saftige, zunächst dunkelgrüne Fruchtfleisch verfärbt sich bei der Reife je nach Sorte weißlich gelb bis bernsteinfarben und duftet intensiv. Es enthält bis zu 12 kleine, flache, beim Essen kaum spürbare Samenkernchen. Der aromatische, je nach Sorte saure, süßsäuerliche oder süße Geschmack erinnert etwas an Stachelbeere, wobei der Zuckergehalt (3 bis 9 Prozent) und Säuregehalt (insbesondere die Oxalsäure, 0,1 bis 0,7 Prozent) je nach Sorte stark schwanken. Weitere Inhaltsstoffe sind die Mineralstoffe Kalium, Phosphor und Eisen, verschiedene Carotinoide, B-Vitamine und 34 mg Vitamin C pro 100 g.

Importware ist nicht nach Sorten gekennzeichnet, dennoch existieren in den Anbauländern zahlreiche Sorten bzw. Klone mit wohlschmeckenden, süßeren Früchten.

Karambolen sind nichtklimakterische Früchte, d. h., sie reifen nach der Ernte nicht nach, bleiben grün und mehr oder weniger sauer. Mindestens 75 Prozent Gelbfärbung sollten daher bei der Ernte angestrebt werden. Die Früchte sind druckempfindlich, müssen deshalb sehr sorgfältig und schonend, teilweise in Schaumstoffnetzstrümpfen, in gepolsterten Kartons verpackt werden. Karambolen können – abhängig vom Reifegrad – 3 bis 6 Wochen bei 5 bis 10 Grad Celsius und 90 bis 95 Prozent relativer Luftfeuchtigkeit gelagert werden, bei Zimmertemperatur nur 3 bis 4 Tage. Dabei werden die Kanten der Fruchtrippen rasch braun und unansehnlich, man kann sie zum Verzehr dünn abschälen. Sternfruchtkonserven kommen aus Taiwan und Malaysia.

Die Karambole ist frisch genießbar; sie ist reif, wenn das durchscheinende Fruchtfleisch nicht mehr grün, sondern – je nach Sorte – hellgelb oder goldgelb bis bernsteinfarben ist. Die dünne Haut der reifen Frucht lässt sich leicht abziehen, kann aber ebenso mitgegessen werden. Meist wird die Frucht quer in sternförmige Scheiben geschnitten und in Obstsalaten, Süßspeisen, auf Torteletts oder als Kuchenbelag verwendet. Die frischen Scheiben eignen sich gut für Sekt, Bowlen, Cocktails oder erfrischende Mixdrinks, selbst zum Garnieren von Fleischgerichten. Verarbeitet werden die Früchte zu Saft, Erfrischungsgetränken, Sorbets, Trocken- und kandierten Früchten. Aus Früchten saurer Sorten werden Konfitüre, Kompott, Gelee, Mus, Chutney und Konserven hergestellt. Verdünnter Karambolensirup wird Fieberkranken zur Erfrischung verabreicht.

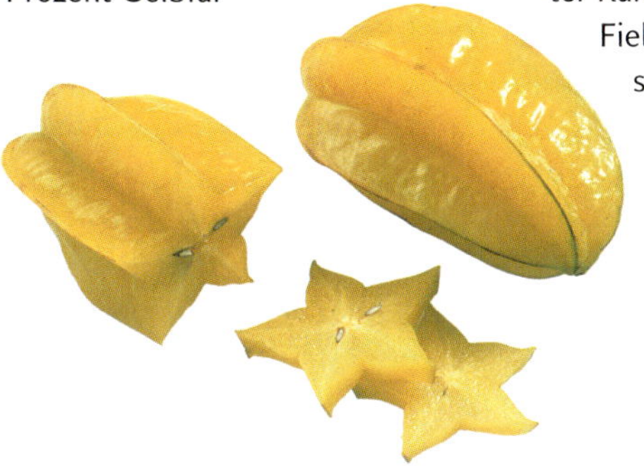

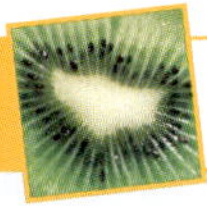

KIWI

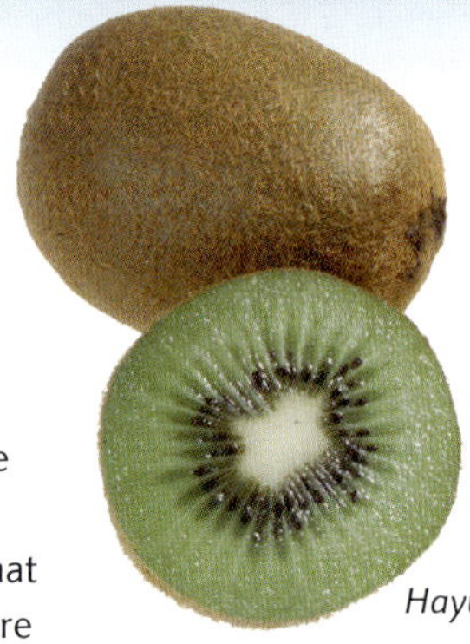

Hayward

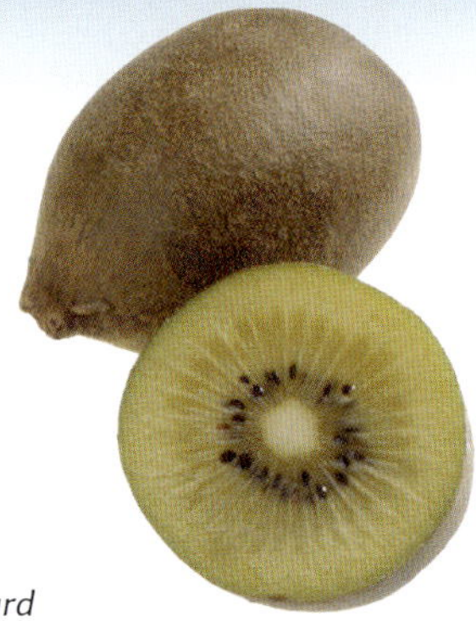

Hort 16A

Heimat der meisten Arten der Gattung Actinidia ist Südwestchina; von hier stammt ursprünglich auch die Kiwi, die 1904 zuerst nach Neuseeland gelangte und dort züchterisch bearbeitet wurde, bevor nach 1930 die ersten kommerziellen Plantagen entstanden. Bedeutung als Exportfrucht hat die Kiwi erst seit Mitte der 1960er Jahre und der internationale Durchbruch kam erst, nachdem sich die nach ihrem Züchter benannte Sorte 'Hayward' durchgesetzt hatte.

Kiwis werden weltweit in den warmgemäßigten Zonen kultiviert. Das bis dato größte Produktionsland Italien wurde 2004 von China, dem Mutterland der Kiwipflanze, überholt. Es folgen Neuseeland und mit Abstand Chile, Frankreich, Griechenland, Japan, die USA, Iran u. a. Kiwis sind ganzjährig erhältlich, ab Oktober bis etwa Juni von der nördlichen Halbkugel und von Ende April bis Dezember von der südlichen Halbkugel, sodass sich – bedingt durch die gute Lagerfähigkeit der Früchte – die Saisonzeiten etwas überschneiden. Unser Hauptlieferland ist Italien (ca. 56 Prozent), gefolgt von Neuseeland (ca. 30 Prozent), Chile, Griechenland, Frankreich und Spanien.

Kiwis sind die Beerenfrüchte eines mit meterlangen Ranken an Gerüsten gezogenen Kletterstrauches. Die Schale der länglich-ovalen, walzenförmigen, bis über 100 g schweren Früchte ist anfangs grün, dann rostbraun und sie ist pelzig behaart. Darunter verbirgt sich grasgrünes, von der weißen Mitte ausgehend strahlenartig durchzogenes, sehr saftiges Fruchtfleisch mit vielen kleinen, schwarzen Samenkernen. Es hat einen charakteristischen, feinsäuerlichen, aromatisch herbsüßen Geschmack und enthält reichlich Zucker (überwiegend Glukose und Fruktose), Stärke, Fruchtsäuren (vorwiegend Zitronen-, China- und Äpfelsäure), Ballaststoffe, Mineralstoffe, insbesondere Kalium, Calcium und Phosphor, B-Vitamine und im Schnitt etwa 90 mg Vitamin C pro 100 g.

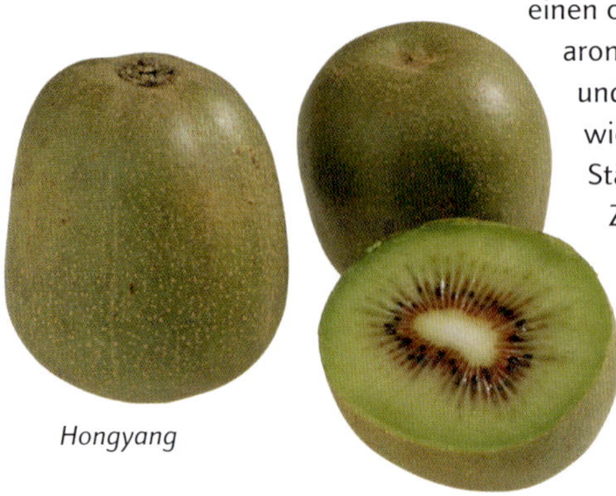

Hongyang

Der Vitamin-C-Gehalt unterliegt aber je nach Sorte, Reifegrad etc. starken Schwankungen. Seit einigen Jahren gibt es im Handel neben der grünfleischigen Hauptsorte auch mehrere gelbfleischige Kiwisorten mit kaum behaarter Schale und einem eher honigsüßen, exotischen Geschmack. Ihr Vitamin-C-Gehalt ist noch etwas höher als der der Sorte 'Hayward'. Und erst seit wenigen Jahren ist die neue Sorte 'Hongyang' aus China mit gelbem Fleisch und einem – im Querschnitt besonders attraktiven – leuchtend roten Kranz um die weiße Mitte erhältlich.

Kiwis gehören zu den nachreifenden Fruchtarten, sie werden in hartem, physiologisch reifem Zustand geerntet, erreichen ihre optimale Genussreife jedoch erst nach einer Kühllagerungsphase. In absolut ethylenfreier Atmosphäre (Ethylen ist ein Reife induzierendes Pflanzenhormon) können Kiwis bei 0 Grad Celsius und 95 Prozent relativer Luftfeuchtigkeit 4 bis 6 Monate, unter kontrollierten Bedingungen sogar 6 bis 9 Monate gelagert werden und anschließend zufriedenstellend nachreifen. Probleme, eine akzeptable Genussreife zu erreichen, haben Früchte, die vor der physiologischen Reife gepflückt wurden, und solche, die unmittelbar nach der Ernte vermarktet werden. Die verzehrreife Frucht gibt auf leichten Fingerdruck nach.

Kiwis eignen sich am besten frisch und zum Direktverzehr: Früchte halbieren und auslöffeln. Bei Verwendung in süßen und pikanten Salaten, zu Eis sowie als Kuchenbelag sollte beachtet werden, dass in rohen Früchten ein Eiweiß spaltendes Enzym namens Actinidin enthalten ist. Dieses wirkt Gelierprozessen mit Gelatine entgegen und in Kontakt mit Milchprodukten verursacht es einen unangenehmen Bittergeschmack. Abhilfe schafft kurzes Erhitzen z. B. in heißem Wasser oder Saft. Kiwis werden in Scheiben als Dosen- und Tiefkühlware angeboten, des Weiteren zu Konfitüre, Gelee, Kompott, Pulpe, Konzentrat, Wein, Likör, getrockneten Scheiben und sogar in verschiedenen Kosmetika verarbeitet.

Die Getränkeindustrie verwendet Kiwis für Limonaden, Fruchtsaft und Multivitamingetränke. Aus den Samen lässt sich ein Öl mit hohen Anteilen an wertvollen Omega-3- und Omega-6-Fettsäuren gewinnen.

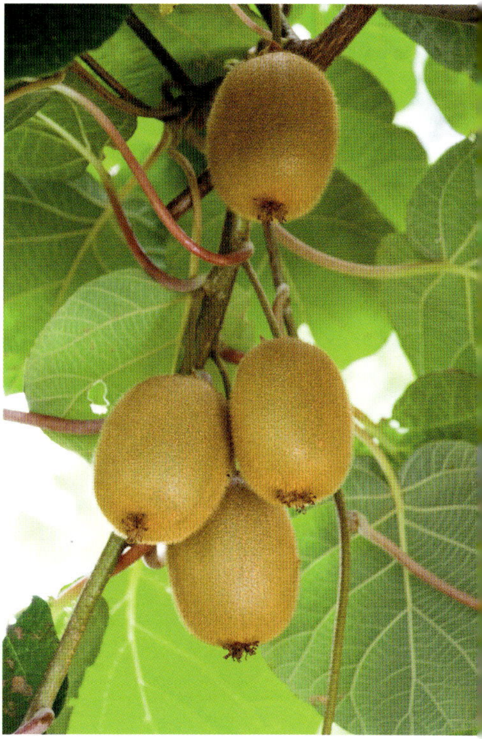

LITSCHI

Heimat der Litschi ist Südchina, wo sie seit etwa 2.200 Jahren kultiviert wird. Der Anbau erstreckt sich heute auf die Subtropen und trockenen Tropen der ganzen Welt, rund 95 Prozent der Weltproduktion werden in Asien erzeugt. Hauptanbauland ist China, mit Abstand gefolgt von Indien, Vietnam, Taiwan, Madagaskar und Thailand. Weltgrößter Exporteur ist Madagaskar, zu 98 Prozent per Schiffsfracht, vor allem in die EU. Die Litschi-Importe aus einer Reihe von Ländern sind in den letzten Jahren stark gestiegen, sodass das Angebot bis auf den Monat Oktober mittlerweile ganzjährig ist. Die Hauptzufuhren (90 Prozent) stammen von November bis März aus Madagaskar, ergänzt durch Lieferungen aus Südafrika, und den Inseln Mauritius und La Réunion. Von März bis Juni kommen sie aus Thailand, von Mai bis Juli aus Bangladesch, China und Indien, von Juli bis September aus Israel und im August und September aus Spanien.

Litschis sind die Früchte eines bis 12 m hohen, immergrünen Baumes, die bis zu 30 Stück in endständigen Rispen zusammenhängen. Die 2,5 bis 4 cm großen, ovalen bis runden oder herzförmigen Früchte besitzen eine dünne, lederige, aus zahlreichen Segmenten mit mehr oder weniger scharfkantigen Ausstülpungen bestehende Schale, die sich bei Vollreife rosa-, dunkel- oder purpurrot und nach der Ernte hellbraun verfärbt. Darunter befindet sich das fleischige weißliche, perlmuttartig durchscheinende, feste, saftige, zart nach Rosen duftende Fruchtfleisch. Es schmeckt angenehm süßsäuerlich mit leichtem Muskataroma und umschließt einen meist großen, länglichen, dunkelbraun glänzenden, nicht genießbaren Samen vollständig. Von den Inhaltsstoffen sind vor allem 15 bis 20 Prozent Kohlenhydrate (Saccharose, Glukose, Fruktose) zu nennen, an Mineralstoffen Kalium und Phosphor, die Fruchtsäuren Äpfel- und Bernsteinsäure sowie das B-Vitamin Niacin und 40 bis 100 mg Vitamin C pro 100 g.

Es gibt weltweit Hunderte von Litschisorten, die fast alle ursprünglich aus China stammen. Der kommerzielle Anbau in den Exportländern beschränkt sich jedoch auf 1 bis 2 Hauptsorten, die bekannteste im internationalen Handel ist 'Mauritius'. Begehrt sind Sorten mit einem hohen Anteil verkümmerter Samen (sog. „Hühner-Zungen"), da diese einen höheren Fruchtfleischanteil aufweisen.

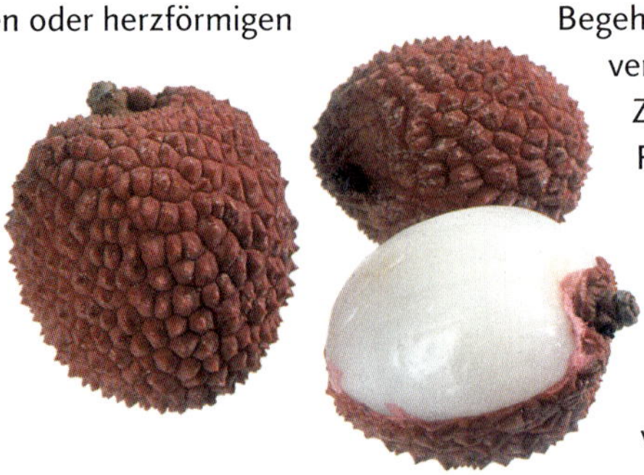

Litschis erreichen die Erntereife 80 bis 112 Tage nach der Blüte, sie müssen vollreif, d. h. bei voller Ausfärbung der Schale, geerntet werden, da sie nicht nachreifen. Dazu

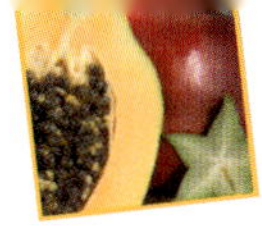

wird die gesamte Rispe mit einem Stück vorjährigem Holz abgeschnitten und auf den Lokalmärkten angeboten. Exportware wird umgehend heruntergekühlt und lose in Kartons oder in Schälchen unter Folie verpackt versandt. Die Fruchtschale färbt sich nach der Ernte durch Austrocknung schnell braun, was die Früchte unansehnlich macht, wenngleich sie noch genießbar sind. Bei Zimmertemperatur sind Litschis allerdings nur 3 bis 5 Tage haltbar, im Kühlschrank in einem gelochten Plastikbeutel etwa 1 bis 2 Wochen. Bei 1 Grad Celsius und 90 bis 95 Prozent relativer Luftfeuchtigkeit können sie 3 bis 5 Wochen gelagert werden, womit Seetransporte möglich sind; dafür werden die Früchte nach der Ernte häufig einer Schwefeldioxidbehandlung gegen vorzeitigen Verderb unterzogen, wodurch die Fruchtschale die rote Farbe zunächst verliert, nach der Entnahme aus der Kühlung jedoch wiedergewinnt.

Litschis schmecken frisch und gekühlt am besten. Zum Verzehr pellt man sie quasi wie ein gekochtes Ei und löst während des Kauens das Fruchtfleisch vom Samen herunter. Für ein Dessert entsteint man die Früchte besser vorher. In dieser Form werden sie auch als Konserven in Zuckerlösung angeboten. Die entsteinten Früchte, gefüllt mit einer herzhaften Creme, sind eine delikate Vorspeise. Litschis eignen sich als Zugabe in exotischen Obstsalaten, Bowlen, Cocktails und anderen alkoholischen Getränken, für Kompotte und Süßspeisen sowie in Soßen zu Reis-, Fleisch- und Fischgerichten. Aus ihnen wird Saft, Nektar und Wein bereitet und sie werden getrocknet als „Litschi-Nüsse" verkauft. Tiefgefroren sind Litschis bis zu einem Jahr haltbar, müssen nach dem Auftauen aber sofort verzehrt werden.

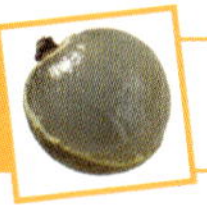

LONGAN

Als Heimatgebiet der Longan (wörtlich übersetzt: „Auge des Drachens") gilt entweder die Bergregion von Myanmar bis Südchina oder Südwestindien und Sri Lanka. Als Pflanze der warmen Subtropen finden wir den Longanbaum heute als Obst- und Zierbaum in den Tropen und Subtropen weltweit verbreitet. Der Schwerpunkt des Anbaus liegt in Südostasien mit den Hauptanbauländern China, Vietnam und Thailand. Nebenproduzenten sind Myanmar, Indien, Laos, Kambodscha, Indonesien, Malaysia, Taiwan, Israel, Australien und die USA (Hawaii, Florida, Kalifornien). Hauptexportland ist Thailand. Frische Longanfrüchte kommen nur sporadisch und in unbedeutenden Mengen auf dem Luftwege zu uns. Vietnam liefert ganzjährig mit der Hauptsaison von Juni bis August, Thailand von Juni bis Oktober, China von August bis September und Israel im Oktober.

Die Longan – botanisch verwandt mit Litschi und Rambutan – ist eine Nussfrucht, die

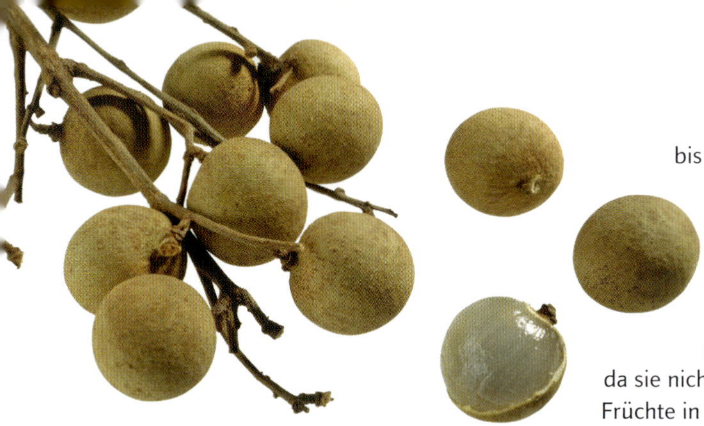

an bis zu 20 m (in Kultur 3 bis 4 m) hohen Bäumen in endständigen Büscheln zu 60 bis 80 Früchten wächst. Sie ähnelt der Litschi, hat aber eine glatte, nur leicht raue Schale ohne Auswüchse, ist rund bis oval geformt, misst 1 bis 3 cm im Durchmesser und wiegt 5 bis 20 g. Die dünne, ledrige Schale ist anfangs stumpf-grün bis orangegelb, später stumpf-gelbbraun gefärbt. Das weißliche, glasig durchscheinende Fruchtfleisch löst sich leicht von Schale und Samen, duftet angenehm und schmeckt süß, moschusartig und aromatischer als Litschi und Rambutan. Diese fleischige Hülle umschließt einen ziemlich großen, rundlichen, glänzend rotbraun bis schwarzen, nicht essbaren Samen, der am Stielende einen runden, weißen Fleck aufweist und auch als „Drachenauge" bezeichnet wird. Botanisch wird so ein charakteristisches Fruchtinneres „Arillus" genannt. Qualitativ hochwertige Sorten haben einen Fruchtfleischanteil von 60 bis 75 Prozent. Hervorzuhebende Inhaltsstoffe sind 15 bis 25 Prozent Kohlenhydrate (Glukose, Fruktose, Saccharose zu fast gleichen Teilen), Kalium, Phosphor, Kupfer, Vitamin B2 und ca. 84 mg Vitamin C pro 100 g. Es soll allein in China über 400 Longansorten geben, allerdings sind weltweit nur 30 bis 40 für den kommerziellen Anbau von Bedeutung.

Longanfrüchte sind 4 bis 5 Monate nach der Blüte erntereif, wobei sie vollreif geerntet werden müssen, da sie nicht nachreifen. Während die Früchte in den Anbauländern büschelweise angeboten werden, wird Exportware in der Regel vom Stiel abgeschnitten in Kartons oder Schälchen verpackt. Die Haltbarkeit der Früchte ist gering, bei Zimmertemperatur nur 3 bis 5 Tage, wobei sich die Schale schnell braun verfärbt, was durch eine mögliche Schwefeldioxidbehandlung verhindert werden kann. Eine Lagerung ist bei 4 bis 7 Grad Celsius und 90 bis 95 Prozent relativer Luftfeuchtigkeit für 1 bis 2 Wochen möglich, niedrigere Temperaturen führen zu Kälteschäden.

In den Erzeugerländern werden Longanfrüchte in großen Mengen als Frischobst verzehrt. Ihre spröde, braune Schale lässt sich leicht mit etwas Druck aufbrechen oder man ritzt sie mit einem scharfen Messer ein und entnimmt den Arillus. Gekühlt und frisch schmecken die Früchte am besten. Entkernt verwendet man das Fruchtfleisch in Obstsalaten, Joghurt und ähnlichen Desserts. Weitere Verwendung findet es in Eiscreme, Kompott, süßen Suppen, Currys und Wok-Gerichten sowie in der Verarbeitung zu Dosenkonserven, tiefgefrorenen Früchten, Saft, Sirup, Wein und Likör. Getrocknete, geschälte und entsteinte Früchte von bernsteinartiger Farbe („Longan nuts") sind ein beliebter Snack in Asien. Getrocknete Früchte werden auch in Tees verarbeitet.

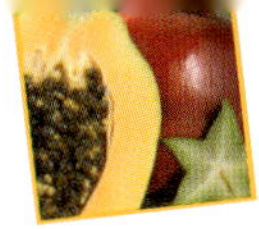

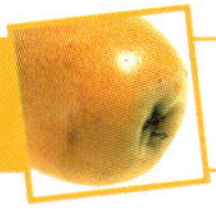

LOQUAT

Heimat der Loquat oder auch **Japanischen Wollmispel** ist China, wo sie seit mehr als 2.000 Jahren kultiviert wird. Von dort gelangte sie schon früh nach Japan und ist heute weltweit in den Subtropen und Höhenlagen der Tropen zu finden. Hauptanbauländer sind China, Spanien, Indien, Pakistan, die Türkei und Japan. Weltweit größter Exporteur und unser Hauptlieferant ist Spanien, der uns ab Ende März bis Ende Mai mit „Nisperos" beliefert. Kleinere Mengen liefern Italien, Israel und die Türkei. Sporadische Luftfrachtsendungen gelangen aus Brasilien (Juli bis Dezember) und Chile (September bis Januar) zu uns. Hauptsorten sind 'Algar' ('Algerie'), 'Golden Nugget' und 'Tanaka'.

Die Japanische Wollmispel, botanisch betrachtet wie der Apfel eine Sammelbalgfrucht, wächst auf bis zu 10 m hohen, in Kultur 2 bis 3 m hohen, immergrünen Bäumen. Der Name „Wollmispel" rührt von der wollig-filzigen Behaarung der traubenförmigen Blütenstände und der Blattunterseiten her. Der Baum blüht interessanterweise im Herbst und liefert oft die ersten Früchte des Frühjahrs. Diese sind je nach Sorte – es soll über 900 geben – rund, länglich-eiförmig bis birnenförmig, aber nur 3 bis 8 cm groß und wiegen 30 bis 130 g. Sie besitzen eine dünne, zähe, hellgelbe bis tieforange gefärbte, mehr oder weniger behaarte Haut. Das nach Apfel duftende, weiße, lachs- oder aprikosenfarbene Fruchtfleisch ist fest, saftig und von angenehm süß-säuerlichem, ausgesprochen fruchtigem Geschmack. Es enthält bis zu 9 (meist aber 2 bis 3) große, runde, oft nicht voll entwickelte, glänzend-hellbraune Samenkerne. Erwähnenswerte Inhaltsstoffe sind bis 14 Prozent Zucker (Fruktose, Saccharose, Glukose), Fruchtsäuren, Provitamin A, Phenole und Kalium.

Essreif sind die Loquats, wenn sie ihre sortentypische Farbe erreicht und damit einen Großteil der starken Säure abgebaut haben. Zu früh geerntet, bleiben sie geschmacklich unbefriedigend, da sie nicht nachreifen. Die Früchte sind sehr empfindlich, reagieren auf Druck mit Verbräunungen der Haut und des Fruchtfleisches; nur wenige Sorten sind transportfähig. Die Haltbarkeit bei Zimmertemperatur beträgt nur einige Tage; einwandfreie Früchte können bei 0 bis 5 Grad Celsius und über 90 Prozent relativer Luftfeuchtigkeit bis zu 4 Wochen gelagert werden.

Loquats werden überwiegend frisch verzehrt, dazu halbiert man sie am besten der Länge nach, löst die Samen heraus und zieht die leicht lösliche, gerbstoffhaltige Haut ab. Weiter werden sie in Obstsalaten verwendet sowie zu Säften, Mus, Gelees, Konfitüren, Kompotten, Cremes, Likör, Wein,

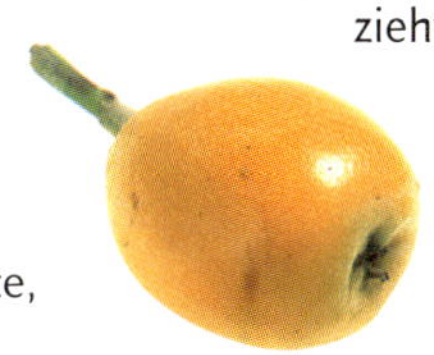

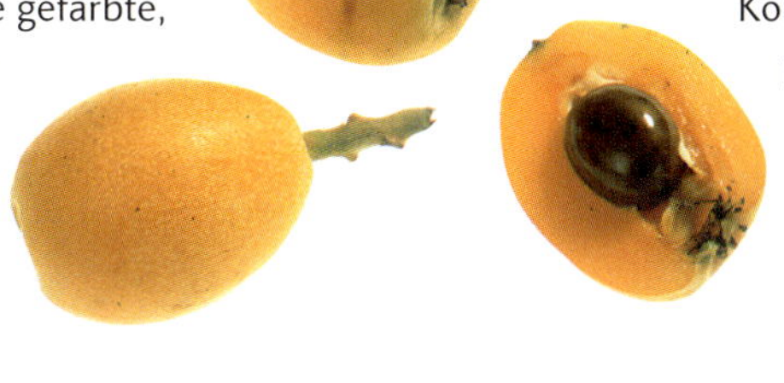

Konserven und Trockenfrüchten verarbeitet; halbreife Früchte nutzt man für Chutneys. Die Samen enthalten Amygdalin und dürfen nicht roh verzehrt werden. Sie ähneln im Geschmack Bittermandeln und werden auch wie diese, z. B. als Backzutat und zur Aromatisierung von Getränken, verwendet.

LULO

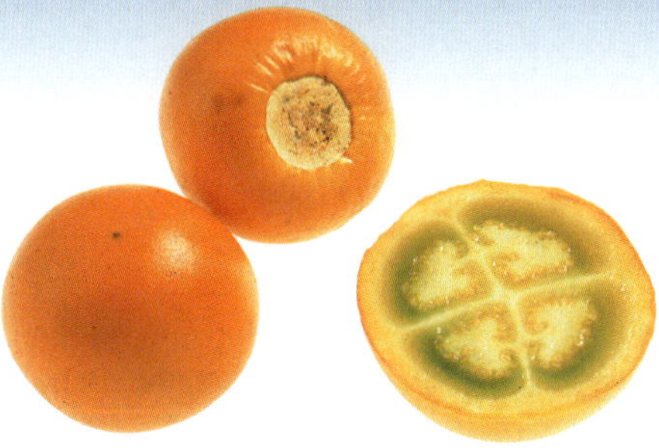

Die Heimat der Lulo, auch **Naranjilla** oder **Quito-Orange** genannt, liegt in den nördlichen Anden von Südamerika. Kultiviert wird dieses Nachtschattengewächs in subtropischen, feuchten Höhenlagen zwischen 1.000 und 2.300 m, vor allem in Ecuador, Kolumbien, Peru und Costa Rica; ein geringer Anbau findet auch in Panama, Guatemala und Mexiko statt. Obwohl Ecuador mit Abstand der größte Produzent ist, liefert nur Kolumbien nahezu ganzjährig kleinere Mengen in gepolsterten Kartons per Luftfracht nach Deutschland.

Lulos sind die Beerenfrüchte eines mehrjährigen, 2 bis 3 m hohen, mehr oder weniger stark bestachelten Strauches. Sie sind 3 bis 6 (selten auch 8) cm groß, rund bis hochrund, anfangs sind sie grün, voll entwickelt und reif werden sie orangefarben bis rot und erinnern damit entfernt an kleine Orangen (auf Spanisch: Naranjilla).

Ihre dicke und lederige Schale ist mit kurzen, harten Härchen wollig dicht besetzt, die bei Vollreife abfallen oder vor der Verpackung entfernt werden. Das in vier Segmente unterteilte Fruchtfleisch ist hellgrün, geleeartig und angenehm duftend. Es schmeckt zwar ziemlich sauer, ist aber hocharomatisch, an eine Mischung aus Ananas, Cherimoya und Guave erinnernd. Es birgt zudem viele kleine, essbare Samen. Angeschnittene Früchte und auch der gewonnene Saft färben sich durch Oxidation leider schnell braun. Wesentliche Inhaltsstoffe sind reichlich Zitronensäure, Calcium, Phosphor, Eisen, Provitamin A, Vitamine der B-Gruppe sowie ca. 67 mg Vitamin C pro 100 g.

Die Ernte beginnt 9 bis 12 Monate nach der Pflanzung, die folgernd reifenden Früchte (= nicht alle sind gleichzeitig reif) werden alle 2 bis 3 Wochen mithilfe von Schutzhandschuhen gepflückt. Nur reife Früchte entfalten ihr volles Aroma, diese sind allerdings sehr empfindlich und kaum mehr transportfähig. Sie werden daher meist schon in halb- bis dreiviertelreifem Zustand geerntet, dann sind sie ohne Kühlung etwa 1 Woche, bei 7 bis 10 Grad Celsius auch 1 bis 2 Monate haltbar.

Zum Frischverzehr halbiert man die Früchte und löffelt sie einfach aus, die Schale ist ungenießbar. In den Erzeugerländern wird die Frucht aber hauptsächlich in verschiedenen, oft stark gesüßten Erfrischungsgetränken verwendet. „Jugo de Lulo" (das ist der Fruchtsaft) gilt in Kolumbien wegen des einmaligen Geschmacks als „königlich", die Frucht ebenso. Man verarbeitet die Frucht ferner zu Pulpe, Sirup, Konfitüre, Gelee, Sorbet, Speiseeis sowie in Quark, Joghurt, diversen Cremes, Torten usw.

MANGO

Das Ursprungsgebiet der Mango liegt in Südostasien und reicht von Ostindien über Südchina bis zum Malaiischen Archipel. Der Anbau erfolgt weltweit in den Tropen und Subtropen, zu drei Viertel angesiedelt in Asien mit Indien als weitaus größtem Produzenten. Nach der Banane ist die Mango hinsichtlich der Produktionsmenge die zweitwichtigste Tropenfrucht. Das Angebot bei uns ist ganzjährig mit den höchsten Einfuhren von Oktober bis Januar und geringeren Zufuhren im Juni/Juli. Bei insgesamt rund 30 Lieferländern ist Brasilien mit Abstand unser bedeutendster Lieferant vor Peru, Israel, Spanien, der Elfenbeinküste und Pakistan.

Mangos sind die an langen Stielen hängenden Steinfrüchte eines immergrünen, stattlichen Baumes, die hinsichtlich Größe, Form und Farbe eine große Variabilität aufweisen können. Es existieren Hunderte von Sorten, jedoch werden nur wenige, transportfeste Sorten international gehandelt. Die rundlichen, walzen- oder nierenförmigen Früchte wiegen durchschnittlich 300 g, manche können aber über 2 kg schwer werden. Die glatte, lederartige, ungenießbare Schale ist grün, gelb, orange oder rot gefärbt, teilweise auch zweifarbig. Darunter befindet sich mehr oder weniger faseriges, weiches, sehr saftiges, hellgelbes bis orangefarbenes Fruchtfleisch, das einen flachen, lang gestreckten Stein umschließt; von diesem ist es nur sehr schwer zu lösen und muss deshalb mit einem Messer heruntergeschnitten werden. Der Geschmack ist süß oder süßsäuerlich und herrlich aromatisch, bei einigen Sorten auch mit einer harzigen Note, die durch Terpene (gehören zu den sekundären Pflanzenstoffen) verursacht wird.

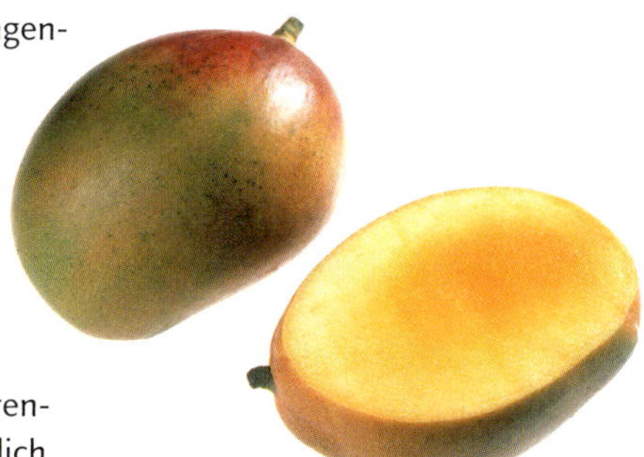

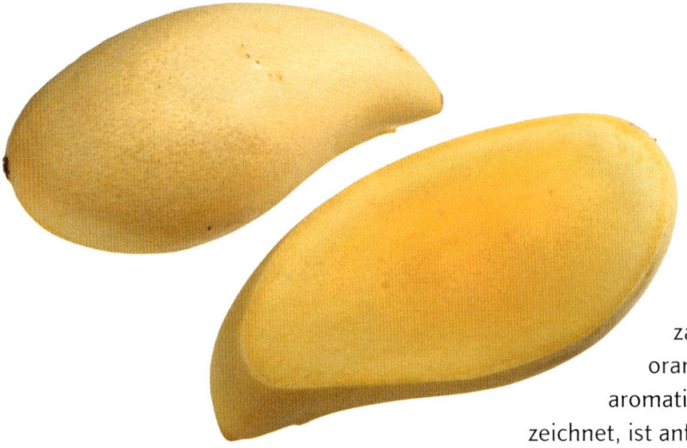

Form ist eiförmig, Schale ist dick, grünlich-gelb, rot oder karminrot überlaufen, Fruchtfleisch ist fest, zartschmelzend, tiefgelb bis orangegelb, kaum faserig, süß, aromatisch; die Essqualität ist ausgezeichnet, ist anfällig für Lagerkrankheiten.

Die im internationalen Handel bedeutendsten Sorten wurden in Florida gezüchtet:

'Tommy Atkins': Sämling von 'Haden', Reife früh bis mittel, Gewicht von 450 bis 700 g, Form ist oval bis länglich, Schale ist dick, orangegelb mit leuchtendroter Deckfarbe, Fruchtfleisch ist zitronen- bis orangegelb, etwas faserig, süß, mildaromatisch; die Essqualität ist mittel bis gut, hat gute Transport- und Lagerfähigkeit und hohe Toleranz gegenüber der wichtigsten Pilzkrankheit (Anthracnose).

'Keitt': Sämling von 'Brooks', Reife spät, Gewicht von 500 bis 2.000 g, Form ist oval, relativ flach, mit einseitig abfallender Schulter, Schale ist dick, grüngelb, rot oder pinkfarben überlaufen, Fruchtfleisch ist fest, zitronengelb, kaum faserig, süß, mildaromatisch; die Essqualität ist gut bis ausgezeichnet, hat gute Transport- und Lagerfähigkeit, ist tolerant gegenüber Anthracnose.

'Kent': Sämling aus 'Haden' x 'Brooks', Reife mittel bis spät, Gewicht von 600 bis 750 g,

'Haden': Sämling aus 'Mulgoba' x 'Turpentine', Reife früh bis mittelspät, Gewicht von 500 bis 680 g, Form ist oval, Schale ist dick, hellgelb, karminrot bis rot überlaufen mit zahlreichen weißen Lentizellen (Korkporen), Fruchtfleisch ist fest, saftig, tiefgelb, sehr faserig, süß, aromatisch; die Essqualität ist gut bis ausgezeichnet, ist anfällig für Anthracnose und „internal breakdown" (innerer Fruchtfleischabbau).

'Palmer': Sämling von 'Haden', Reife mittelspät, Gewicht von 500 bis 850 g, Form ist länglich, Schale ist mitteldick, gelborange, dunkel- bis karminrot überlaufen, Fruchtfleisch ist fest, schmelzend, orangegelb, faserarm, mildaromatisch; die Essqualität ist gut, wegen früher Ausfärbung oft zu früh geerntet.

Mangos zählen zu den nachreifenden Früchten, wegen der weiten Transportstrecken (überwiegend mit Seetransport) müssen sie noch fest und in halbreifem Zustand geerntet werden. Zu früh geerntete Früchte bleiben geschmacklich aber unbefriedigend, zum richtigen Zeitpunkt geerntete Früchte reifen bei 20 bis 25 Grad Celsius in wenigen

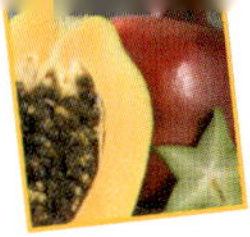

Tagen bis zur Genussreife nach. Die Schalenfarbe allein sagt nichts über die Reife aus, auch grüne Früchte können reif sein, je nach Sorte. Eine reife Frucht gibt auf leichten Fingerdruck nach und verströmt meist einen angenehmen Duft.

Zum Verzehr nutzt man häufig die Technik des sogenannten „Mango-Igels“: Dafür stellt man die Frucht am besten hochkant und schneidet mit einem großen Messer auf beiden Seiten dicht am Stein entlang. Nun ritzt man das Fleisch in den beiden Fruchthälften vorsichtig bis knapp vor der Schale gitterförmig ein und wölbt die Schale nach außen. Von diesem „Mango-Igel“ lassen sich die einzelnen Fruchtstücke leicht mit einer Gabel abheben oder mit dem Messer losschneiden. Alternativ die Mango schälen und das Fleisch vom Stein abschneiden. Vorsicht ist dabei immer geboten, denn Mangoflecken lassen sich nur schwer aus Kleidungsstücken entfernen.

Mangos sind anfällig für die Pilzkrankheit Anthracnose: Sie verursacht bei der reifenden Frucht schwarze Flecken auf der Schale, die später zum Verderb der ganzen Frucht führen. Ferner sind Mangos kälteempfindlich, je nach Reifezustand sollten sie nicht bei Temperaturen unter 10 bis 14 Grad Celsius aufbewahrt werden. Reife Mangos produzieren das pflanzliche Reifehormon Ethylen, weshalb sie nicht zusammen mit Gemüse und anderen Obstarten gelagert werden sollten. Erwähnenswerte Inhaltsstoffe sind neben rund 13 Prozent Zucker (vorwiegend Saccharose) und Fruchtsäuren (vorwiegend Zitronensäure) noch B-Vitamine, Vitamin E, ca. 37 mg Vitamin C pro 100 g und vor allem Provitamin A (Betacarotin).

Mangos sind recht universell verwendbar: als Frischfrucht, in Obstsalaten, als Tortenbelag, für Kompott, Konfitüre, Mus, Cremes, Sorbets, Speiseeis, Püree, Saft, Konserven und als Trockenfrucht, pur oder kandiert. Zusammen mit Essig, Zucker, Salz und Gewürzen wie Ingwer, Chili, Knoblauch und Zwiebeln kann man ein sehr schmackhaftes Chutney zubereiten. Unreife, grüne Mangos werden in den Erzeugerländern roh mit einer scharfen Würzsoße verzehrt, als Gemüse zubereitet und in Pickles (sauer eingelegtes Obst/Gemüse) verwendet oder getrocknet und zu einem scharfsäuerlichen Würzpulver vermahlen.

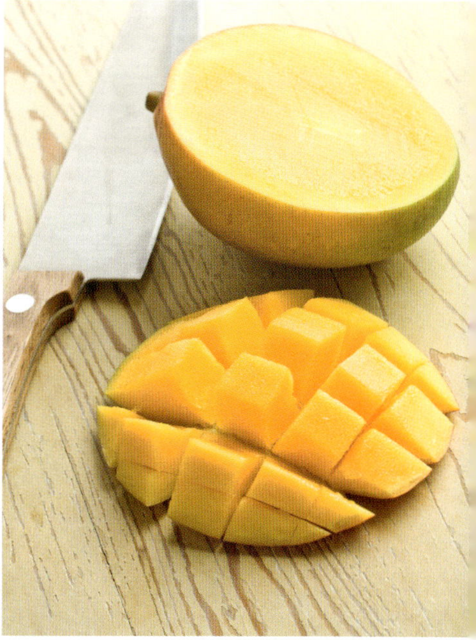

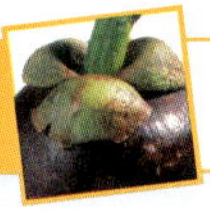

MANGOSTANE

Heimat der Mangostane ist die Inselwelt des Malaiischen Archipels, die auch heute noch den Anbauschwerpunkt bildet. In den letzten zwei Jahrhunderten erfolgte die Verbreitung im gesamten ostasiatischen Raum, einschließlich Südchina und Australien (Queensland), ferner in Südindien, Sri Lanka, Madagaskar, Elfenbeinküste, Brasilien, Mittelamerika, Westindische Inseln, Südflorida und Hawaii. Hauptproduzenten sind Thailand, Indonesien und Malaysia. Während Mittelamerika den amerikanischen Markt beliefert, wird Europa ganzjährig, aber nur sporadisch und in kleinen Mengen per Luftfracht vor allem aus Thailand, Indonesien und Malaysia versorgt.

Die Mangostane ist die Beerenfrucht eines immergrünen, bis 20 m hohen, extrem langsam wachsenden, meist zweimal im Jahr blühenden Baumes, der häufig erst nach 8 bis 10 Jahren fruchtet. Die kugelförmigen, oben und unten leicht abgeflachten Früchte haben einen Durchmesser von 4 bis 8 cm, ein Gewicht von 70 bis 150 g und besitzen eine bis 8 mm dicke, feste, lederartige, bei Vollreife rotbraune bis purpurviolette, oft fleckige Außenschale. Diese hat einen Kranz von 4 kräftigen Kelchblättern am Stielansatz und eine holzige, 4- bis 8-lappige Stempelnarbe am Fruchtende. Die noch weiche Schale der unreifen Frucht enthält einen gelben, harzigen, bitteren, gerbstoffhaltigen Saft (7 bis 13 Prozent Tanningehalt). Bei längerem Liegen trocknet sie holzighart aus und ist dann nur noch schwer zu öffnen. Das Fruchtinnere enthält – analog zur Anzahl der äußeren Stempelnarbenlappen – 4 bis 8 abgeteilte Fächer oder Segmente, in denen sich schneeweißes, weiches Fruchtfleisch befindet, das oft keine oder nur 1 bis 5 voll entwickelte, längliche, dunkelbraune Samen in den vergrößerten Segmenten enthält. Es hat einen erlesenen, milden, süßlich-zartsäuerlichen, aromatischen Geschmack, der in ihren Heimatländern hoch geschätzt wird. Zu erwähnende Inhaltsstoffe sind 16 Prozent Kohlenhydrate (Glukose, Fruktose, Saccharose, jeweils zu fast gleichen Teilen), Ballaststoffe und organische Säuren; die Mineralstoff- und Vitamingehalte sind eher gering. Die häufig herausgestellten antioxidativen Polyphenole (vor allem Xanthone) befinden sich zum weit überwiegenden Teil in der nicht essbaren, bitteren Schale.

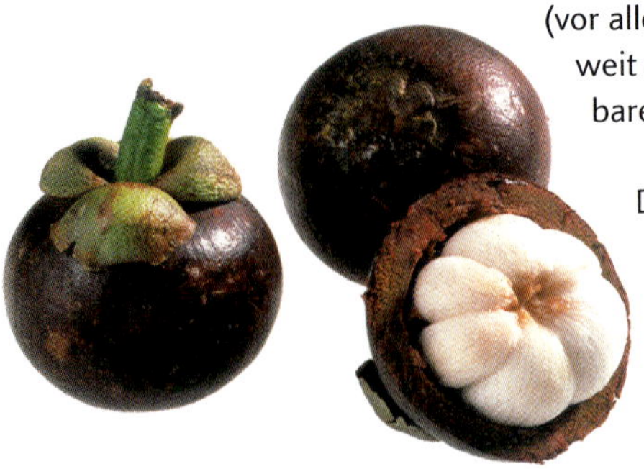

Die Mangostane ist 3,5 bis 6 Monate nach der Blüte erntereif, wobei die Früchte folgernd reifen, also nicht alle gleichzeitig. Sie müssen – da sie nachreifen – kurz vor der Vollreife (= rote Schale) gepflückt werden, um in qualitativ gutem Zustand unsere Märkte zu erreichen. Ohne sofortige Kühlung verderben sie schnell, das Fruchtfleisch wird braun, wässerig und ungenießbar. Diese Schwierigkeiten sind der Grund für die immer noch geringen Einfuhren dieser Frucht. Die Preise sind verhältnismäßig hoch, zumal der Fruchtfleischanteil nur etwa 30 Prozent der gesamten Frucht ausmacht. Bei Zimmertemperatur nur wenige Tage haltbar, kann die Frucht bei 10 bis 13 Grad Celsius und 85 bis 90 Prozent relativer Luftfeuchtigkeit etwa 3 Wochen ohne Kälteschäden gelagert werden.

Die Mangostane ist in erster Linie eine Frucht, die man am besten gekühlt und so frisch wie möglich verzehrt. Dazu schneidet man die Schale horizontal ringsherum mit einem Messer vorsichtig auf, ohne dabei das Fleisch zu verletzen und dreht dann die Fruchthälften gegeneinander. Der rote Schalensaft kann das Fruchtfleisch und damit den Geschmack beeinträchtigen und verursacht außerdem nur schwer entfernbare Flecken. Die Segmente lassen sich – wie bei Mandarinen – einzeln mit einer Gabel herausnehmen, kleine Samen kann man mitessen. Eine Aufbewahrung des Fleisches ist zwar möglich, doch verliert es rasch sein vorzügliches Aroma. Man kann die Mangostane auch zu Süßspeisen, Fleischgerichten, Gewürzsoßen oder – im Mixer zerkleinert – in Puddings, Cremes, Speiseeis, Sorbets, Cocktails, Gebäck usw. verwenden. Mangostane-Konserven – in Sirup eingelegte Fruchtsegmente – werden auch hergestellt, haben aber längst nicht mehr den Geschmack der Frischfrucht. Beim Erhitzen verliert die Frucht schnell ihr Aroma. Angeboten wird auch gefriergetrocknete Ware. Die zusammenziehend wirkende Schale wird in den Anbauländern als Heilmittel genutzt. Ihr hoher Gehalt an Polyphenolen (Xanthonen) verleiht ihr eine hohe antioxidative Wirkung, die sich die Saftindustrie zunutze macht, indem sie Säfte anbietet, die aus ganzen Früchten (einschließlich Schale) oder Fruchtsaft mit Schalenauszügen bestehen.

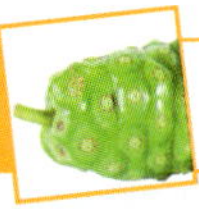

NONI

Das Heimatgebiet der Noni oder **Indischen Maulbeere** (ist botanisch nicht mit den Maulbeeren der Gattung Morus verwandt) erstreckt sich von Indien über Südostasien bis Australien, von wo aus sie im gesamten Pazifik verbreitet wurde. Heute ist sie weltweit bis etwa zum 19. Breitengrad beiderseits des Äquators anzutreffen und unter fast 100 verschiedenen Namen bekannt, von denen die hawaiianische Bezeichnung Noni die gebräuchlichste ist. Die Polynesier sollen die Frucht schon seit mehr als 2.000 Jahren in der Volksmedizin verwenden und sie auch in

Notzeiten verzehrt haben. Der Anbau erfolgt neben Indien, Südostasien, Indonesien und in der Karibik vor allem auf den Polynesischen Inseln (Tahiti u. a.) und hat seit Ende der 1990er Jahre aufgrund der internationalen Nachfrage nach Noni-Saft und anderen Noni-Produkten drastisch zugenommen.

Der Indische Maulbeerbaum (Übersetzung vom Englischen „Indian Mulberry") ist ein 3 bis 10 m hoher, immergrüner, oft strauchartig wachsender Baum mit bis zu 45 cm langen, elliptischen, welligen, glänzenden Blättern und deutlich hervortretenden Blattadern. Aus den in Gruppen zusammenstehenden weißen Blüten entwickelt sich eine zunächst dunkelgrüne, später gelblichweiße, bei Vollreife durchscheinend-gräuliche, fleischige Sammelsteinfrucht, die rein äußerlich eine Ähnlichkeit mit der nicht verwandten weißen Maulbeere hat. Sie ist 5 bis 14 cm lang, 3 bis 7 cm breit, in der Form elliptisch-eiförmig, etwas unregelmäßig mit beuliger, wachsiger Oberfläche, auf der sich die Einzelfrüchte durch eine vier- bis sechsseitige, schwache Umrandung und ein in der Mitte vorhandenes „Auge" abzeichnen. Im weißen, saftigen, bitteren Fruchtfleisch eingebettet befinden sich zahlreiche rotbraune, zweizellige, harte Steinkerne, die jeweils vier 3,5 mm große Samen enthalten. Diese besitzen eine Luftkammer und sind so auch nach monatelangem Schwimmen im Wasser noch lebensfähig. Die Pflanze blüht und fruchtet das ganze Jahr über. Die Ernte – ca. 80 t pro Hektar und Jahr – erfolgt zwei- bis dreimal im Monat von Hand in Körbe oder Kisten. Für die Saftgewinnung geschieht dies überwiegend im noch festen, gelblichweißen Reifestadium.

Die hartreifen Früchte werden gewaschen, luftgetrocknet und auf Stellagen zur Nachreife 1 bis 2 Tage ungekühlt aufbewahrt. Die reife Frucht ist weich und verströmt einen ranzigen Geruch nach Buttersäure, der ihr auch den Beinamen „Käsefrucht" eingebracht hat und ihr einen unangenehmen, seifigen Geschmack verleiht. Bei der traditionellen Saftgewinnung kommen die Früchte in Tanks, wo sie zwei Monate lang auf natürliche Art entsaften (40 bis 50 Prozent Ausbeute), der Saft fermentiert und ergibt als Endprodukt eine sojasoßenähnliche, dunkelbraune, bittersaure Flüssigkeit. Wird die Fermentierung verhindert, indem kontinuierlich Saft entnommen wird, ist der

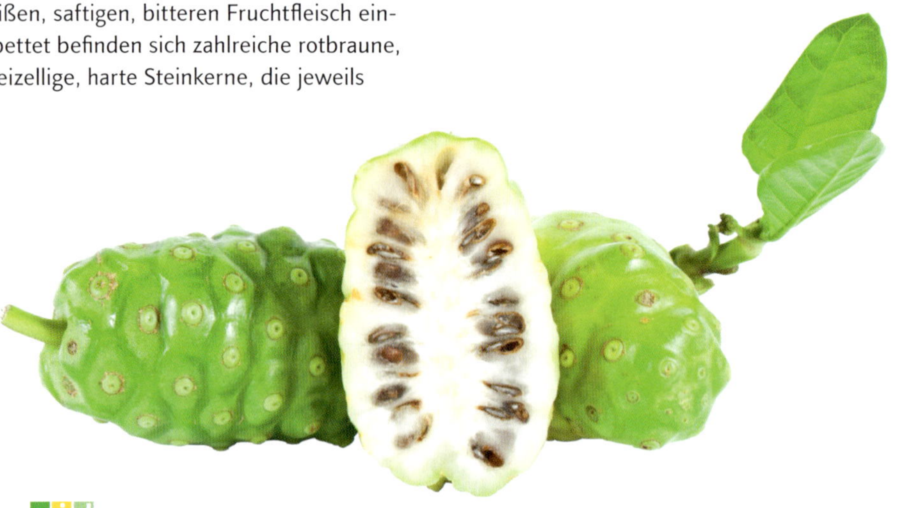

Saft heller in der Farbe und schmeckt süßer und fruchtiger. Bei der zweiten Art der Saftgewinnung werden reife Früchte maschinell ausgepresst (Ausbeute bis 65 Prozent) und der goldbraune, fruchtig-süße Saft sofort abgefüllt und gekühlt aufbewahrt oder vorher pasteurisiert. Zur Herstellung von Fruchtpulver werden hartreife, grüne Früchte einschließlich der Samen zerkleinert, getrocknet und pulverisiert.

Während die Fruchtpulpe und insbesondere daraus gewonnenes Fruchtpulver reich sind an Kohlenhydraten, Ballaststoffen, Eiweiß, Mineralstoffen und Vitamin C, enthält der pure Saft der Frucht nur 3,4 g Kohlenhydrate, davon 1,5 g Zucker (Glukose und Fruktose), etwa 34 mg Vitamin C pro 100 g, organische Säuren (vor allem Oktan-, Butter- und Capronsäure), verschiedene phenolische Verbindungen und eine Reihe weiterer flüchtiger Stoffe. Der Noni-Frucht und ihren Produkten werden die unterschiedlichsten medizinischen Wirkungen zugeschrieben, die beim Menschen nicht ausreichend durch wissenschaftliche Studien belegt sind.

In Südostasien werden unreife Früchte in Currys gekocht, reife Früchte roh mit Salz gegessen oder gekocht und mit Kokosnuss gemischt auf langen Seereisen verzehrt. Fisch wird in Noni-Blätter gewickelt, darin gegart und zusammen mit den Blättern verzehrt. Die leicht bitteren, sehr jungen, eiweißreichen Blätter und Triebe werden roh oder gekocht als Gemüse mit Reis gegessen und auch die Samen werden geröstet verzehrt. Weltweite Bedeutung hat die Noni-Frucht jedoch heute eher als Nahrungsergänzungsmittel in Form von Saft und Fruchtpüree bzw. -konzentraten. Das Samenöl wird für diverse Kosmetika verwendet und aus der Rinde und Wurzel werden traditionell Farben hergestellt.

!

NONI-SAFT

2003 wurde Noni-Saft von der Europäischen Kommission zur Verwendung in pasteurisierten Fruchtsaftgetränken als neuartige Lebensmittelzutat nach der Novel-Food-Verordnung zugelassen. Dabei wurde festgestellt, dass keinerlei Beweise für besondere gesundheitliche Wirkungen von Noni-Saft vorliegen, die über die von anderen Fruchtsäften hinausgehen[1]. Da Noni-Produkte weder eine Zulassung als Arzneimittel besitzen, noch nach der „Health Claims-Verordnung" anerkannt sind, dürfen diese auch nicht mit gesundheitsbezogenen Angaben beworben und gekennzeichnet werden. Seit 2008 sind auch getrocknete und geröstete Noni-Blätter zur Zubereitung von Aufgüssen zugelassen, wobei sie so anzubieten sind, dass für eine Tasse Aufguss nicht mehr als 1 g getrocknete und geröstete Blätter verwendet werden[2]. 2010 wurde Püree und Konzentrat aus Noni-Früchten zur Verwendung in bestimmten Lebensmitteln und mit festgelegten Höchstgehalten zugelassen[3].

Quellen:
(1) Amtsblatt der Europäischen Union Nr. L 144 vom 12.6.2003, S. 12;
(2) Amtsblatt der Europäischen Union Nr. L 352 vom 31.12.2008, S. 46;
(3) Amtsblatt der Europäischen Union Nr. L 102 vom 23.4.2010, S. 49.

Ursprünglich aus den Tropen zwischen Bolivien und Südmexiko stammend, wird die Papaya oder Baummelone heute weltweit in den feuchten Tropen und frostfreien Subtropen angebaut. Die größten Produktionsländer sind Indien und Brasilien, mit Abstand gefolgt von Nigeria, Indonesien und Mexiko. Größter Markt für Papayas sind die USA, Mexiko ist der größte Exporteur. Papayas werden ganzjährig angeboten und überwiegend als Seefracht geliefert. Unsere beiden Hauptlieferländer sind Brasilien und Ecuador, Nebenlieferanten die Elfenbeinküste, Ghana und Thailand.

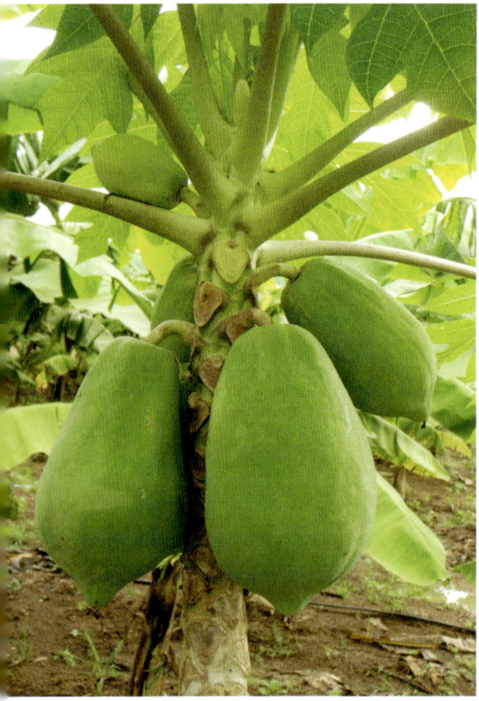

Die Papaya ist die Beerenfrucht eines schnellwüchsigen, kurzlebigen, baumförmigen Krautes, welches an der Spitze einen Blattschopf aus riesigen, tief eingeschnittenen, langgestielten Blättern bildet. Die direkt am Stamm sitzenden, runden bis birnenförmigen oder zylindrischen Früchte wiegen im Schnitt 500 g, können je nach Sorte aber auch einige Kilo schwer werden. Die ganz großen Früchte werden meist lokal vermarktet oder verarbeitet. Die bei der unreifen Frucht dunkelgrüne, später gelbgrüne bis gelborangefarbene Haut ist dünn, lederig und sehr empfindlich. Darunter befindet sich eine 2,5 bis 5 Zentimeter dicke Schicht mit blass- bis goldgelbem oder lachsrotem, sehr saftigem Fruchtfleisch von melonenartiger Konsistenz. Der Hohlraum in der Fruchtmitte ist mit bis zu 1.000, von einer schleimigen Hülle umgebenen, schwarzen Samen gefüllt. Diese werden bei der Zubereitung meist verworfen, sind aber essbar und schmecken aufgrund ihres Gehalts an Senfölglykosiden pfefferartig scharf. Sie werden auch getrocknet und gemahlen als Würzmittel verwendet.

Das Fruchtfleisch schmeckt süß, mangels Fruchtsäuren aber etwas fad. Papayas sind kalorienarm, der Zuckergehalt schwankt je nach Sorte zwischen 6 und 19 Prozent, mit Glukose, Fruktose und Saccharose in etwa gleichen Anteilen. Sie sind besonders reich an Carotinoiden (überwiegend ß-Cryptoxanthin), enthalten ferner Pektin, B-Vitamine und vor allem Vitamin C (50 bis 130 mg pro 100 g). Der ganze Baum und besonders die unreifen Früchte enthalten einen Milchsaft, aus dem zwei Eiweiß spaltende Enzyme, Papain und Chymopapain, sowie Kautschuk gewonnen werden. Papain hat eine verdauungsfördernde, leicht abführende Wirkung. Obwohl es zahlreiche Sorten gibt, spielt nur etwa eine Handvoll im internationalen Handel eine Rolle. Wichtige Importsorten sind 'Solo' und ihre Abkömmlinge wie z. B. 'Sunrise', 'Golden' (rotfleischig) und 'Kapoho' (gelbfleischig) sowie die großfrüchtige 'Formosa'(rotfleischig).

Die Früchte sind vollreif, wenn die Schale keine Grüntöne mehr aufweist. Sie sollten grüngelb, d. h. viertelreif bei Seefracht und mindestens halbreif bei Luftfracht, geerntet werden, damit sie vor Ort bei 20 bis 25 Grad Celsius befriedigend nachreifen können. Sie sind druck- und kälteempfindlich, unter 7 Grad Celsius können Kälteschäden auftreten. Grünreife Früchte können bei 8 bis 12 Grad Celsius und 90 bis 95 Prozent relativer Luftfeuchtigkeit 3 bis 4 Wochen, reife Früchte maximal 2 Wochen bei 8 Grad Celsius gelagert werden.

Während unreife Früchte als Salat oder als Gemüse gekocht und für Currys, Chutneys und Pickles verwendet werden, ist das Fleisch vollreifer, gekühlter Früchte, zur Geschmackshebung mit etwas Limetten- oder Zitronensaft beträufelt, ein delikater Fruchtgenuss. Zur Zubereitung halbiert man die Frucht, entfernt die Kerne und schält die Haut ab. Vorsicht, das Fleisch ist recht glitschig! Die Hälften lassen sich dann in Scheiben oder Stücke schneiden und als Frühstücksfrucht, für Obstsalate und Süßspeisen verwenden. Die Frucht eignet sich gut zur Kombination mit Herzhaftem wie rohem Schinken oder man füllt die Hälften mit Krabbensalat oder anderen fruchtig-pikanten Salaten.

Papayas werden industriell zu Saft, Konserven, Konfitüre, Gelee, Püree, Flocken und Eiscreme verarbeitet und sind Bestandteil von Multivitaminsäften und exotischen Trockenfruchtmischungen. Papain wird in Pulverform als Fleischzartmacher angeboten sowie zur Teigerweichung von Backwaren und teilweise zur Klärung von Bier verwendet. In der Textilindustrie wird es zur Behandlung von Leder (Gerben), Wolle und Seide (gegen Verfilzen und Schrumpfen) und medizinisch als Enzympräparat bei Verdauungsschwäche (Pepsinmangel), Verstopfung und Blähungen, zur Unterdrückung von Wundinfektionen und als Entwurmungsmittel eingesetzt. Chymopapain wird bei der Behandlung von Bandscheibenerkrankungen eingesetzt.

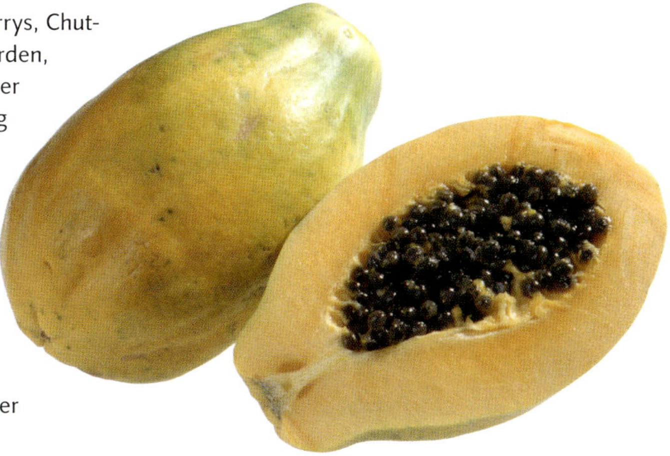

PASSIONSFRUCHT

Heimat fast aller Passionsfruchtarten sind die Tropen Mittel- und Südamerikas, einige stammen aus Asien und dem Südpazifik. Etwa 20 Arten haben essbare Früchte, davon werden vier Arten in größerem Umfang kultiviert, wobei nur die Purpurgranadilla für den Frischmarkt und die Gelbe Granadilla (Maracuja) für die Saftindustrie eine größere kommerzielle Bedeutung haben. Brasilien und Ecuador zusammen stehen für rund 87 Prozent der Weltproduktion, Ecuador ist der größte Exporteur für Saftkonzentrat. Nebenproduzenten sind weitere Länder Zentral- und Südamerikas, die USA, Südafrika, Kenia, Simbabwe, Australien und Neuseeland, Indien, Sri Lanka, Thailand, die Philippinen, Indonesien, Madagaskar u. a.

Die Pflanzen der Passionsfrüchte bringen zauberhaft schöne Blüten hervor und zählen mit ihren rankenden, mehrere Meter langen Trieben zu den Lianen. Sie werden an bis 3 m hohen Stützgerüsten in Heckenform gezogen. Die Früchte der verschiedenen Arten sind unterschiedlich groß, rund, oval, oder länglich und grünlich, gelblich, orange, weinrot, purpurviolett bis dunkelbraun gefärbt. Ihre Schale ist glatt, mit zunehmender Reife und Austrocknung mehr oder weniger schrumpelig. Die zunächst fleischige Fruchtwand wird mit beginnender Reife lederartig fest, sie birgt in ihrem Innern je nach Art bis zu 250, an der Fruchtwand haftende, schmale, schwärzliche Samenkerne, die von einem saftigen Samenmantel (botanisch: Arillus) umgeben sind, welcher

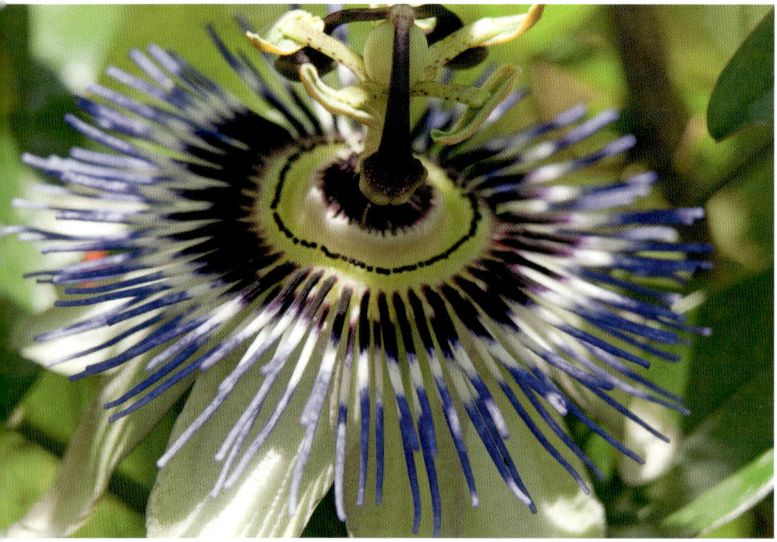

Blüte einer Passionsfrucht

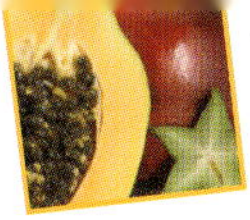

die Fruchtpulpe liefert. Dieser genießbare Teil hat einen durch den hohen Säuregehalt besonders erfrischenden, süßsäuerlichen Geschmack mit einem intensiven, ausgesprochen exotischen Aroma. Hervorzuhebende Inhaltsstoffe sind 9 bis 15 Prozent Zucker (Glukose, Saccharose, Fruktose), 3 bis 6 Prozent Säure (vorwiegend Zitronensäure), die Mineralstoffe Kalium, Phosphor und Eisen, die Vitamine B1, B2, Niacin, Provitamin A und 10 bis 30 mg Vitamin C pro 100 g.

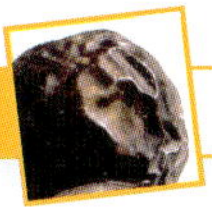

PURPURGRANADILLA

Die wichtigste Passionsfrucht auf unseren Märkten ist die Purpurgranadilla, die in tropischen Höhenlagen und in den Subtropen angebaut wird (z. B. in Australien, Kenia, Südafrika, Simbabwe). Die Frucht ist rund bis rundoval und misst etwa 3,5 bis 5 cm im Durchmesser. Die Fruchtfarbe verändert sich bei der Reife von Grünbraun nach Purpurviolett. Ihre orangegelbe Pulpe hat das feinste und ausgewogenste Aroma und wird deshalb für den Frischverzehr bevorzugt. Südafrika liefert auch eine Hybride aus Purpurgranadilla x Süße Granadilla, die der ersten Frucht ähnelt, aber größer ist und deren Haut langsamer schrumpft. Purpurgranadillas werden bei uns ganzjährig vor allem aus Südafrika, Kenia und Simbabwe per Luftfracht eingeführt.

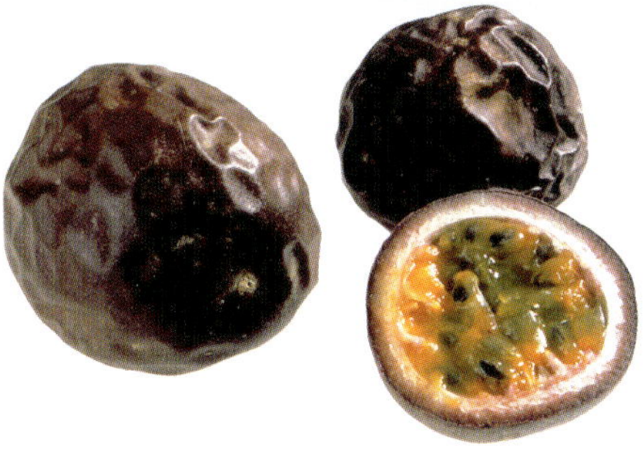

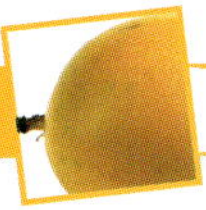

GELBE GRANADILLA

Die Gelbe Granadilla oder Gelbe **Maracuja** ist eine Pflanze der warm-tropischen Gebiete (z. B. Brasilien, Hawaii, Sri Lanka), die höhere Erträge bringt und vor allem für die industrielle Saftgewinnung genutzt wird. Die Frucht ist rund bis eiförmig, misst 6 bis 8 cm im Durchmesser und ist zunächst

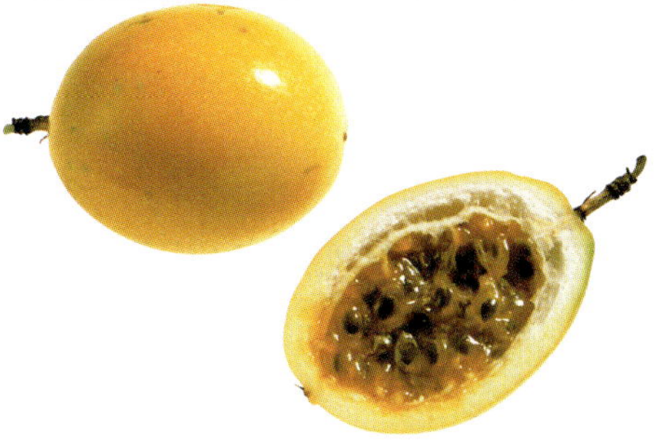

dunkelgrün gefärbt, dabei weiß gesprenkelt und verfärbt sich mit der Reife über Hellgrün nach Gelb. Sie weist gegenüber der Purpurgranadilla einen dreifach höheren Provitamin-A-Gehalt auf, ist aber aufgrund ihres noch höheren Säuregehaltes für den Frischverzehr weniger geeignet. Die Gelbe Granadilla wird von August bis Mai in deutlich geringeren Mengen aus Kolumbien und anderen tropischen Ländern geliefert.

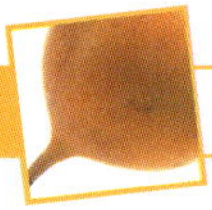

SÜSSE GRANADILLA

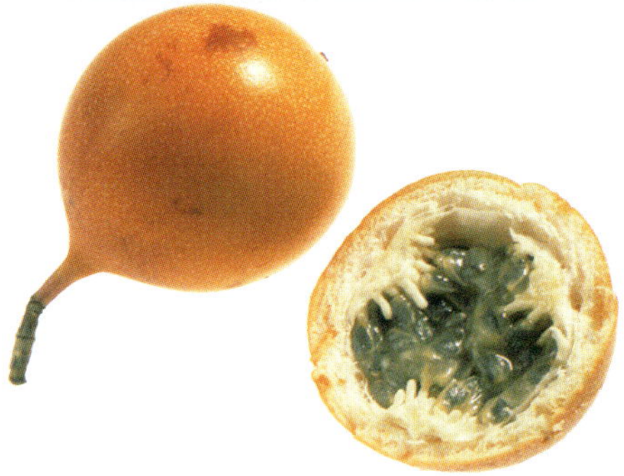

Die Süße Granadilla wird vorwiegend in Mexiko und anderen Ländern Mittel- und Südamerikas angebaut. Die Frucht ist kugelrund, zum Stiel hin schmal auslaufend, 7 bis 10 cm groß, dabei hellorange bis orangebraun gefärbt und ebenfalls fein weiß gesprenkelt. Die Pulpe ist grauweiß und schmeckt, da viel weniger Säure enthaltend, deutlich süßer als die der anderen Arten. Sorgfalt ist beim Hantieren geboten, da die dünne Schale zwar fest ist, aber sehr leicht Risse bekommt oder bricht. Hauptlieferant für die Süße Granadilla ist Kolumbien mit einer Angebotsspitze von Februar bis Juni und von September bis November, insgesamt sind die Einfuhren jedoch gering.

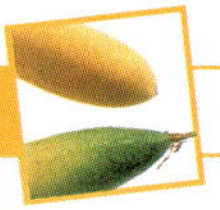

CURUBA

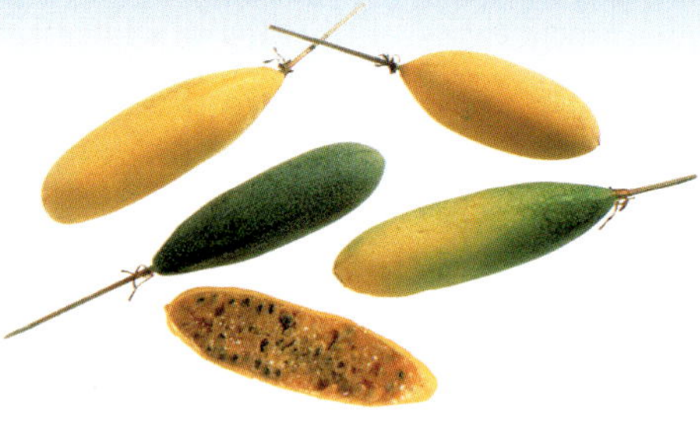

Beheimatet ist die Curuba – wegen ihrer Form auch **Bananen-Passionsfrucht** genannt – in den kühleren, aber frostfreien kolumbianischen Anden in Höhenlagen von 2.000 bis 3.000 m. Verbreitet ist sie auch in Gebieten mit kühlerem Höhenklima in Venezuela und Peru. Sie ist länglich-zylindrisch geformt, ca. 10 cm lang, 3 bis 4 cm dick und im Querschnitt rund. Ihre fein behaarte Schale verfärbt sich bei der Reife von Grün nach Hellgelb, es gibt allerdings auch eine rot ausfärbende Form. Die Curuba duftet angenehm, ihr Geschmack ist vollfruchtig, säuerlich-aromatisch. Sporadische Lieferungen in geringen Mengen erhalten wir aus Kolumbien von Januar bis April und von August bis November.

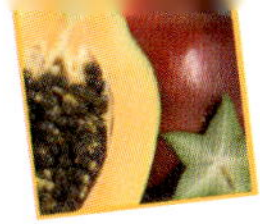

Passionsfrüchte sind 60 bis 90 Tage nach der Blüte erntereif, wobei der Farbumschlag schnell erfolgt und vollreife Früchte von der Pflanze abfallen. Exportware muss daher kurz vor der Vollreife geerntet werden, um Beschädigungen zu vermeiden, was manchmal zu Lasten des Geschmacks geht. Charakteristisch für die Purpur- und Gelbe Granadilla ist das Einschrumpfen der Haut während der ersten Woche nach der Ernte. Dies ist kein Zeichen von Verderb, sondern von Wasserverlust; solche Früchte sind gut nachgereift und weisen einen volleren, süßeren Geschmack auf. Bei 5 Grad Celsius und 85 bis 90 Prozent relativer Luftfeuchtigkeit können Purpurgranadillas 3 bis 5 Wochen gelagert werden, Gelbe Maracujas sind bei 7 bis 10 Grad Celsius nur 2 Wochen haltbar. Als klimakterische (= nachreifende) Früchte produzieren sie Ethylen.

Zum Rohverzehr halbiert man die Früchte und löffelt das Fruchtfleisch aus, eventuell unter Zugabe von etwas Zucker oder Sahne. Die vielen Kerne können mitgegessen werden, die Schale ist ungenießbar. Weitere Verwendung findet die Pulpe in Obstsalaten, Milchshakes, Joghurt, Speiseeis, Sorbets, Kaltschalen, Quarkspeisen, Pudding und anderen Süßspeisen. Bei der Verarbeitung in Getränken oder Fruchtsoßen wird wegen der Konsistenz empfohlen, die Samen in einem Mixgerät auf kleinster Stufe vom Fruchtfleisch zu lösen und dieses dann zu passieren. Eine mit Zucker aufgekochte, passierte Pulpe ergibt eine köstliche Fruchtsoße für jeden Obstsalat oder Eisbecher. Passionsfrüchte sind transportempfindlich und werden deshalb zu einem großen Teil schon in den Anbauländern industriell zu Konfitüre, Gelee, Likör, Sirup, vor allem aber zu Saft und Konzentrat verarbeitet. Letzteres ist in den Importländern – zusammen mit Bananen-Pulpe – Basis für die Herstellung von Multivitaminsäften.

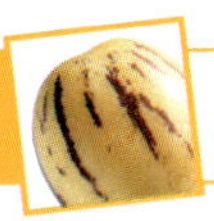

PEPINO

Beheimatet ist die Pepino, auch **Melonenbirne** genannt, in den warmen, 1.700 bis 2.500 m hoch gelegenen Gebirgstälern Perus und Kolumbiens. Angebaut wird sie auch in den anderen Ländern Südamerikas, in Ecuador, Bolivien, Chile, Venezuela, Brasilien und darüber hinaus in den USA (Kalifornien, Florida), Australien, Neuseeland, Äthiopien, Kenia, in Ländern der GUS und seit einigen Jahren in mehreren Mittelmeeranrainerstaaten. Die Importe sind bisher nur gering und erfolgen per Luftfracht. Hauptlieferländer sind Peru (August bis Januar) und Ecuador (nahezu ganzjährig), Chile (Februar bis August) und Neuseeland (Januar bis Juni), dazu kommen Spanien und Israel. Die Frucht kann auch bei uns erfolgreich unter Glas, als Sommerkultur im Freiland oder als Balkonpflanze gezogen werden.

Die Pflanze ist ein 0,6 bis 1 m hoher Halbstrauch mit holziger Stammbasis. Die

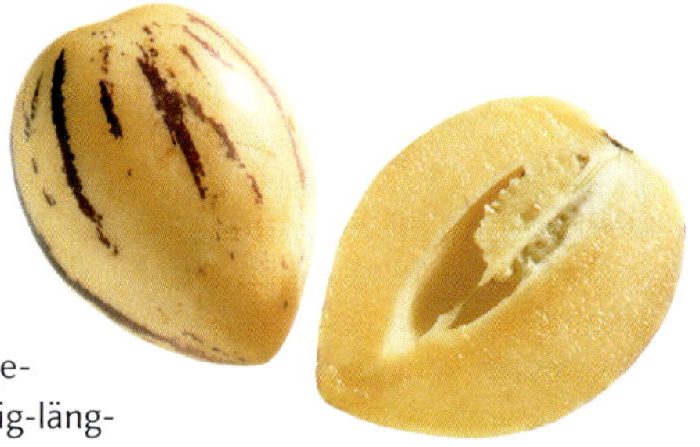

Frucht, eine zwei- oder mehrkämmerige Beere, wird bei Wildformen 6 bis 8 cm, bei Kulturformen 10 bis 20 cm lang; ihr Durchmesser beträgt 5 bis 10 cm, das Gewicht 70 bis 300 g. Die Fruchtform ist ausgesprochen variabel, von bananenförmig-länglich bis fleischtomatenförmig gerippt. Im Anbau überwiegen ei- oder eichelförmige Früchte mit mehr oder weniger ausgeprägter Spitze. Die Schale ist hellweiß-cremefarben bis zitronengelb, mehr oder weniger intensiv purpurrot bis violett gestreift oder auch komplett hellviolett gefärbt mit dunkelvioletten Streifen. Das Fruchtfleisch ist cremegelb bis lachsfarben, saftig, wohlriechend und enthält viele, an der Scheidewand der Fruchthöhlen sitzende, kleine Samen oder ist samenlos. Der Geschmack, an Birne und Melone erinnernd, ist süß, aber nur wenig ausgeprägt und etwas fade. Der Zuckergehalt liegt bei 4 bis 8 Prozent (10 bis 12 Prozent bei modernen Sorten), an weiteren Inhaltsstoffen sind Vitamin C (35 bis 70 mg pro 100 g) und etwas Provitamin A zu erwähnen. Diese uralte indianische Pflanze wird heute durch gezielte Kreuzung, auch mit verwandten Arten, zu verbessern versucht. Es gibt einige Sorten, die Frucht wird aber nicht nach Sorten gehandelt.

Geschmacklich am besten sind an der Pflanze ausgereifte Früchte, die – wegen der Gefahr von Druckstellen – sehr sorgfältig geerntet und schonend verpackt werden müssen. Die uns erreichende Importware aus Übersee wird oft grünreif geerntet und erreicht dann selbst bei entsprechender Nachreife kaum das gewünschte Aroma. Die Frucht ist gut lagerfähig; selbst bei Zimmertemperatur (20 Grad Celsius) halten sich reife Früchte 1 bis 2 Wochen ohne Qualitätseinbußen. Grünreife Ware kann bei 7,5 bis 10 Grad Celsius und ca. 90 Prozent relativer Luftfeuchtigkeit mindestens 4 Wochen aufbewahrt werden, bei tieferen Temperaturen muss mit Kälteschäden in Form von Verbräunungen der Schale und des Fleisches gerechnet werden.

Pepinos sollte man erst verzehren, wenn die Fruchtfarbe von grünlich auf cremefarben umgeschlagen ist und die Frucht auf sanften Druck leicht nachgibt. Man isst sie am besten roh und gekühlt wie einen Apfel, d. h. mit oder ohne Schale, die etwas bitter ist, und entfernt gegebenenfalls vorhandene Kerne. Fruchtstücke kann man auch mit etwas Zucker und Zitronensaft geschmacklich abrunden und als delikates Dessert servieren. Angeschnittene Früchte verfärben sich rasch, deshalb sollte man sie erst kurz vor dem Verzehr zerteilen. Pepinos eignen sich auch für Cocktails und Fruchtsalate sowie für Kompotte oder Konfitüren, doch geht beim Kochen viel Aroma verloren. Pepinospalten mit Parmaschinken oder halbierte und entkernte Früchte mit Herzhaftem wie Matjesfilets, Krabben oder Schinkenwürfeln gefüllt, ergeben eine leckere Vorspeise. Grünreife Früchte können als Gemüse in Suppen und Eintöpfen verzehrt werden.

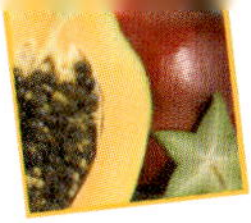

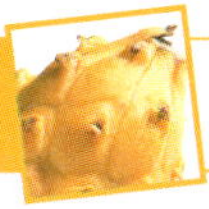

PITAYA

Pitayas oder **Pitahayas** werden die Früchte verschiedener Kakteen-Arten genannt, die noch bis vor wenigen Jahren nur in ihren Ursprungsländern angebaut und kaum exportiert wurden. Heimat dieser Kakteen sind die tropischen und subtropischen Regenwälder Mittel- und Südamerikas bis in 2.000 m Höhe; sie gedeihen aber auch im tropischen Flachland und in mediterranem Klima, wenn sie vor zu starker Sonneneinstrahlung und vor Frost geschützt werden. Neben dem Heimatgebiet ist heute Südostasien eine weitere wichtige Anbauregion mit Exporten auf die internationalen Märkte.

Bisher sind nur vier Arten im internationalen Fruchthandel von Bedeutung: die Gelbe Pitaya (Selenicereus megalanthus), die Roten Pitayas (Hylocereus costaricensis und H. polyrhizus) und vor allem die als „dragon fruit“ (= Drachenfrucht) vermarktete Rote Pitaya (Hylocereus undatus). Seit 2010 befinden sich aber auch Gattungs-Hybriden aus dieser Gruppe mit verbesserten Fruchteigenschaften im Anbau in Israel. Pitayas sind – mit regionalen Saisonzeiten – ganzjährig erhältlich, unsere Hauptlieferländer sind Kolumbien und Ecuador (Gelbe Pitaya), Vietnam, Thailand und Ecuador (Drachenfrucht) sowie Israel (Drachenfrucht und Desert King-Hybriden).

Pitayas gehören zu den „kletternden“ Kakteen, die sich in Wildbeständen mit ihren schlanken, meist dreikantigen, sukkulenten Trieben an Bäumen und Felsen abstützend emporranken. In Plantagen werden sie an verschiedenen Formen von Stützgerüsten gezogen. Aus den nachts (!) blühenden, nur wenige Stunden geöffneten, weißen, prachtvollen Blüten entwickeln sich nach 1 bis 3 (bis hin zu 6) Monaten, erntereife, vielsamige Beerenfrüchte mit unterschiedlicher Schalenbeschaffenheit und Färbung. Die Fruchtgröße nimmt mit der Anzahl der enthaltenen Samen (einige 100 bis weit über 1.000) zu.

Die **Gelbe Pitaya** ist heimisch in Kolumbien, Ecuador und Peru und wird dort in der sogenannten „Kaffeezone“ in Höhen von 800 bis 1.900 m sowie in Israel angebaut. Ihre Früchte sind oval bis eiförmig, 10 bis 15 cm lang, 5 bis 8 cm breit und wiegen 100 bis 350 g. Ihre zunächst grüne, bei der Reife hellgelbe, dünne Schale ist höckerig ausgebildet und trägt auf jeder Ausstülpung eine Areole (= gestauchter Achselspross bei Kakteen) mit einem Bündel von Dornen, die zur Ernte hin abfallen oder sorgfältig entfernt werden müssen. Das durchscheinende, grauweiße Fruchtfleisch enthält zahlreiche, kleine, weiche, schwarze Samen, die mitverzehrt werden können. Es ist sehr saftig, erfrischend und schmeckt mild-aromatisch süß.

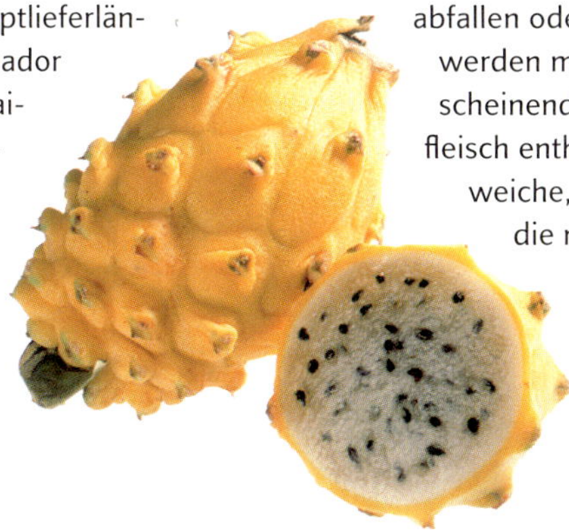

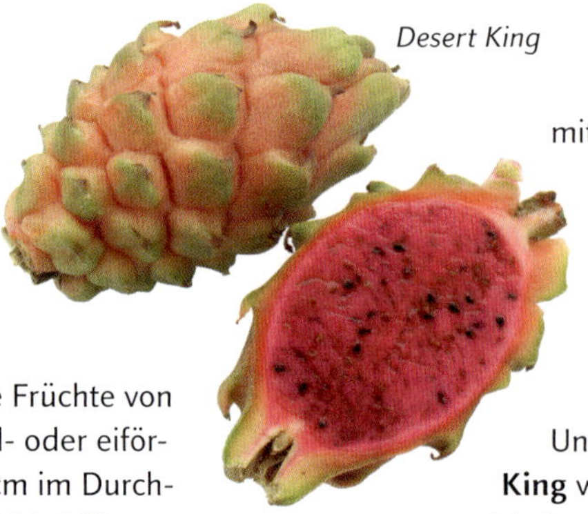

Desert King

Die **Rote Pitaya** ist verbreitet in den wärmeren Zonen des Tieflandes von Guatemala über Nicaragua und Costa Rica bis Kolumbien. Die Früchte von H. polyrhizus sind kugel- oder eiförmig, messen 10 bis 12 cm im Durchmesser und wiegen 130 bis 350 g. Ihre Schale ist bei Vollreife leuchtend scharlachrot gefärbt, beschuppt, aber unbedornt, das Fruchtfleisch leuchtet dunkelrot. Die Früchte von H. costaricensis sind ebenfalls scharlachrot, rundlich, 10 bis 15 cm groß bei einem Gewicht von 250 bis 600 g und haben ein violettrotes Fleisch. Beide Arten schmecken allerdings weniger aromatisch und süß als die Gelbe Pitaya.

Die **Drachenfrucht** stammt ebenfalls aus Mittelamerika und wird in Nicaragua und Mexiko, heute aber vor allem auch in Vietnam, Thailand, Malaysia, Taiwan und anderen asiatischen Ländern sowie in Australien und Israel kultiviert. Ihre Früchte haben eine überwiegend länglich-ovale Form, sind 15 bis 22 cm lang, wiegen 300 bis 800 g und haben eine purpur- bis pinkrote und mit langen, grünen Schuppen versehene, unbedornte Schale. Ihr grauweißes Fruchtfleisch ist weniger saftig und schmeckt eher fade mit nur leichter Süße. Es gibt auch Klone mit gelber Schale und weißem Fleisch („Golden Dragon" oder „Golden Pitaya") sowie rotschalige Klone mit pinkfarbenem Fleisch.

Unter dem Namen **Desert King** werden seit 2010 verschiedene Klone angeboten, die in Israel aus der Kreuzung von H. polyrhizus x S. megalanthus hervorgegangen sind. Die Früchte sind 13 bis 14 cm lang, 8 cm breit und wiegen rund 350 g. Ihr Äußeres kann je nach Klon entweder Schuppen oder Dornen aufweisen, wobei die Schale hellrot und das Fruchtfleisch attraktiv leuchtend pink-violett gefärbt ist. Der Geschmack ist süß-aromatisch mit angenehmer Säure und übertrifft alle anderen Pitayas. Israel liefert von Dezember bis März, in Australien ist Saison von Januar bis Mai.

Das Fruchtfleisch der Pitayas hat eine leicht abführende Wirkung, insbesondere, wenn man die Kerne zerkaut. Es enthält je nach Art 7 bis 21 Prozent Kohlenhydrate (an Zucker überwiegend Glukose, mit dem höchsten Wert in der Fruchtfleischmitte), Ballaststoffe, B-Vitamine, etwas Vitamin C, durchschnittliche Mineralstoffgehalte und wenig Fruchtsäuren (Zitronensäure). Die rot- bis violettfleischigen Arten enthalten darüber hinaus antioxidativ wirkende sekundäre Pflanzenstoffe wie Betanin, Phylocactin und Hylocerenin sowie die Aminosäure Taurin.

Die Früchte werden sorgfältig von Hand abgeschnitten, teilweise mit einem kleinen Stück Trieb zur besseren Haltbarkeit. Sie müssen vollreif geerntet werden, da

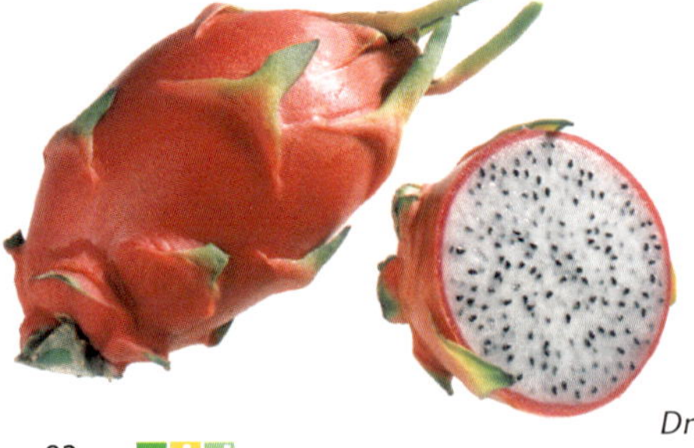

Drachenfrucht

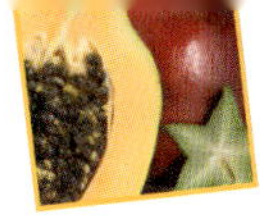

sie nicht nachreifen (= nichtklimakterisch) und können bei Zimmertemperatur 1 bis 2 Wochen aufbewahrt werden. Dabei schrumpft die Schale zwar ein, die Qualität des Fruchtfleisches wird aber kaum beeinträchtigt. Die Gelbe Pitaya und die Desert King-Hybriden können bei 10 Grad Celsius und 60 bis 70 Prozent relativer Luftfeuchtigkeit 3 bis 4 Wochen gelagert werden. Die rotschaligen Pitayas haben eine empfindlichere Schale, sie können bei 10 bis 12 Grad Celsius und 95 Prozent relativer Luftfeuchtigkeit bis zu 8 Wochen gelagert werden.

Die Pitaya ist eine Frucht für den Rohgenuss, am besten gekühlt. Man kann sie längs oder quer durchschneiden und auslöffeln oder beide Enden abschneiden, die Schale einritzen, abziehen und das Fleisch in Scheiben oder Stücke schneiden. Sie wird pur oder in Obstsalaten mit anderen exotischen Früchten oder zur Dekoration von Fruchtbuffets verwendet. Das Fleisch, insbesondere der rotfleischigen Pitayas, lässt sich auch pürieren und mit Wasser, Zitronensaft und Zucker zu einem köstlichen, attraktiven Erfrischungsgetränk verarbeiten. Weiter wird es verwendet in Eiscremes, Milchshakes, Smoothies, Cocktails, Desserts und als Tortenbelag oder in Soßen sowie verarbeitet zu Konfitüre, Wein, Püree und kandierten Früchten.

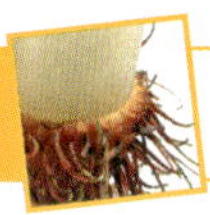

RAMBUTAN

Der Rambutanbaum ist in den feuchtwarmen Tropen des Malaiischen Archipels beheimatet, von wo er in ganz Südostasien verbreitet wurde. Angebaut wird er auch in Indien und auf Sri Lanka, im tropischen Afrika, auf Madagaskar und Mauritius, im nördlichen Südamerika und mehreren Ländern Mittelamerikas, in der Karibik, auf Hawaii sowie in Australien. Auf den weltgrößten Produzenten Thailand entfallen zusammen mit Indonesien und Malaysia rund 80 Prozent der Weltproduktion. Die Haupternte in Südostasien fällt in die Monate April bis Oktober, eine kleinere, zweite Ernte fällt von Dezember bis Februar an. Madagaskar und Mauritius liefern von März bis Mai, sodass eine nahezu ganzjährige Marktversorgung möglich ist. Frischfruchtimporte erreichen uns nur sporadisch und in kleinen Mengen auf dem Luftweg, vor allem aus Malaysia, Thailand, Vietnam und Indonesien, seltener aus Honduras, Guatemala oder Peru.

Die Rambutan gehört in dieselbe Pflanzenfamilie wie Litschi und Longan. Der immergrüne, buschige, 12 bis 20 m (in Kultur 3 bis 5 m) hohe Baum bringt 15 bis 18 Wochen nach der Blüte zahllose, in Büscheln zu 10 bis 20 Stück an langen Stielen hängende Früchte hervor. Diese sind rund oder oval, 3 bis 6 (maximal 8) cm lang und 2,5 bis zu 5 cm dick, besitzen eine 2 bis 4 mm dicke, an der Oberfläche gefelderte (in Segmente

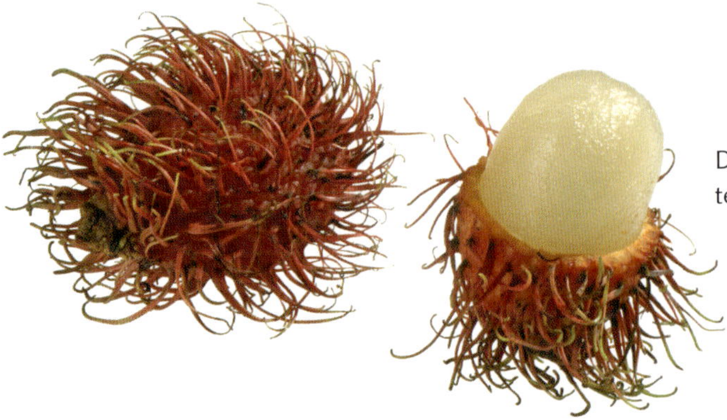

Die Früchte sind nichtklimakterisch, reifen also nach der Ernte nicht nach und müssen daher im Reifeoptimum, d. h. bei voller Farbausprägung, geerntet werden. Die Früchte eines Baumes und selbst innerhalb eines Büschels reifen ungleichmäßig. Geerntet werden die Büschel, wenn 80 bis 90 Prozent der Früchte ausgefärbt sind. Leider sind sie im Vergleich zur Litschi weniger gut lagerfähig, weshalb sie weniger verbreitet und bekannt sein dürften. Stacheln und Fruchtschale trocknen sehr schnell aus, werden erst braun, dann schwarz und machen die Frucht unansehnlich und unverkäuflich, obwohl die Essqualität noch gut sein kann. Bei Raumtemperatur sind die Früchte nur 3 bis 4 Tage haltbar, bei 10 bis 12 Grad Celsius und 90 bis 95 Prozent relativer Luftfeuchtigkeit maximal 1 bis 2 Wochen. Die Luftbewegung währenddessen sollte hoch sein, da die Früchte leicht schimmeln, Folienabdeckungen oder Plastikbeutel zur Frischerhaltung haben sich bewährt.

aufgeteilt), rote, orangerote oder gelbe Schale. Auf jedem Feld sitzt eine warzige Erhebung, die in einen biegsamen, weichen, am Ende gekrümmten, roten, gelben oder hellgrünen weichen Stachel auswächst und die Frucht lang behaart (malaiisch: rambut = Haar) aussehen lässt. In ihrem Inneren ähnelt die Frucht der Litschi. Das exotisch duftende Fruchtfleisch ist milchig-weiß oder hellrosa, durchscheinend, saftig und schmeckt – je nach Sorte und Reifezustand – sauer, süß-säuerlich oder süß und erfrischend. Im Innern befindet sich ein länglicher, schmaler Samen, dessen Samenhaut je nach Sorte oft fest am Fruchtfleisch haftet und sich leicht oder auch schwer vom Samen löst, wodurch die industrielle Verarbeitung der Frucht beeinträchtigt werden kann.

Das Fruchtfleisch enthält bis zu 21 Prozent Kohlenhydrate (Saccharose, Glukose, Fruktose), Ballaststoffe, an Mineralstoffen vor allem Calcium und Eisen sowie 50 bis 70 mg Vitamin C pro 100 g.

In den Anbauländern existieren zahlreiche Sorten, die sich vor allem hinsichtlich der Schalenfarbe und -dicke, der Fruchtfleischdicke und -qualität sowie ihrer Löslichkeit vom Stein unterscheiden. Am Frischmarkt sind nur leicht von der Samenhaut zu lösende Sorten erwünscht.

Zum Frischverzehr schneidet man nur die Schale mit einem Messer seitlich leicht ein oder reißt die Schale mit den Fingern auf und nimmt das Fruchtfleisch aus der Schale. Leichter geht es, wenn man die Frucht mit einem Messer längs halbiert, mit einem Teelöffel zuerst die beiden Kernhälften herausnimmt und dann das Fruchtfleisch mit einem Löffel aus der Schale hebt. Gute Sorten schmecken pur und gut gekühlt am besten. Weitere Zubereitungs- und Verarbeitungsmöglichkeiten: Kompott, Konfitüre,

Gelee, Obstsalate, Desserts oder in Cocktails. Rambutan werden auch als Konserve in Dosen mit geschälten und entsteinten Früchten, teilweise mit Ananasstücken gefüllt, importiert. Die Samen schmecken bitter und sind leicht giftig, gekocht aber essbar. Sie enthalten immerhin 37 Prozent Fett (überwiegend Öl- und Arachinsäure), welches als Kochöl und für die Kerzen- und Seifenherstellung verwendet wird.

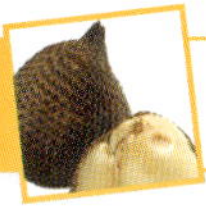

SALAK

Die Salakpalme ist in Indonesien, auf Java und Sumatra, beheimatet. Angebaut wird sie im tropisch-feuchten Tiefland Südostasiens, vor allem in Indonesien, Malaysia und Thailand. Die Salak, wegen ihrer optisch vergleichbaren Schale auch Schlangenhautfrucht genannt, wird ganzjährig angeboten, aber nur sporadisch in geringen Mengen. Diese werden meist aus Thailand oder Indonesien (soll die besten Früchte liefern) importiert.

Die Palme bildet einen unterirdischen oder bis 1,5 m hohen Scheinstamm, aus dessen alten Blattscheiden sich 4 bis 7 m lange Palmwedel entwickeln. Die Blätter sind mit großen, scharfen Stacheln besetzt, die das Ernten der Früchte erschweren. Die in Bodennähe in kugelförmigen Büscheln zu 15 bis 40 Stück wachsenden Früchte sind rund, mehr oder weniger birnenförmig oder spitz-oval geformt, etwa 2,5 bis 10 cm lang, 5 bis 8 cm breit und laufen am Ende in einen kurzen, geraden Dorn aus. Die Schale ist glänzend, rotbraun und schlangenhautähnlich mit dachziegelartig übereinanderliegenden Schuppen bedeckt. Das feste, gelbliche oder rötliche, je nach Sorte krümelig-trockene oder knackig-saftige Fruchtfleisch besteht aus drei Teilen, die von einem durchsichtigen Häutchen umhüllt werden. In jedem Teil befindet sich ein 2 bis 3 cm langer, runder bis ovaler, brauner, nicht essbarer Kern. Erwähnenswerte Inhaltsstoffe sind Kohlenhydrate (18 Prozent), Eiweiß, Kalium, B-Vitamine, vor allem Niacin, sowie Carotinoide und Polyphenole als Antioxidantien.

Die Fruchtentwicklung dauert 5 bis 7 Monate, geerntet wird das ganze Büschel. Die reife Frucht hat einen süß-sauren Geschmack, unreife Früchte schmecken dagegen sehr sauer, sind adstringierend (ziehen die Mundschleimhaut zusammen) und verbreiten einen unangenehmen Geruch. Die Haltbarkeit reifer Früchte ist gering, sie gären schnell und platzen auf. Bei 13 Grad Celsius und 85 bis 90 Prozent

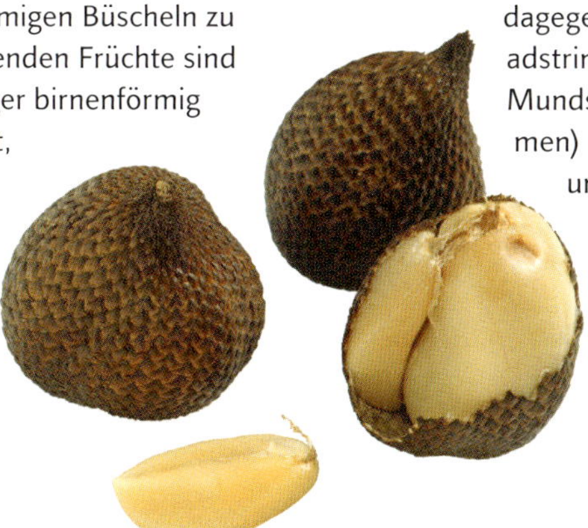

relativer Luftfeuchtigkeit können sie 2 bis 3 Wochen gelagert werden.

Reife Früchte werden roh verzehrt – am besten schmecken sie erntefrisch – oder zu Obstsalaten und Desserts verwendet. Dazu schneidet oder reißt man die Schale von der Spitze her ein und entfernt sie, entnimmt das Fruchtfleisch und befreit es von den Häutchen und Samen. Reife Früchte werden auch kandiert oder zu Saft, Konfitüre, Konserven und Chips verarbeitet. Unreife Früchte legt man sauer in Essig ein (= Pickles) oder verarbeitet sie zu einem herzhaften Salat.

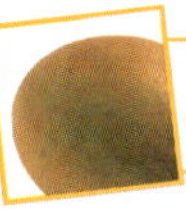

SAPODILLA

Die Sapodilla stammt ursprünglich aus dem tropischen Zentralamerika, von Südmexiko bis Venezuela, ist heute überall in den Tropen verbreitet und neben dem Heimatgebiet vor allem in Südostasien beliebt. Hauptanbauländer sind Indien und Mexiko. Obwohl ganzjährig verfügbar, wird die Sapodilla nur selten und in geringen Mengen auf unseren Märkten angeboten. Lieferländer sind Thailand, Malaysia, Indien, Sri Lanka, Bangladesch, Vietnam und einige Karibikstaaten.

Die Sapodilla ist die Beerenfrucht des immergrünen, bis zu 20 m hohen Breiapfelbaumes. Die einzeln oder in Büscheln hängende Frucht ist hühnerei- bis apfelgroß, 3 bis 10 cm im Durchmesser, sehr variabel in der Form, kugelrund, ei- oder spindelförmig, und am Grunde mit einem bleibenden Kelch versehen. Unter einer dünnen, aber festen, rauen, anfangs grünen, bei reifen Früchten hellbraunen bis zimtfarbenen

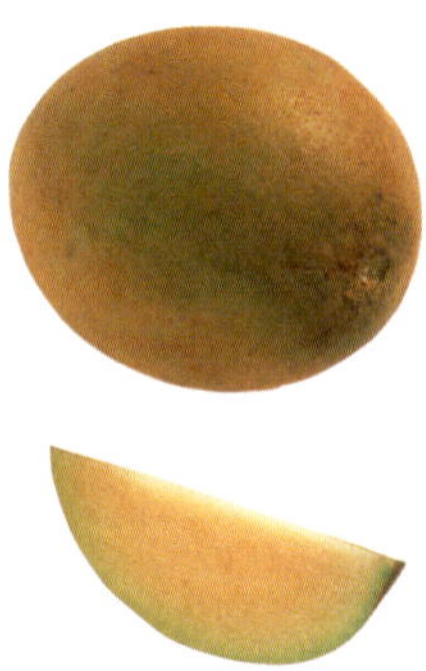

Schale befindet sich das weiche, schmelzende, manchmal körnige, gelbbraune bis orangefarbene Fruchtfleisch. Es ist – wie alle Teile des Baumes – von Milchsaftkanälen durchzogen und enthält in Fächern meist 1 bis 3 harte, 2 cm lange, dunkel glänzende, ungenießbare Kerne. Unreif schmeckt es stark adstringierend durch die Bitterstoffe Tannine; reif schmeckt es mangels Säure für unsere deutschen Begriffe allerdings sehr süß, etwa an Birnen und Aprikosen erinnernd. Die Frucht ist reich an Kohlenhydraten (bis 23 Prozent) und Ballaststoffen, enthält etwas B-Vitamine und 12 bis 15 mg Vitamin C pro 100 g.

Die Frucht wird kurz vor der Vollreife geerntet, reift bei 25 Grad Celsius in 3 bis 7 Tagen nach und kann einige Tage im Kühlschrank aufbewahrt werden. Bei 15 Grad Celsius und 85 bis 90 Prozent relativer Luftfeuchtigkeit ist sie 2 Wochen lagerfähig.

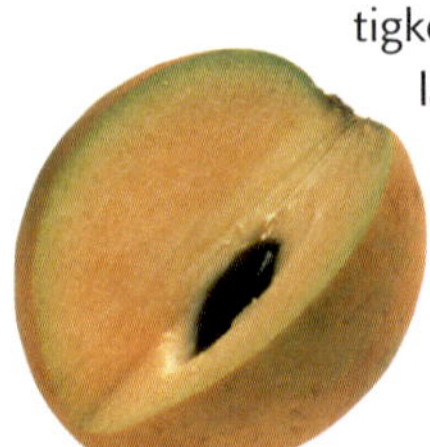

In ihrer Heimat ist die Sapodilla ein beliebtes

Speiseobst. Sie ist eine klimakterische (nachreifende) Frucht, die erst nach der Ernte die Genussreife erreicht. Sie kann nur vollreif gegessen werden, da sie vorher noch sehr viel Gerbsäure und Milchsaft enthält. Letzterer – „Chicle" genannt – wird in Zentralamerika durch Anzapfen des Baumes gewonnen und bildete früher einen Grundstoff für die Herstellung von Kaugummi. Zum Rohgenuss wird die gewaschene Frucht längs oder quer halbiert, die Kerne werden herausgenommen und das Fruchtfleisch wird pur oder mit Zitronensaft beträufelt ausgelöffelt. Geschält und in Stücke geschnitten eignet sie sich auch für Obstsalate und Kompotte, püriert zur Bereitung von Konfitüre, Cremes, Speiseeis und Getränken.

TAMARILLO

Heimat der Tamarillo oder auch **Baumtomate** ist die Andenregion Südamerikas; Wildformen soll es im Gebiet zwischen Nordwestargentinien und Südbolivien geben. Das Hauptverbreitungsgebiet liegt zwischen Chile und Venezuela, wo die Frucht in tropischen Höhenlagen zwischen 1.000 und 2.500 m gedeiht. Sie kann aber auch in gemäßigten frostfreien Tieflagen kultiviert werden. Angebaut wird sie u. a. in Kolumbien, Ecuador, Brasilien, Neuseeland, Kalifornien, Haiti, Kenia, Sri Lanka, Indien, mehreren Ländern Südostasiens, auf Madeira und zum Teil auch im Mittelmeergebiet. Die Neuseeländer gaben ihr 1967 den Namen „Tamarillo", der sich international am Markt durchgesetzt hat. Tamarillos kommen in kleinen Mengen während des ganzen Jahres per Luftfracht auf unsere Märkte. Kolumbien ist heute praktisch der einzige nennenswerte Lieferant. Nur sporadisch sind Früchte aus Neuseeland (Mai bis September), Kenia oder Ecuador im Angebot.

Als Nachtschattengewächs ist die Tamarillo mit unserer Tomate verwandt, der sie auch optisch etwas ähnelt. Sie ist die Beerenfrucht eines immergrünen, schnellwüchsigen, strauchartig wachsenden, 2 bis 5 m hohen Baumes, der schon nach 1 bis 2 Jahren Früchte trägt, und dies 5 bis 7 Jahre lang. Die Baumtomaten hängen an langen, dünnen Stielen in Trauben zu mehreren Früchten und sind daher bequem zu ernten. Sie sind 5 bis 10 cm lang, eiförmig, am Blütenende leicht zugespitzt und wiegen 60 bis 150 g. Die dünne, glatte, fest am Fleisch haftende Haut ist bei voller Reife dunkelrot, doch gibt es auch violette,

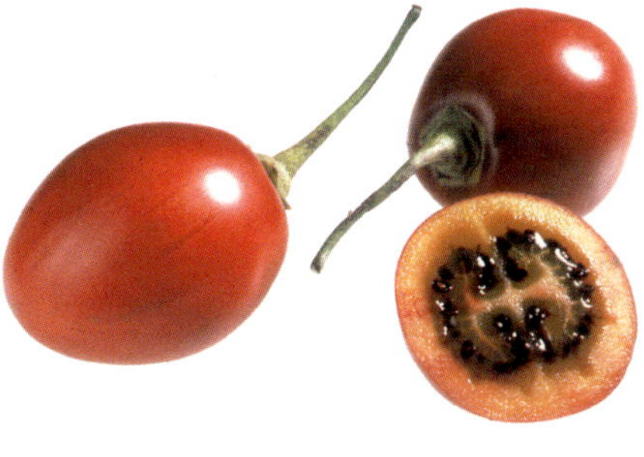

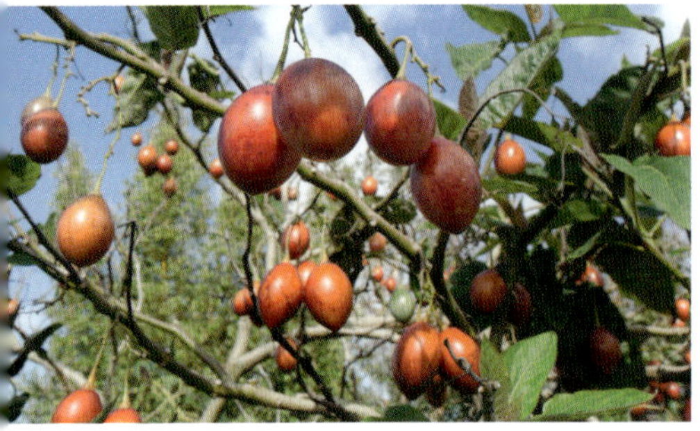

orangefarbene, gelbe und gelbrote sowie gestreifte Typen bzw. Sorten. Das Fruchtfleisch, ebenfalls rot oder gelb, ist am Rande fest und zur Mitte hin geleeartig; es enthält zahlreiche essbare, dunkle oder helle, weiche Samenkernchen sowie teilweise auch Steinzellen. Letztere sind Zellen mit einer stark verdickten Zellwand, die bei Pflanzenteilen eine Verstärkung und Festigung bewirken. Der Geschmack des Fleisches direkt unter der Haut ist leicht bitter, im übrigen Teil der Frucht angenehm herbsüß und aromatisch. Erwähnenswert sind die Gehalte an Vitamin C (15 bis 42 mg pro 100 g), Vitamin E, B6 und Niacin, Provitamin A (0,15 mg pro 100 g Retinoläquivalent), den Mineralstoffen Kalium, Calcium, Magnesium, Eisen und Phosphor sowie Ballaststoffen, Flavonoiden und Carotinoiden.

In Südamerika wird weniger nach Sorten, vielmehr nach den Farbtypen Rot (marktbedeutendster Typ), Gelb und Dunkelrotbrombeerfarben unterschieden. Hinzu kommt ein kleinfrüchtiger, orangeroter, samenloser Typ. Einige Sorten wurden in den USA und vor allem in Neuseeland gezüchtet. Die orangefarbenen Sorten sind generell milder im Geschmack und erscheinen dadurch süßer.

Die Früchte reifen folgernd (= nicht alle gleichzeitig), werden nahezu vollreif, aber noch fest und mit Stiel geerntet, schonend in gepolsterte oder unterteilte Kartonsteigen verpackt und sind dann gut transport- und lagerfähig. Sie können bei 3 bis 4 Grad Celsius und 90 bis 95 Prozent relativer Luftfeuchtigkeit 4 bis 8 Wochen aufbewahrt werden, im Plastikbeutel im Gemüsefach des Kühlschranks etwa 1 Woche. Unter 3 Grad Celsius ist mit Kälteschäden zu rechnen. Geschälte und gezuckerte Früchte lassen sich gut tiefgefrieren.

Nur vollreife, auf Druck leicht nachgebende Früchte weisen ihr volles Aroma auf, unreife Ware schmeckt sehr herb und ist durch die Bitterstoffe adstringierend (d. h. wirkt zusammenziehend auf die Mundschleimhaut). Die Früchte haben, besonders im Anschnitt, Ähnlichkeit mit Tomaten und werden auch ähnlich wie diese verwendet. Zum Rohgenuss werden sie gewaschen, längs oder quer durchgeschnitten und ausgelöffelt oder dünn geschält und in Scheiben geschnitten. Durch kurzes Blanchieren lässt sich die bittere Haut ebenfalls gut entfernen. Man gibt Tamarillos in Obst-, Fleisch-, Fisch- und Geflügelsalate und reicht sie gegrillt zu Fleischgerichten, roh als Beilage zu kalten Platten oder Käse. Die Zugabe von etwas Zucker mildert den Bittergeschmack und unterstreicht das Aroma. Man kann die Früchte zu Saft, Sirup, Püree, Sorbet, Eisparfait und in Torten verarbeiten oder auch kochen und daraus Suppen, Soßen, Kompotte, Chutneys, Konfitüren und Gelees herstellen oder sie sauer einlegen. Darüber hinaus sind ganze, geschälte und gezuckerte Früchte als Konserven erhältlich.

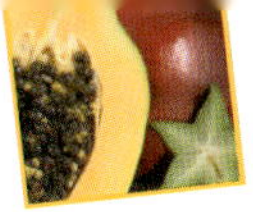

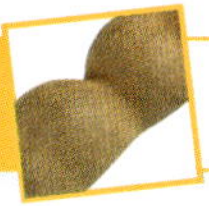

TAMARINDE

Heimat der Tamarinde ist Ostafrika, doch hat sie schon sehr früh den Weg nach Indien gefunden und wurde später in ganz Asien und Amerika verbreitet. Der botanische Name Tamarindus indica leitet sich aus dem arabischen „at-tamr al-hindi“ ab, was so viel wie „Dattel aus Indien“ bedeutet. Heute wird die Tamarinde in vielen tropischen und subtropischen Ländern kultiviert, die wichtigsten Länder mit kommerziellem Anbau sind Indien, Thailand, Mexiko und Brasilien. Frische, reife Tamarindenhülsen – die Importe kommen hauptsächlich aus Thailand und Brasilien – werden nur gelegentlich auf unseren Märkten angeboten.

Tamarinden sind die Früchte eines schönen, 20 bis 30 m hoch wachsenden Baumes mit gefiederten, zartgrünen Blättchen, der gern als Schattenbaum genutzt wird. Die Früchte, 5 bis 20 cm lange, 2 bis 3 cm breite, graubraune bis zimtfarbene Samenhülsen sind mehr oder weniger gekrümmt, abgeflacht, manchmal mit Einschnürungen versehen. Unter der matten, sehr spröden und brüchigen Schale befindet sich das mit Fasersträngen durchsetzte, bräunliche bis schwarzrötliche Fruchtmark, in das 1 bis 10 etwa 12 mm große, oval-eckige, dunkelbraun glänzende Samenkerne eingebettet sind. Das klebrige Mark macht ca. 30 Prozent des Fruchtanteils aus, hat je nach Sorte einen kräftig süßen, süßsäuerlichen oder sehr sauren Geschmack. Es enthält viel Pektin, reichlich Kalium, Calcium, Phosphor und Eisen, Vitamine der B-Gruppe, besonders Niacin, sowie etwas Provitamin A. Mit 30 bis 57 Prozent ist der Zuckergehalt außergewöhnlich hoch. Unter den über 20 Prozent organischen Fruchtsäuren dominiert mit ca. 97 Prozent die Weinsäure; nur in geringen Mengen sind Äpfel-, Bernstein-, Zitronen- und Oxalsäure vertreten. Dem Säuregehalt dürfte auch die verdauungsfördernde Wirkung der Tamarinde zuzuschreiben sein.

Tamarinden werden weltweit ganzjährig geerntet, rund 95 Prozent der Weltproduktion entfällt auf den sauren Tamarindentyp. Die Hülsen können voll am Baum ausreifen, sie bleiben noch monatelang an den Ästen hängen und müssen abgeschnitten oder

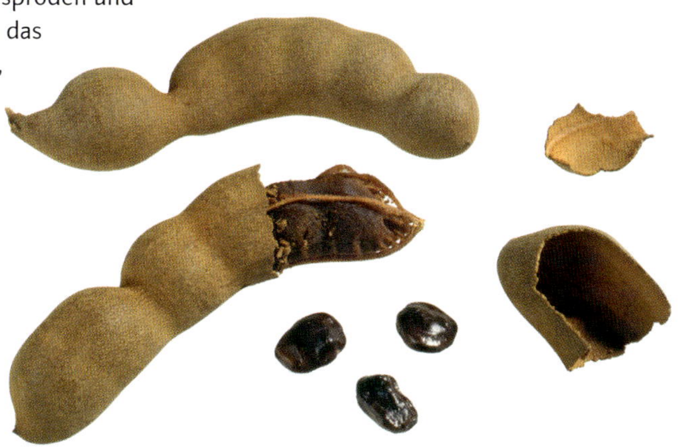

abgeschlagen werden. Sie können einige Tage bei Zimmertemperatur oder bei 7 bis 10 Grad Celsius in Polyethylenbeuteln bis zu 6 Monate gelagert werden. Mehr als die Frischfrucht werden international Tamarindenpaste oder -blöcke gehandelt, je nach Herkunft mit oder ohne Samenkerne.

In vielen Anbauländern ist die Tamarinde ein wichtiges Nahrungsmittel. Junge, unreife Hülsen, Blätter und Blüten werden als sauer schmeckendes Gemüse in Salaten und Chili-Dips verzehrt. Das Fruchtmark der süßen Sorten wird gerne frisch, direkt aus der Hülse, gegessen, während das Mark der süß-säuerlichen Sorten, gewälzt in einer Mischung aus Salz, Zucker und zerstoßenen Chilis, einen köstlichen Snack ergibt. Die sauren Sorten schließlich dienen – wie Zitronensaft – als beliebtes Säuerungsmittel für viele Gerichte.

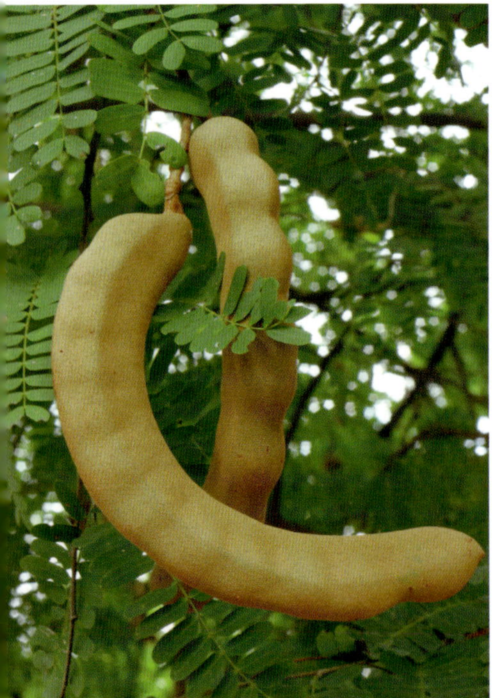

Besonders begehrt ist aus dem Fruchtmark hergestellter Tamarindensirup, der in Erfrischungsgetränken und zur Geschmacksabrundung vieler süßsaurer Soßen verwendet wird. So ist Tamarinden-Extrakt Bestandteil der berühmten Worcestershire-Soße. Tamarindensirup wird gern als fruchtig-würzige Zutat zusammen mit anderen Gewürzen in Reis-, Grieß-, Fleisch- und Fischgerichten verwendet.

Ferner werden aus Tamarinde Saft, Konfitüren, Fruchtkonserven, Sorbets, Eiscreme, Konfekt, Bonbons, Chutneys, Currys, Pickles, Suppen und Marinaden hergestellt. Sogar als Würze im Kautabak findet die Tamarinde Verwendung. Die in vielen asiatischen Küchen allgegenwärtige Tamarindenpaste ist bei uns in Dosen oder Gläsern erhältlich. Tamarindenmus hat eine mild abführende Wirkung und gilt in den Heimatländern als bewährtes Putzmittel für Silber, Kupfer und Bronze. Die Kerne dienen, gekocht oder geröstet, nicht nur als Nahrungsmittel, sondern liefern auch ein als „Tamarinden-Gummi" bezeichnetes Polysaccharid (Zuckerart), welches als Stabilisator und Verdickungsmittel in der Lebensmittelindustrie sowie für pharmazeutische und technische Zwecke verwendet wird.

7 WARENKUNDE ZITRUSFRÜCHTE

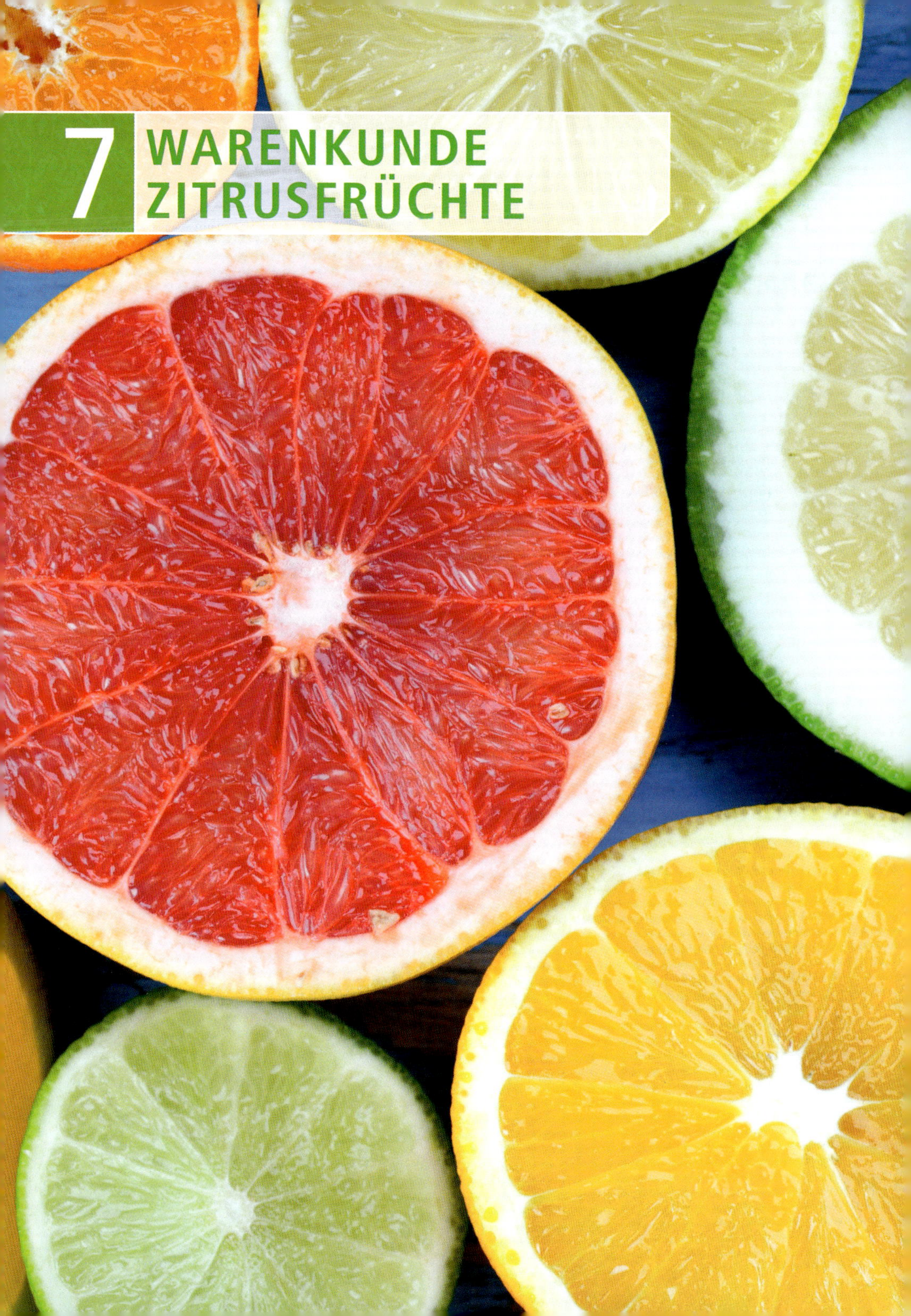

ALLGEMEINES ZUR WARENART ZITRUSFRÜCHTE

Innerhalb der Familie der **Rautengewächse** (Rutaceae) bilden mehrere Gattungen die Gruppe der echten Zitrusfrüchte, wobei nur die Gattungen Citrus und Fortunella Arten und Sorten von kommerzieller Bedeutung hervorgebracht haben. Bis auf die Grapefruit sind alle Citrus-Arten ursprünglich in Südostasien in einem Gebiet beheimatet, welches Nordindien, Südwest-, Süd- und Südostchina, Japan und den Malaiischen Archipel umfasst. Dort wurden die ersten Arten schon vor etwa 4.000 Jahren kultiviert.

Die Taxonomie (= systematische Einordnung) der gesamten Gattung Citrus ist überaus kompliziert, bisher haben die Botaniker sie in 16 bis hin zu 162 Arten unterteilt. Nach genetischen Studien sind zumindest alle kultivierten Citrus-Arten auf nur **drei Grundarten** zurückzuführen: die **Pampelmuse** (C. maxima), die **Zitronatzitrone** (C. medica) und die **Mandarine** (C. reticulata). Demnach sind alle anderen Arten Hybriden von zwei oder mehr dieser Grundarten, teilweise zusätzlich unter Beteiligung weniger anderer Arten der Gattung Citrus.

Zahlen zu Zitrusfrüchten

Zitrusfrüchte sind die bedeutendsten Baumfrüchte der Welt und werden in 140 Ländern auf allen sechs Kontinenten angebaut. Sie gedeihen vorwiegend in den Subtropen, z. T. auch in den Tropen, die meisten kommerziellen Plantagen liegen in einem Gürtel zwischen dem 20. und 40. Breitengrad nördlich und südlich des Äquators.

Die **Weltproduktion** aller Zitrusfrüchte liegt mit Abstand vor allen anderen Früchten und betrug 2011 nach FAO-Schätzungen 129 Mio. Tonnen. Davon entfielen ca. 54 Prozent auf Orangen, ca. 19 Prozent auf die Mandarinengruppe, ca. 11 Prozent auf Zitronen und Limetten, ca. 6 Prozent auf Grapefruits und Pampelmusen und ca. 10 Prozent auf andere Zitrusfrüchte.

China, Brasilien und die USA zusammen erzeugen rund 45 Prozent der Weltproduktion, es folgen Mexiko, Indien, Spanien, der Iran, Italien, Nigeria, Ägypten, die Türkei, Argentinien, Pakistan, Indonesien und viele weitere Länder. Etwa zwei Drittel der Welt-Zitrus-Ernte wird als Frischfrucht vermarktet, der Rest zu Säften, Konzentraten und Nebenprodukten verarbeitet.

Aufbau und Inhaltsstoffe

Die Zitrusfrucht ist eine besondere Art von Beere (Endokarpbeere), ein sogenanntes Hesperidium. Unter der wachsbedeckten **Kutikula** liegt eine zum **Exokarp** gehörige Gewebeschicht, die **Flavedo**, die sich bei der Reife durch Carotinoide gelb oder orange färbt und zahlreiche, mehr oder weniger vorstehende **Öldrüsen** mit den für jede Zitrusart charakteristischen ätherischen Ölen enthält. Darunter befindet sich das **Mesokarp**, die weiße **Albedo**, die bei der Fruchtreife entweder fest (Zitrone, Zitronatzitrone) oder schwammig (Orange, Grapefruit) ist bzw. sich mehr oder weniger auflöst (Mandarine). Sie enthält große Mengen an Pektin, welches industriell gewonnen wird. Das genießbare **Fruchtfleisch** entwickelt sich aus dem **Endokarp**. Dieses ist eine dünne Haut, die unzählige sogenannte

QUERSCHNITT EINER ZITRUSFRUCHT

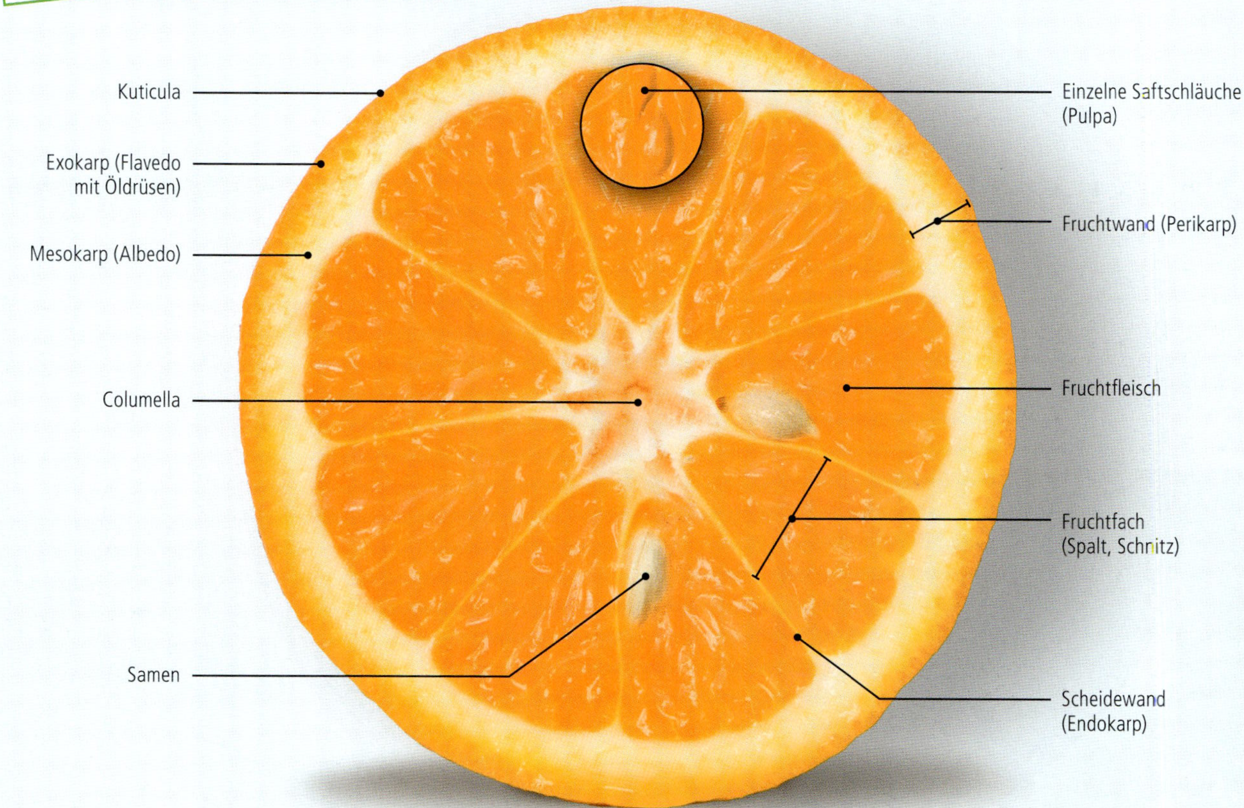

Arnout van Son

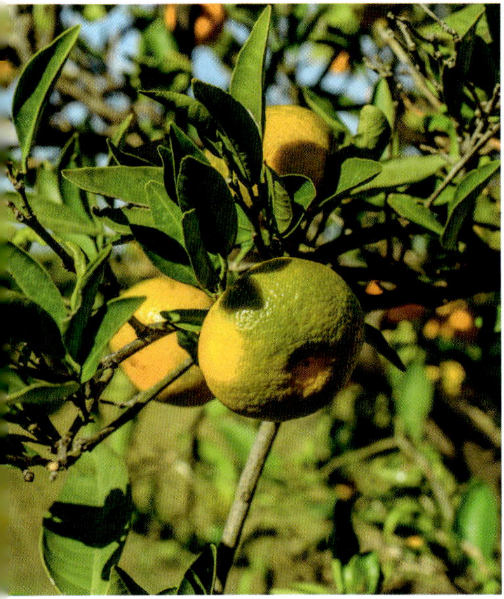

Saftschläuche in die 3 bis 18 Fruchtfächer einstülpt. Die Saftschläuche sind von einer sehr dünnen Haut umgeben und beinhalten die eigentliche **Pulpe**, die sehr leicht durch Auspressen gewonnen werden kann. Die um eine Zentralachse (Columella) angeordneten **Fruchtfächer** bergen ferner die **Samen** (Kerne) mit cremefarbenen oder blassgrünen Keimblättern, wobei die meisten Kultursorten heute kernlos sind.

Aus den verschiedenen Zitrusarten wurden **über 400 Inhaltsstoffe** isoliert. Die Hauptbestandteile süßer Früchte sind **Kohlenhydrate** (8 bis 14 Prozent, hauptsächlich Saccharose, Glukose und Fruktose) und **organische Säuren** (überwiegend Zitronensäure, daneben Äpfelsäure), in sauren Früchten überwiegen die organischen Säuren (bis 7 Prozent). Hinzu kommen freie **Aminosäuren** und flüchtige **Aromastoffe**.

Der Mineralstoffgehalt ist vergleichsweise niedrig, zu erwähnen sind **Kalium**, **Calcium** und **Phosphor**. Bei den Vitaminen ist neben den **B-Vitaminen** vor allem das **Vitamin C** (29 bis 65 mg pro 100 g) zu nennen. Der Vitamin-C-Gehalt ist in unreifen Früchten am höchsten, innerhalb der Frucht nimmt er von der Schale zur Fruchtmitte hin deutlich ab, wobei der Gehalt in der Schale bis zu siebenmal höher als im Fruchtfleisch sein kann. Die Schalen sind ferner reich an **Pektin** und **ätherischen Ölen**. Saft und Schalen enthalten gesundheitlich wertvolle **sekundäre Pflanzenstoffe** wie Flavonoide (hauptsächlich Flavanonglykoside), Blutorangen ferner Anthocyane, die für die dunkle Farbe sorgen. Das Hauptflavanonglykosid in Orangen, Mandarinen, Zitronen und Limetten ist das Hesperidin mit neutralem Geschmack; in Grapefruits, Pampelmusen und Bitterorangen ist es das bitter schmeckende Naringin. Diese Flavonoide haben eine erhebliche Vitamin-C-Schutzwirkung, d. h., sie schützen es vor Oxidation. Außerdem lassen sich mit ihrer Hilfe Authentizität bzw. Verfälschungen von Zitrussäften chemisch nachweisen.

Wachstum und Reife

Die Entwicklungszeit der Zitrusfrüchte von der Blüte bis zur Ernte dauert 6 bis 18 Monate. Alle Zitrusfrüchte zeigen ein nichtklimakterisches Reifeverhalten, d. h. einmal geerntet, behalten sie den bis dahin erreichten Reifegrad und können nicht nachgereift werden. Alle physiologischen und chemischen Prozesse am Baum bzw. nach der Ernte laufen langsam ab, d. h., der Nährwert und der Geschmack der Früchte bleiben bei den meisten Zitrusarten über lange

Zeit erhalten. Die Früchte können folglich ohne Qualitätsverlust auch am Baum sozusagen „gelagert" werden (Mandarinen 1 bis 2 Monate, Grapefruits 7 bis 8 Monate).

Für die Reifebestimmung werden der Gehalt an Zucker (gemessen als lösliche Trockensubstanz), der Gehalt an organischen Säuren (gemessen als titrierbare Säure), das Zucker-Säure-Verhältnis, der Saftgehalt und der Farbumschlag der Schale von Grün nach Gelb oder Orange herangezogen.

Da der Geschmack der Früchte im Wesentlichen vom Zucker-Säure-Verhältnis bestimmt wird, gelten in den meisten Anbauländern gesetzliche Reifestandards, d. h. festgesetzte Mindestwerte für das Zucker-Säure-Verhältnis für jede einzelne Zitrusart zum Zeitpunkt der Ernte. Durch den während der Fruchtreife ansteigenden Zuckergehalt und den gleichzeitig abnehmenden Säuregehalt nimmt die Qualität der Früchte am Baum bis zu einem Spitzenwert zu, um dann nach und nach abzubauen. Früchte, die zu lange am Baum verbleiben, schmecken unangenehm süß. Nach der Ernte steigt das Zucker-Säure-Verhältnis unter geeigneten Lagerbedingungen noch etwas an, da die Säuren schneller abgebaut werden als die Zucker, allerdings gehen die flüchtigen Aromastoffe bei langer Lagerdauer verloren. Überreife und überlagerte Früchte haben im Allgemeinen einen schalen, flachen, wenig aromatischen Geschmack.

Der **Saftgehalt** ist vor allem bei den zur Saftgewinnung genutzten Früchten ein wichtiges Qualitätsmerkmal. Zitronen weisen einen Saftgehalt von 20 bis 30 Prozent, Limetten von 40 bis 50 Prozent und einige Mandarinen sogar bis zu 60 Prozent auf. Während der Fruchtentwicklung steigt der Saftgehalt bis zu einem Maximum an und geht bei zu später Ernte wieder leicht zurück. Erhebliche Saftverluste können bei langer Trockenheit und bei Frost eintreten, wenn der Baum den Saft aus den Früchten zurückzieht. Es entstehen Hohlräume innerhalb der Segmente und die Segmente selbst trennen sich voneinander. Der Saftverlust bei Orangen und Pampelmusen ist zuerst unter dem Stielansatz festzustellen.

Die **Schalenfarbe** als äußeres Reifekriterium ist nicht aussagefähig bei Früchten aus den feuchtwarmen Tropen, da diese auch bei Vollreife noch grün sind bzw. grüngelb

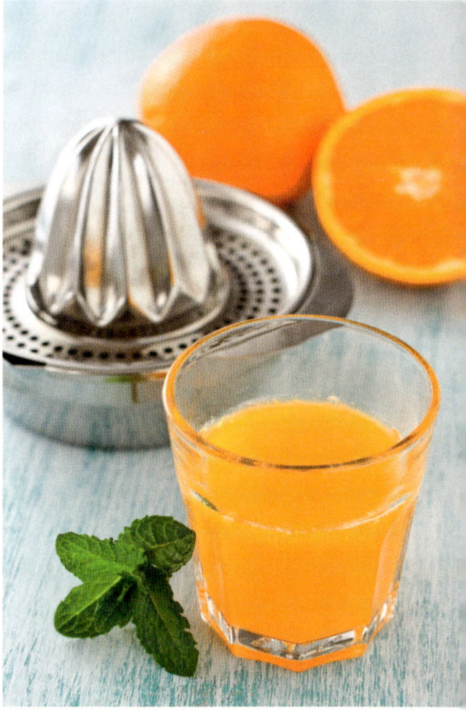

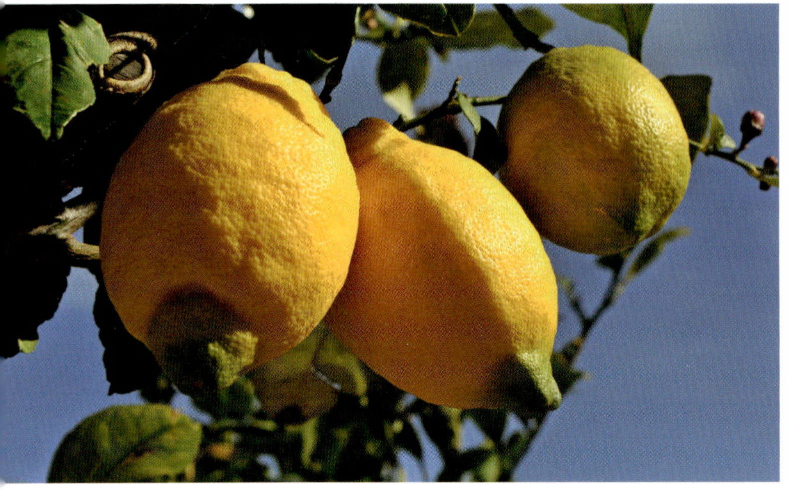

gefleckt bleiben. Dies ist auf die fehlende bzw. zu geringe Tag-Nacht-Temperaturdifferenz zurückzuführen: Niedrige Nachttemperaturen, wie sie in den mediterranen Klimaten zum Zeitpunkt der Fruchtreife vorherrschen, wirken als Stressfaktoren, die bei Zitrusfrüchten eine genügend große Produktion des Reifehormons Ethylen anstoßen, in deren Folge der grüne Farbstoff Chlorophyll in der Flavedo abgebaut und die gelben, orangefarbenen oder roten Carotinoide sichtbar bzw. weiter aufgebaut werden. Bei einigen Zitrusarten wie Limetten oder Limequats ist eine dunkelgrüne Schalenfarbe sogar ausdrücklich erwünscht, mit untypischer gelber Schale – obwohl innerlich einwandfrei – sind sie kaum verkäuflich.

Bei der Ernte werden die Früchte in Pflückbeutel oder Steigen gelegt, in Großkisten entleert und anschließend in die Packhäuser gebracht. Dort erfolgt die Aufbereitung für den Markt durch Entfernen von Fremdbestandteilen, Aussortieren nicht marktfähiger Früchte, Waschen (ggf. mit Zusatz von Laugen oder Detergenzien) und Bürsten, Trocknen, Sortieren nach Qualität, Aufbringen von Konservierungsmitteln und Wachsen, erneutes Trocknen, ggf. Anbringen von Aufklebern, Größensortierung und Verpackung.

Zu den wichtigsten Nacherntebehandlungen von Zitrusfrüchten gehören die Entgrünung sowie die Anwendung von Überzugmitteln und Konservierungsstoffen.

Entgrünung

Die Entgrünung ist eine in vielen Anbauländern zu Saisonbeginn durchgeführte Maßnahme, bei der äußerlich noch grün gefärbten, innerlich aber schon essreifen Früchten zu ihrer sogenannten sortentypischen Farbe (Gelb oder Orange) verholfen wird.

Während des natürlichen Reifeprozesses bilden die nichtklimakterischen Zitrusfrüchte bei Stress Ethylen. Ein Absinken der

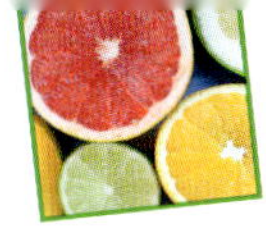

Nachttemperaturen unter 12,5 Grad Celsius ist für Zitrusfrüchte ein solcher Stressfaktor. Der Farbumschlag von Grün nach Gelb bzw. Orange setzt z. B. bei Orangen nach den ersten fünf Herbstnächten unter 12,5 Grad Celsius ein. Unter Ethyleneinfluss entgrünen die Zitrusfrüchte dabei auf natürliche Weise. Sind nun die Früchte innerlich bereits reif, zeigen aufgrund einer nicht genügend großen Tag-Nacht-Temperaturdifferenz aber noch eine grüne Schale bzw. erst einen beginnenden Farbumschlag, so werden sie geerntet und künstlich entgrünt. Dabei stellt man sie für maximal vier Tage in sogenannte Reifekammern, in denen bei 20 bis 24 Grad Celsius und einer relativen Luftfeuchtigkeit von über 90 Prozent der Umgebungsluft geringe Mengen Ethylen (1 bis 10 ppm) zugesetzt werden, da das pflanzeneigene Ethylen mangels Stress nicht gebildet wurde. Solange die Wirkung des Ethylens nur auf den Farbumschlag beschränkt bleibt, beeinträchtigt der Prozess die innere Qualität der Früchte nicht und erhöht – wegen der besseren Ausfärbung – ihren Marktwert. Da Ethylen jedoch alle metabolischen Prozesse fördert, werden bei einer Überdosierung – oft einhergehend mit einer zu hohen Temperatur und zu geringen Luftfeuchtigkeit in der Kammer – die Alterungsprozesse beschleunigt. Die Schale wird braun- oder schwarzfleckig, trocknet aus, wird weich und schrumpelig, die Kelche werden schwarz und fallen ab, die Haltbarkeit sinkt und die Anfälligkeit für Verderb steigt. Gleichzeitig wird der Geschmack oft flach und fade.

Besonders anfällig für Entgrünungsschäden, die oft erst im Handel zutage treten, sind die dünnschaligen Mandarinen. Dieses Problem tritt jedes Jahr in den Saisonzeiten wieder auf. Deshalb ist es wichtig zu wissen, dass eine nicht entgrünte, essreife Zitrusfrucht mit leichten Grüntönen in der Schale qualitativ völlig einwandfrei sein kann und das Grün in ihrer Schale eben **kein** Zeichen von Unreife ist. Eine solche Frucht ist in jedem Fall einer unsachgemäß entgrünten Frucht vorzuziehen.

Überzugmittel

Die Schale von Zitrusfrüchten ist von Natur aus durch eine Wachsschicht gegen Austrocknung und Schädlingsbefall geschützt. Da die aus der Plantage kommenden Früchte häufig durch Staub, Rußtau (Pilzkrankheit) und Rückstände von Pflanzenbehandlungsmitteln mehr oder weniger stark verschmutzt sind, müssen sie gewaschen werden, wobei ihre natürliche Wachsschicht entfernt wird. Um Austrocknen und vorzeitigen Verderb zu verhindern, werden die Früchte anschließend wieder mit einem Wachsüberzug versehen. Solche Früchte unterscheiden sich von unbehandelten durch einen weitaus stärkeren Glanz und somit eine leuchtendere Farbe.

Konservierungsstoffe

Zur Vermeidung von vorzeitigem Verderb, der durch Mikroorganismen hervorgerufen wird, darf die Schale von Zitrusfrüchten nach der Ernte mit bestimmten Konservierungsstoffen behandelt werden. Welche das sind und weitere Informationen zu **Überzugmitteln und Konservierungsstoffen** finden Sie im Kapitel „Verbraucherschutz“ ab Seite 145.

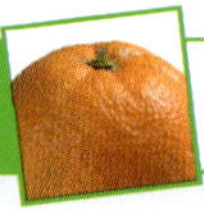

BITTERORANGE

Das Heimatgebiet der Bitterorange oder **Pomeranze** ist vermutlich Südostchina, das nördliche Myanmar und Nordostindien; in Südchina wird sie schon seit 2.500 v. Chr. kultiviert. Dort ist sie höchstwahrscheinlich als Hybride aus Pampelmuse und Mandarine entstanden. Mit den Arabern gelangte sie – viel früher als die Orange – ins Mittelmeergebiet, wo sie seit dem 10. Jahrhundert kultiviert wird. Heute erfolgt der Anbau vor allem in Spanien (Sevilla, Malaga) sowie in Italien (Sizilien), Marokko, Südafrika, in den Tropen und Subtropen Südostasiens, Indiens, Süd- und Ostafrikas sowie Süd- und Mittelamerikas; in den US-Staaten Florida und Georgia wurde sie eingebürgert und wird dort ebenfalls angebaut.

Im Mittelmeergebiet reifen die Bitterorangen von Januar bis März. Spanien besitzt unter den Mittelmeerländern das Qualitätsmonopol. Die nicht sehr bedeutenden, in der Menge stark schwankenden Einfuhren für die industrielle Verarbeitung erreichen uns hauptsächlich aus Marokko, Italien und Spanien. Als Frischfrucht wird sie nur selten angeboten, da die Nachfrage zu gering ist. Kleine Mengen gelangen von Januar bis März z. B. aus Italien oder dem Iran auf unsere Märkte.

Pomeranzen wachsen an immergrünen, dornigen, bis zu 9 m hohen Bäumen. Die orangenähnlichen Früchte, die auch reif gut mehrere Monate am Baum verbleiben können, sind kugelig-rund oder beidseitig leicht abgeflacht und besitzen eine mitteldicke, raue, manchmal leicht wulstige, orangefarbene bis rötliche Schale mit tief eingesenkten Öldrüsen. Unter dieser aromatisch-bitteren Schale (Bitterstoffe: Neohesperidin, Naringin) befindet sich das saure, zum unmittelbaren Verzehr wenig geeignete Fruchtfleisch mit wenigen bis zahlreichen Kernen. Der Frucht fehlt die zentrale Marksäule (Columella), sie ist im Innern hohl.

Pomeranzen sind zwar zum Rohgenuss ungeeignet, spielen aber in der Verarbeitungsindustrie eine recht bedeutende Rolle. Die Früchte werden meist schon in den Anbauländern zu Pulpe verarbeitet, die der Herstellung bitterer Orangenmarmeladen, verschiedener Liköre, beliebter Bittergetränke und Limonaden dient. Zur Herstellung der Getränke werden auch unreife, erbsen- bis walnussgroße, getrocknete Früchte – die sogenannten „Pomeränzchen" – wegen ihrer Bitter- und spezifischen Geschmacksstoffe verwendet. Dies

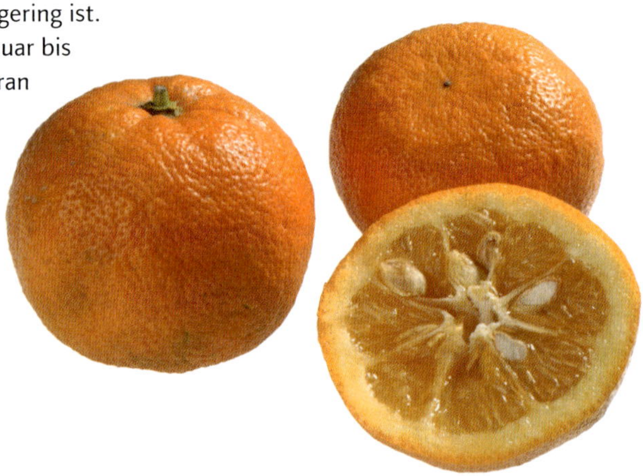

geschieht ganz, geschrotet oder als Würzdroge. Der Saft der Frucht wird als Marinade für Fleisch und Fisch verwendet. Die Schalen der Pomeranzen werden kandiert, d. h. mit Zucker eingekocht. Bekannt sind sie so als Orangeat, eine beliebte Backzutat z. B. für Stollengebäck. Es gibt sie meist gewürfelt, aber auch in halben Schalen, glasiert oder nicht glasiert. Durch Auspressen der Schalen reifer Früchte wird Pomeranzenöl gewonnen, die Blüten liefern das kostbare Neroli-Öl, das in der Parfümherstellung verwendet wird. Auch die Blätter, Triebspitzen und jungen Früchte liefern ein für kosmetische Zwecke (Parfüm und Seife) verwendetes Öl, das Petitgrain-Öl. Schalenextrakte werden in Tinkturen, Sirupen und Tees verarbeitet, die Bitterstoffe regen die Verdauung an und helfen bei Appetitlosigkeit und Magenbeschwerden.

GRAPEFRUIT

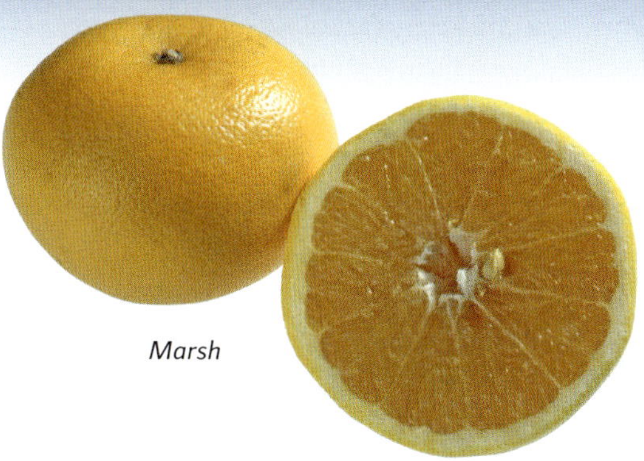
Marsh

Die Grapefruit ist eine natürliche Kreuzung aus **Orange** und **Pampelmuse**, die Anfang des 18. Jahrhunderts auf Barbados entdeckt wurde. Erste kommerzielle Plantagen entstanden in Florida, heute werden Grapefruits in vielen Zitrusanbauländern kultiviert. Grapefruits sind hitzetolerant, sie gedeihen sowohl in heißen Wüsten als auch in den feuchten Tropen. Größtes Erzeugerland sind die USA (Florida, Texas, Kalifornien, Arizona), mit Abstand gefolgt von Mexiko, Südafrika, Israel, Argentinien, der Türkei und Kuba. Grapefruits sind bei uns ganzjährig erhältlich mit dem stärksten Angebot von November bis Mai. Unsere Hauptlieferländer sind die USA, Israel und Südafrika, gefolgt von Spanien, Argentinien, der Türkei, Honduras und Mexiko.

Grapefruits sind die Früchte eines immergrünen, kurz bedornten, 2 bis 5 m hohen Baumes. Der Name „Grapefruit" leitet sich vom Englischen „grape = Traube" ab, weil die Früchte einiger Sorten wie Trauben dicht zusammen am Baum hängen. Grapefruits messen 10 bis 15 cm im Durchmesser, stehen damit größenmäßig zwischen Orange und Pampelmuse, sind rundlich, abgeplattet bis verkehrt-eiförmig (d. h. zum Stiel hin verjüngt) und haben eine glatte, hellgelbe oder rötlichgelbe, mehr oder weniger dicke, am Fruchtfleisch haftende Schale. Das Fruchtfleisch ist je nach Sorte hellgelb, rosa oder pinkrot gefärbt, kernlos oder kernhaltig; es ist äußerst saftig und säuerlich, süßsäuerlich oder süß im Geschmack mit einer mehr oder weniger ausgeprägten **Bitternote**. Der Bittergeschmack ist auf das Flavanonglykosid Naringin zurückzuführen, welches besonders hoch in den Segmenthäuten und in der Schale konzentriert ist. Die Pigmentierung bei den rosa und roten Früchten wird durch das auch in Tomaten vorkommende Carotinoid Lycopin hervorgerufen. An Inhaltsstoffen sind ferner 7 Prozent Zucker (Saccharose, Glukose, Fruktose), 1,5 Prozent organische Säuren, B-Vitamine und ca. 79 mg Vitamin C pro 100 g zu nennen.

> **!**
> ### BITTERSTOFFE
> Untersuchungen haben ergeben, dass die Bitterstoffe des Grapefruitsaftes in Wechselwirkung mit bestimmten Arzneistoffen stehen, d. h. deren Wirkung verstärken, stören oder abschwächen können. Wer Grapefruits isst oder den Saft trinkt und Medikamente einnimmt, sollte diesbezüglich seinen Arzt oder Apotheker befragen.

Es gibt eine Reihe von Sorten, von denen die meisten in den USA gezüchtet wurden. Die wichtigste weißfleischige ist 'Marsh', rotfleischige wie z. B. 'Ruby', 'Flame', 'Rio Red' und besonders 'Star Ruby' (= Sunrise) haben aber am Markt die weit größere Bedeutung.

Eine Kreuzung aus Grapefruit und Pampelmuse ist die Sorte 'Oroblanco' (im Handel als Sweetie). Sie hat eine grüne Schale, hellgelbes Fruchtfleisch, 2 Prozent mehr Zucker als die Sorte 'Marsh', weniger Säure und Bitterstoffe und wird von September bis März aus Israel geliefert.

Die Fruchtqualität wird stark vom Klima im jeweiligen Anbaugebiet beeinflusst, sodass ein und dieselbe Sorte sehr unterschiedlich ausfallen kann. Die süßesten, saftigsten und nahezu bitterfreien Früchte mit dünner, glatter Schale kommen aus semitropischen Gebieten. Dieselbe Sorte aus dem Mittelmeerraum hat eine dicke, grobporige Schale, ist weniger saftig und süß und enthält mehr Säure und Bitterstoffe. Am mildesten schmecken die Sorten mit stark pigmentiertem Fruchtfleisch.

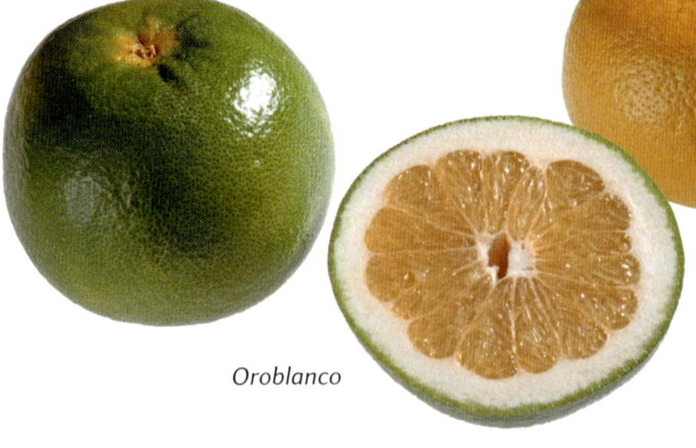

Oroblanco

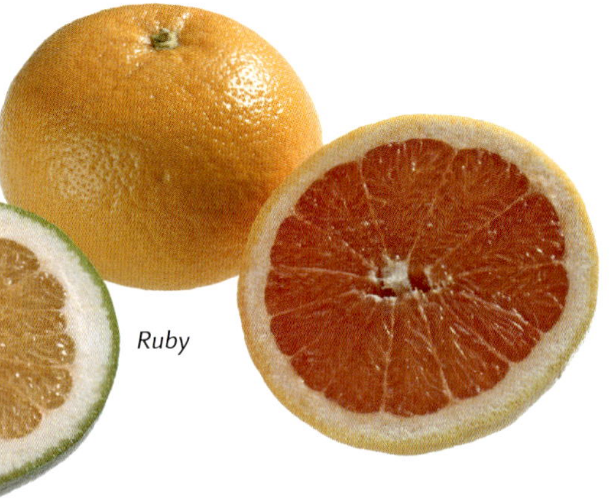

Ruby

Die kommerzielle Lagerung erfolgt bei 10 bis 15 Grad Celsius und 90 bis 95 Prozent relativer Luftfeuchtigkeit für 2 bis 3 Monate. Im Gemüsefach des Kühlschranks können die Früchte gut 2 bis 3 Wochen aufbewahrt werden. Wegen ihrer den Stoffwechsel fördernden Inhaltsstoffe werden sie besonders als Frühstücksfrüchte geschätzt. Dazu werden die Früchte meist horizontal halbiert, die Segmente mit einem Messer herausgetrennt und ausgelöffelt oder die Fruchthälften auf einer Zitruspresse ausgepresst. Filetierte und entkernte Grapefruits passen gut zu Obstsalaten sowie zu fruchtig-pikanten Salaten mit Geflügelfleisch, Krabben oder Fisch. Grapefruits werden zu Saft, Konzentrat, Pulpe, Fruchtpulver, Gelee, Marmelade, Likör und Süßwaren verarbeitet. Aus den Schalen wird Pektin und Grapefruitöl gewonnen, kandiert dienen sie als Backzutat. Medizinische Bedeutung – besonders in der Naturheilkunde – hat ein aus Grapefruitkernen gewonnener Extrakt mit einer breiten antimikrobiellen und die Abwehrkräfte fördernden Wirkung.

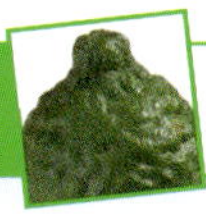

KAFFIR-LIMETTE

Das Heimatgebiet der Kaffir- oder **Kaffern-Limette** reicht von Myanmar über Thailand, Malaysia und Indonesien bis zu den Philippinen. Verbreiteten Anbau finden wir vor allem in Südostasien, aber auch in Afrika und Mittelamerika. Auf den Märkten Südostasiens überall anzutreffen, wird die Frucht bei uns eher selten angeboten. Aus Thailand erhalten wir die dort „Makrut" genannte Frucht gelegentlich per Luftfracht von April bis Juli.

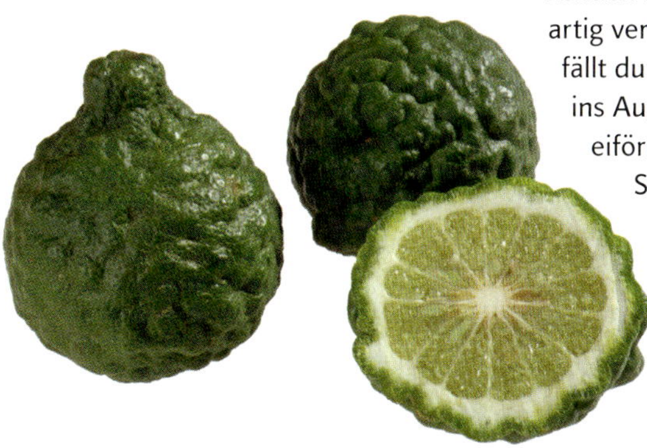

Die Kaffir-Limette wächst auf kleinen Bäumen mit stark bedornten Ästen und glänzenden Blättern mit auffällig langen, flügelartig verbreiterten Blattstielen. Die Frucht fällt durch ihr ungewöhnliches Äußeres ins Auge. Sie ist 5 bis 6 cm groß, rund bis eiförmig oder elliptisch, mit einem zum Stiel hin auslaufenden Hals und einer unregelmäßigen, ausgesprochen welligen Schale. Diese ist ziemlich dick und enthält ein ätherisches Öl (überwiegend Citronellal) mit einem sehr stechenden, limettenartigen Geruch, besonders bei der unreifen Frucht. Das hellgrüne Fruchtfleisch ist in 12 bis 13 Segmente unterteilt, enthält zahlreiche Kerne und nur wenig Saft, der zwar würzig-aromatisch, aber sehr sauer und bitter schmeckt. Da die Früchte unter tropischen Bedingungen wachsen, werden sie mit grüner Schale gehandelt und verwendet.

Die Früchte werden nicht frisch verzehrt, auch der Saft wird kaum verwendet. In erster Linie dient die Schale zur Aromatisierung von Huhn- und Fischgerichten, Suppen, Salaten und Cocktails. Gerne wird die Frucht in Scheiben geschnitten und in Schmorgerichten und Currys mitgekocht, wodurch diese eine gewisse Bitternote bekommen. Die geriebene Schale wird in Eiscremes, Sorbets und Kuchen verwendet, in feine Streifen geschnitten kann man sie auch Orangenmarmelade beigeben. Neben der Verarbeitung zu Konserven und Getränken dienen die Früchte der Herstellung von Haarshampoo und für medizinische Zwecke. In der asiatischen Küche sind vor allem die Blätter ein wichtiges Gewürz, das frisch oder getrocknet in Suppen und Soßen mitgekocht und in Gewürzpasten verarbeitet wird. Das aromatische Öl der Blätter und Fruchtschalen hat eine insektizide Wirkung und wird für kosmetische Zwecke genutzt.

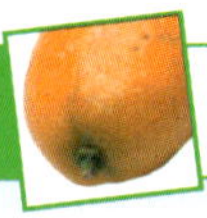

KUMQUAT

Heimat der Kumquat oder **Zwergorange** sind das südöstliche China und Indochina, von wo sie der englische Botaniker Robert Fortune 1846 nach Europa brachte. Sie gedeiht in all jenen subtropischen Gebieten, in denen auch Orangen wachsen, wird aber hauptsächlich in China, Japan, in Nord- und Südafrika, Nord- und Südamerika sowie in einigen Mittelmeerländern angebaut. Der Strauch hat eine ausgeprägte Winterruhe und verträgt – im Gegensatz zu den Früchten – auch leichten Frost.

Kumquats sind beinahe ganzjährig bei uns erhältlich, Hauptsaison für Importe aus den Mittelmeerländern sind die Winter- und Frühjahrsmonate. Lieferungen aus Israel (Luftfracht), Spanien, Marokko, Italien und Südfrankreich bzw. Korsika erfolgen von November bis März/April. Überseezufuhren kommen per Luftfracht von November bis Juni aus den USA und von April bis September aus Brasilien, Argentinien, Uruguay und Südafrika.

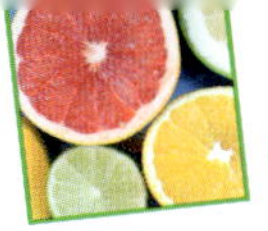

Die Kumquat, bei uns eine beliebte Kübelpflanze, wächst in traubigen Fruchtständen auf immergrünen, 2 bis 4 m hohen, nur schwach bedornten Sträuchern. Kumquats sind die kleinsten bekannten Zitrusfrüchte, sie werden nur bis 4,5 cm groß, sind länglich, oval (pflaumenförmig) oder rund geformt und wiegen nur 5 bis 20 g. Sie besitzen eine relativ dünne, glatte, weiche, goldgelbe bis rotorangefarbene, durch zahlreiche Ölzellen punktierte, duftende und süß schmeckende Schale. Kumquats gehören zu den wenigen Zitrusfrüchten, die mit der Schale gegessen werden. Das hellorangefarbene Fruchtfleisch, aufgeteilt in 3 bis 7 Segmente, hat einen säuerlichen, mitunter auch süßen, kräftig-würzigen Orangengeschmack und enthält keine oder bis zu 7, im Innern grüne Kerne. Der leicht säuerliche Geschmack des Saftes und die würzige Süße der Schale ergeben eine höchst aromatische Kombination. Die Frucht enthält etwa 15 Prozent Kohlenhydrate (Saccharose, Fruktose, Glukose), Ballaststoffe, Pektin, an Mineralstoffen vor allem Kalium, Calcium, Phosphor und Kupfer, B-Vitamine und 44 mg Vitamin C pro 100 g. Hauptbestandteil (93 Prozent) des Schalenöls ist Limonen. Die Kumquat lässt sich leicht mit anderen Zitrusarten kreuzen. Daraus sind z. B. Hybriden wie Limequat, Citrangequat und Orangequat entstanden, die wie die Kumquat verwendet werden können.

Die Kumquats wurden bisher sechs verschiedenen Arten zugerechnet, eventuell sind es aber verschiedene Sorten einer Art. Im Anbau am weitesten verbreitet ist 'Nagami' (länglich-oval, Schale aromatisch, Fruchtfleisch säuerlich). Daneben gibt es die rund-ovale 'Marumi' (Schale süßer, Fruchtfleisch säuerlich) und die vor allem in China und Japan angebaute 'Meiwa' (rund, beste Essqualität), die auch aus Frankreich, den USA und Brasilien geliefert wird.

Kumquats werden beim Farbumschlag von Hellgrün nach Gelborange geerntet und in der Regel nach der Ernte nicht behandelt, d. h., man kann sie nach sorgfältigem Waschen mit der Schale verzehren. Da die unbehandelte Schale schnell welkt, sollten die Früchte gegebenenfalls mit einer Folie gegen Austrocknung geschützt werden. Die Haltbarkeit beträgt bei 4,5 bis 11 Grad Celsius und 90 bis 95 Prozent relativer Luftfeuchtigkeit 2 bis 4 Wochen.

Kumquats sind, vor allem in den Anbauländern, eine beliebte Frischfrucht, die samt Schale und den weichen Kernen gegessen wird. Sehr beliebt sind auch die in Zuckersirup eingemachten Früchte, die wir z. B. aus China, Taiwan und Japan erhalten. Frisch oder aus dem Glas werden sie – halbiert oder weiter zerkleinert – verwendet für Obstsalate, Cremes, Süßspeisen, Torten, zur Garnierung von Wild- und Geflügelbraten, kalten Buffets, als Zugabe – auch tiefgefroren anstelle von Eiswürfeln – zu Aperitifs, Bowlen, Cocktails und anderen alkoholischen Getränken. Schließlich kann man die Früchte zu Pickles, Kompott, Marmelade, Konfitüren und Gelee verarbeiten und auch zum Kandieren sind sie gut geeignet.

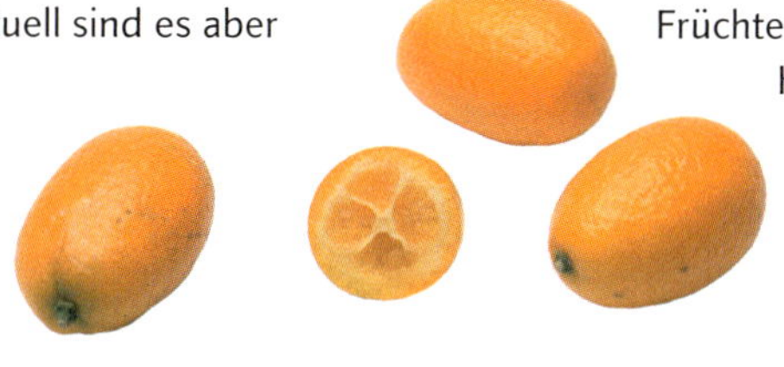

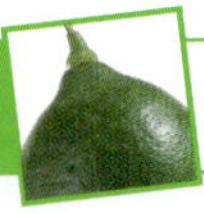

LIMEQUAT

Die Limequat ist bereits 1909 durch W. T. Swingle in Florida entstanden. Wie es die beiden Wortbestandteile andeuten, handelt es sich um eine Kreuzung der höchst kälteempfindlichen Mexikanischen Limette mit der kälteresistenteren Kumquat. Das Kreuzungsprodukt liegt hinsichtlich der Kälteempfindlichkeit zwischen beiden Eltern. Die Limequat kommt in fast allen tropischen und subtropischen Ländern vor, sie ist ein beliebter Zier- und Gartenstrauch, bei uns auch in Wintergärten. Limequats erreichen uns sporadisch und in Kleinstmengen z. B. aus Peru und aus Israel (Januar bis April).

Limequats wachsen an fast dornenlosen oder mit kurzen Dornen versehenen, immergrünen, in Plantagen auf etwa 2,5 m Höhe gehaltenen, sehr ertragreichen Sträuchern. Die Früchte haben je nach Sorte die Größe und Form einer der beiden Eltern und eine dünne, glatte, zunächst dunkelgrüne, später hellgelbe, essbare, aromatische Schale. Das in 5 bis 9 Segmente unterteilte, hellgrüne oder hellgelbe, sehr saftige Fruchtfleisch ist wohlschmeckend, dabei angenehm säuerlich oder herbsauer und enthält 2 bis 12 Kerne. Erwähnenswerte Inhaltsstoffe sind Vitamin C und Ballaststoffe.

Die Früchte vertragen keine starken Temperaturschwankungen und sind außerdem druckempfindlich. Bei 10 Grad Celsius und 90 Prozent relativer Luftfeuchtigkeit können sie etwa 4 Wochen aufbewahrt werden.

Die bekannteste Sorte von exzellenter Qualität ist 'Eustis' mit süßlich schmeckender Schale und saurem Fleisch. Weitere Sorten sind 'Lakeland' und 'Tavares'.

Da Limequats in der Regel nach der Ernte nicht behandelt werden, können sie nach gründlichem Waschen mit der Schale verzehrt werden. Für den Frischverzehr oftmals zu sauer, werden sie meist wie Limetten für Cocktails und Longdrinks verwendet. Außerdem dienen sie zum Verfeinern von Fleisch- und Fischgerichten, Soßen und Desserts, zur Herstellung von Marmeladen, Konfitüren, kandierten Früchten sowie zum Einlegen in Essig oder Alkohol. Auch zur Dekoration von Torten sind sie beliebt.

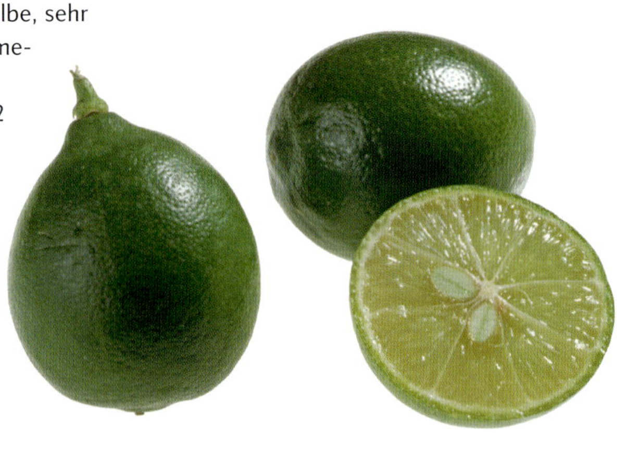

MANDARINE

Die Heimat der Mandarine liegt vermutlich in Nordostindien oder Südwestchina. Von China aus verbreitete sie sich in ganz Südostasien und anderen Teilen Indiens. Im 10. Jahrhundert n. Chr. wurde sie bereits überall in den südlichen Provinzen Japans kultiviert. Erst zu Beginn des 19. Jahrhunderts gelangten Früchte nach England und von dort in den Mittelmeerraum, in die Neue Welt wurden sie um 1850 eingeführt.

Mandarinen sind gut anpassungsfähig an unterschiedliche Klimate, sie werden heute weltweit sowohl in Wüsten als auch unter semitropischen und subtropischen Bedingungen angebaut. Jede Mandarinenart benötigt jedoch ein eigenes spezielles Klima, um Früchte guter Qualität hervorzubringen. In der Weltproduktion aller Zitrusfrüchte stehen die Mandarinen nach den Orangen an zweiter Stelle, ihre Produktion steigt jährlich und hat sich seit der Jahrtausendwende bis heute fast verdoppelt.

Unter dem Oberbegriff „Mandarine“ werden je nach Autor unterschiedlich viele Arten oder Typen zusammengefasst, von denen die „Gewöhnliche Mandarine“, zu der auch die Clementine gehört, die „Satsuma“ und einige Mandarinen-Hybriden die größte Marktbedeutung haben.

Mit Abstand größter Mandarinenproduzent ist China, gefolgt von Spanien, Brasilien, Japan, Italien, Ägypten, der Türkei, Thailand, Pakistan, Südkorea, Iran, Argentinien, den USA, Mexiko, Marokko u. a. Mandarinen sind zwar ganzjährig erhältlich, den Schwerpunkt bildet allerdings die Zeit von Oktober bis April. Mit einem Anteil von 90 Prozent an den Jahresgesamteinfuhren ist Spanien unser Hauptlieferant, die restlichen 10 Prozent entfallen auf Italien, Griechenland, die Türkei, Marokko und Israel sowie Argentinien, Südafrika und Uruguay im Sommer und Herbst.

Der immergrüne Mandarinenbaum erreicht je nach Art nur eine mittlere Größe, hat schlanke Äste und ist gewöhnlich bedornt. Er gehört zu den kältetolerantesten aller Zitrusbäume, die Früchte hingegen erleiden viel häufiger Kälteschäden als z. B. Orangen oder Grapefruits. Viele Mandarinen neigen zu alternierendem Tragen, d. h., auf große Ernten mit kleinen Früchten folgen kleine Ernten mit wenigen, großen, qualitativ schlechteren Früchten. Die Früchte sind abgeplattet, haben vollreif eine hellorange- oder rotorangefarbene, dünne, leicht schälbare, aromatisch duftende Schale und orangefarbenes, sehr saftiges, süßsäuerliches Fruchtfleisch. Sie sind entweder kernlos – wie die Satsumas und einige Clementinensorten – oder enthalten wenige bis zahlreiche, kleine, im Innern grüne Kerne.

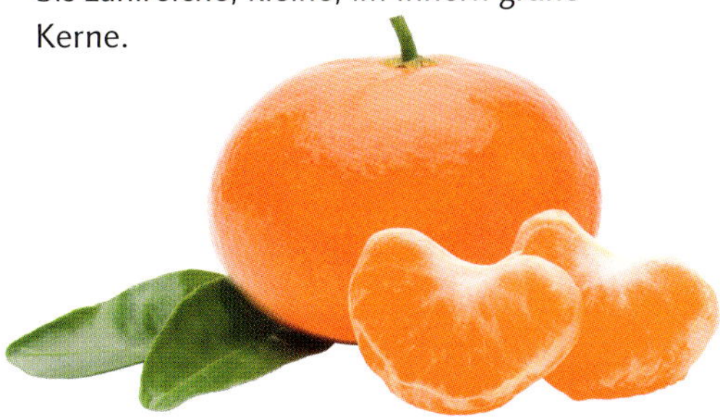

Fast allen Mandarinen eigen ist eine relativ kurze Ernteperiode und eine große Empfindlichkeit der Früchte gegenüber Verletzungen bei Ernte, Transport, Sortierung und Verpackung. Die Schale ist spröder und verletzungsanfälliger als bei anderen Zitrusarten und neigt zum Puffigwerden (Ablösen der Schale vom Fruchtfleisch). Werden die Früchte nur kurze Zeit nach dem optimalen Termin geerntet, verliert das Fruchtfleisch bereits an Saftigkeit und Säure, der Geschmack wird schnell fadsüß. Rechtzeitig geerntet und sorgfältig behandelt, können die Früchte jedoch je nach Art bei 1 bis 4 Grad Celsius und 85 bis 95 Prozent relativer Luftfeuchtigkeit 4 bis 8 Wochen gelagert werden.

Mandarinen werden überall in der Welt wegen ihres süßen, ausgeprägten Geschmacks und nicht zuletzt wegen ihrer leichten Schälbarkeit geschätzt, weshalb international auch der Begriff „Easypeeler“ für diese Obstgruppe verwendet wird. Gelegentlich taucht im Zusammenhang mit Mandarinen der Begriff „**Tangerine**“ auf. Er wurde in den USA zunächst nur in Verbindung mit der Sorte 'Dancy' verwendet, später auch auf andere Mandarinen mit rotoranger Schale ausgedehnt. Heute werden in den USA alle Mandarinen als Tangerinen bezeichnet.

Mandarinen sind in erster Linie für den Frischverzehr bestimmte Früchte. In den Erzeugerländern verarbeitet man sie in teilweise recht großem Umfang zu Konserven (Mandarin-Orangen), Pulpe, Marmeladen, kandierten Früchten und anderen Süßwaren, zu Saft, Likör und anderen Getränken. Frisch oder aus der Dose gibt man sie, zerteilt in ihre Segmente, gern in Obst- und andere Salate, in Milchspeisen, Desserts, zu Fleisch-, Fisch-, Geflügel- und vielerlei anderen Gerichten sowie zu Backwaren verschiedener Art.

Das Schalenöl wird durch Pressen der Schalen gewonnen und findet in der Likör- und Getränkeindustrie sowie bei der Parfümherstellung Verwendung.

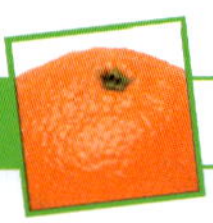

CLEMENTINE

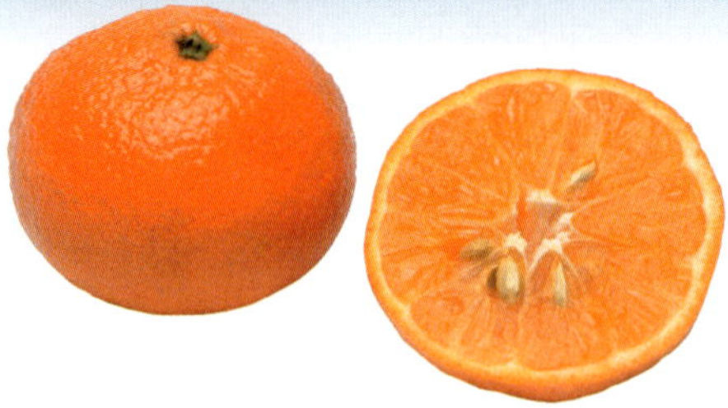

Die Herkunft der Clementine ist nicht ganz geklärt, sie gehört zur Gewöhnlichen Mandarine und ist vermutlich mit der in den chinesischen Provinzen Guangdong und Guangxi kultivierten **Canton-Mandarine** identisch. Neueren Untersuchungen zufolge ist an der Entstehung der Clementine auch die Orange beteiligt gewesen. Im Mittelmeerraum ist sie die am weitesten verbreitete und in der Produktion am stärksten wachsende Mandarinenart. Hauptanbauländer sind Spanien und Marokko, zu den kleineren Produzenten zählen Italien, Frankreich (Korsika), Griechenland, Zypern und

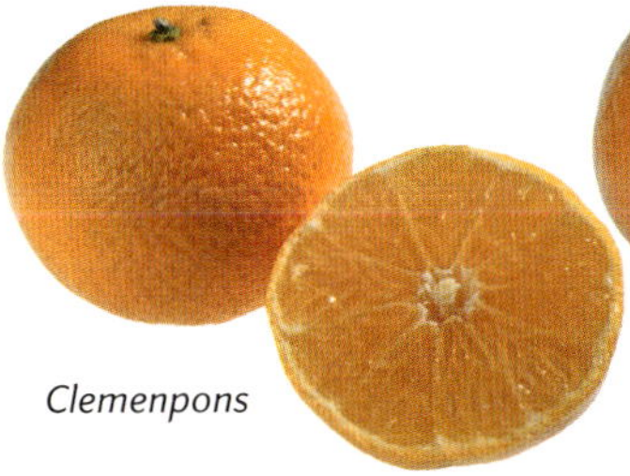

Clemenpons

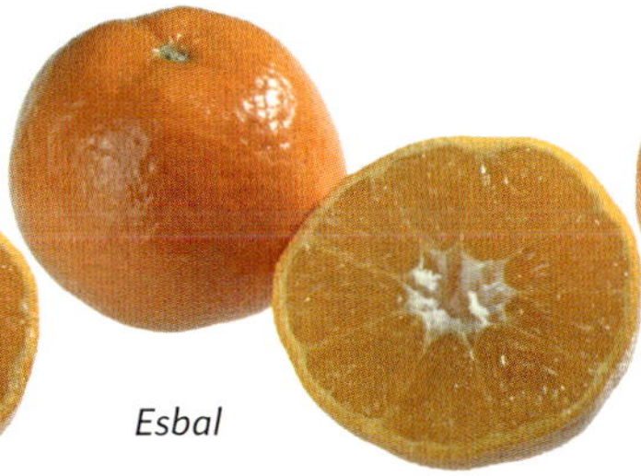

Esbal

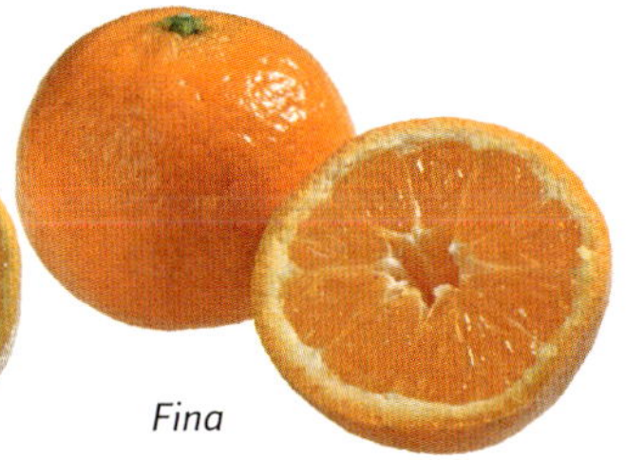

Fina

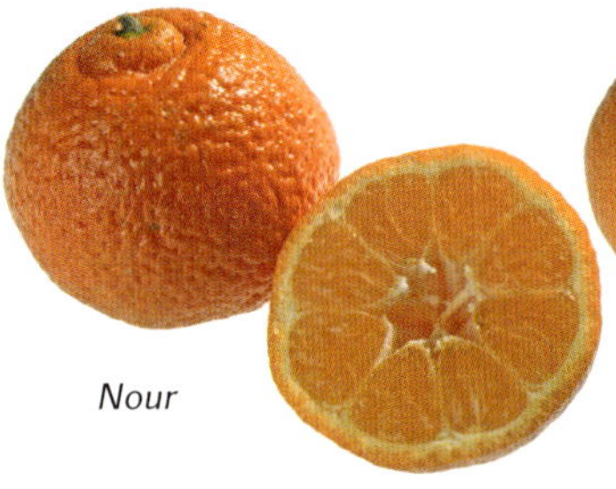

Nour

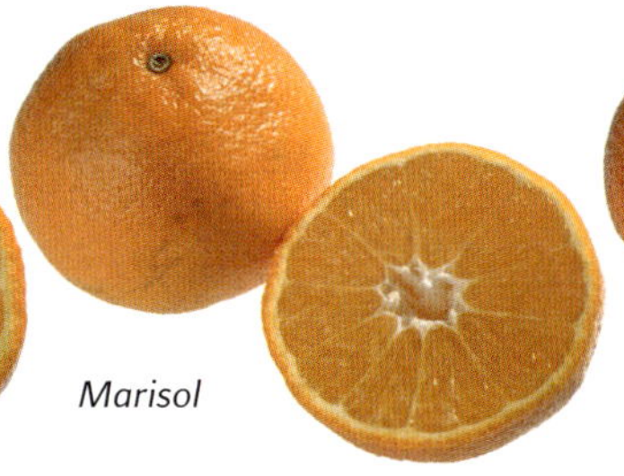

Marisol

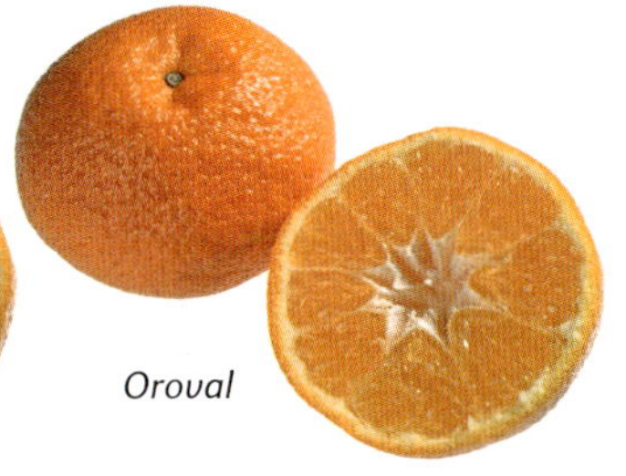

Oroval

die Türkei. In Übersee wird die Clementine noch in Südafrika, Argentinien, Uruguay, Chile und Australien angebaut. Es gibt eine Vielzahl von Clementinensorten, die sich bezüglich ihrer Fruchteigenschaften und Reifezeiten zum Teil erheblich unterscheiden. Waren früher die ersten Clementinen nicht vor November auf dem Markt, so reifen Frühsorten aus dem Mittelmeerraum heute bereits Mitte September, die letzten Spätsorten sind ab Mitte Januar bis März erhältlich. Von Anfang April bis Anfang August stehen Clementinen aus Übersee zur Verfügung. **Nach ihrer Reife** geordnet erscheinen auf dem Markt:

- 'Clemenrubi', Mutante von 'Oronules', Anfang September bis Mitte Oktober;
- 'Loretina', Mutante von 'Marisol', Ende September bis Ende November;
- 'Marisol', Mutante von 'Oroval', Ende September bis Ende Oktober;

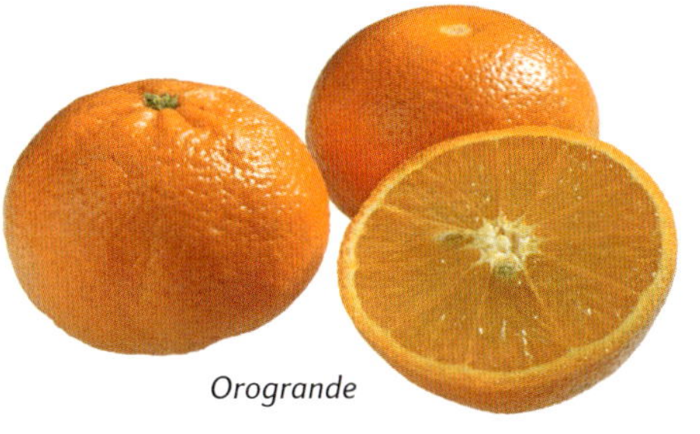

Orogrande

- 'Oronules', Mutante von 'Fina', Ende September bis Anfang November;
- 'Clemenpons', Mutante von 'Nules', Ende September bis Ende November;
- 'Arrufatina', Mutante von 'Nules', Anfang Oktober bis Mitte Dezember;
- 'Beatriz', Mutante von 'Fina', Anfang Oktober bis Mitte Dezember;
- 'Esbal', Mutante von 'Fina', Anfang Oktober bis Mitte November;
- 'Oroval', Mutante von 'Fina', Mitte Oktober bis Ende November;

- 'Nules' (='Clemenules'), Hauptsorte Spaniens, Mutante von 'Fina', Anfang November bis Ende Januar;
- 'Orogrande', Mutante von 'Nules', Anfang November bis Ende Januar;
- 'Tomatera', Mutante von 'Fina', Anfang November bis Ende Januar;
- 'Fina', Mutter aller Clementinen Spaniens, Mitte November bis Anfang Februar;
- 'Nour', Mutante von 'Cadoux', Ende Dezember bis Ende Januar, aus Marokko Mitte Januar bis Mitte März;
- 'Clementard', Mutante von 'Fina', Mitte Januar bis Ende Februar;
- 'Hernandina', Mutante von 'Fina', Mitte Januar bis Mitte März.

Die Früchte sind klein bis mittelgroß, in der Form abgeflacht, gelegentlich auch rundlich und mit kleinem Hals am Stielansatz. Die mitteldicke Schale ist meistens glatt, intensiv orangerot gefärbt und nicht ganz so leicht zu schälen wie die der Satsuma. Das Fruchtfleisch ist zart, sehr saftig, meist dunkelorange gefärbt und überwiegend kernlos. Durch ein ausgewogenes Zucker-Säure-Verhältnis schmecken sie angenehm süß und aromatisch. Clementinen enthalten ca. 9 Prozent Zucker (vorwiegend Saccharose), Fruchtsäuren (Zitronen- und Äpfelsäure), Ballaststoffe, etwas Provitamin A und ca. 49 mg Vitamin C pro 100 g. Eine erhebliche Schutzwirkung vor Oxidation für das Vitamin C haben die im Saft enthaltenen Flavonoide, hier hauptsächlich das neutral schmeckende Flavanonglykosid Hesperidin. Im Kühllager sind Clementinen bei 3 bis 4 Grad Celsius und 90 bis 95 Prozent relativer Luftfeuchtigkeit bis zu zwei Monate haltbar. Sie werden größtenteils abgenetzt oder in Kleinsteigen, teilweise dekorativ mit Stiel und Blättern, angeboten. Clementinen sind eine hervorragende Frucht für den Frischverzehr, bei den als Nasskonserve angebotenen „Mandarin-Orangen" handelt es sich meistens um Satsumas.

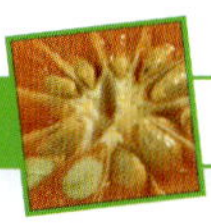

GEWÖHNLICHE MANDARINE

Zur Gewöhnlichen Mandarine gehört auch die Clementine, die wegen ihrer großen Marktbedeutung und der ebenso großen Sortenvielfalt separat behandelt wird. Viele Sorten, die im Allgemeinen zu dieser Gruppe gezählt werden, sind in Wahrheit Hybriden und werden daher bei den Mandarinen-Hybriden aufgeführt. Zu den bedeutendsten Sorten der Gewöhnlichen Mandarine gehören:

'**Cravo**'; die zweitwichtigste Mandarinensorte Brasiliens nach 'Ponkan'. Frucht mittelgroß, abgeplattet, sehr früh reifend. Schale etwas rau, dick, lose haftend. Fruchtfleisch zart und saftig, nie weniger als 10 Kerne, wird trotz des fadsüßen Geschmacks auf den Lokalmärkten sehr geschätzt.

'**Dancy**' (= Dancy-Tangerine); 1867 als Sämling in einer Plantage von Oberst F. L. Dancy in Florida gezogen. Der Samen stammt von der Moragne-Tangerine (benannt nach dem marokkanischen Hafen Tanger). Frucht klein, abgeplattet, am Blütenende leicht eingesunken, gelegentlich mit einem kleinen Nabel versehen, am Stielende meist ein kleiner Hals. Schale tieforangerot, glatt, oft leicht uneben bei Vollreife, dünn, lederig, sehr leicht zu schälen und stark puffig werdend kurz nach der Vollreife. Fruchtfleisch zart, nicht übermäßig saftig, Geschmack süß, aromatisch mit ausgewogener Säure, 6 bis 20 Kerne. Einst die „Weihnachts-Tangerine" in Florida, ist der Anbau wegen diverser Anbauprobleme heute stark rückläufig; die Sorte ist aber ein Elternteil vieler Mandarinen-Hybriden. Einfuhren gelegentlich aus Argentinien von April bis Juni.

'**Malvasio**'; Zufallssämling aus Argentinien. Frucht mittelgroß bis klein, rundlich, beidseitig abgeplattet, Schale orange, glatt, dünn, fest anhaftend und stark ölend beim Schälen. Fruchtfleisch orange, besonders zart, mit hohem Zuckergehalt, aber wenig Aroma, meist 15 bis 20 Kerne. Reift sehr spät in Argentinien (August), erzielt hohe Preise und wird nur selten exportiert.

'**Ponkan**' (= Batangas, Chinese Honey Orange); ist die am weitesten verbreitete Mandarine der Welt; in Südchina, Südjapan, Taiwan, auf den Philippinen und in Indien kultiviert, die populärste Mandarine in Brasilien. Frucht groß, Schale gelborange, mitteldick, sehr lose haftend, schon kurz nach der Reife puffig werdend. Eine der am leichtesten schälbaren Mandarinen mit sehr aromatisch duftendem Schalenöl. Fruchtfleisch orange, Saftgehalt recht niedrig, süßer, angenehmer Geschmack bei wenig Säure.

Während 'Dancy' und 'Malvasio' gelegentlich hier am Markt zu finden sind, werden 'Cravo' und 'Ponkan' bei uns nicht gehandelt.

Eine Besonderheit ist eine seit 2006 aus China als „Cherry Orange" angebotene kleinfrüchtige Mandarine, die als Varietät der Gewöhnlichen Mandarine oder als eigene Art geführt wird. Von dieser gibt es mindestens vier Sorten, die auch in Japan unter

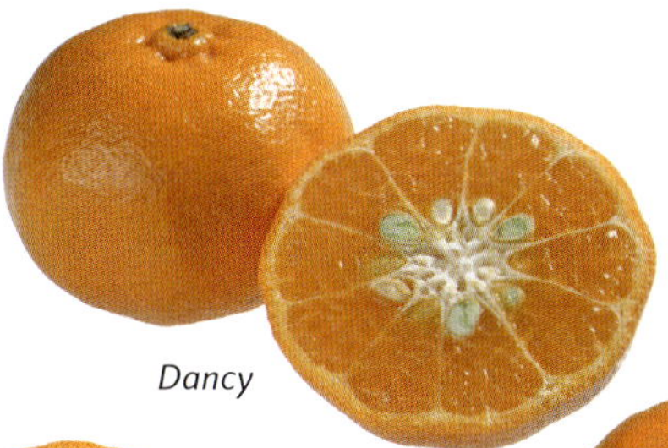

Dancy

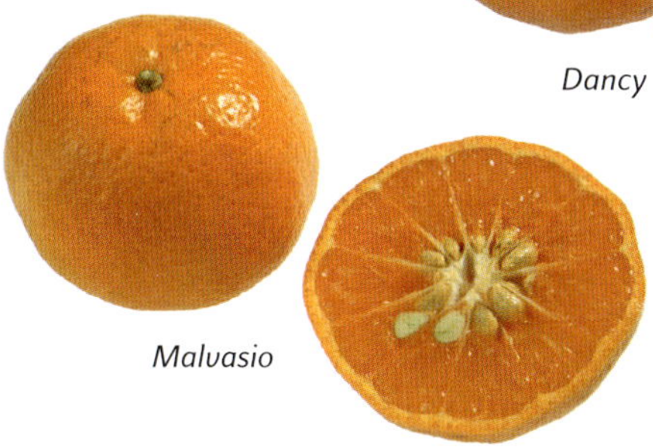

Malvasio

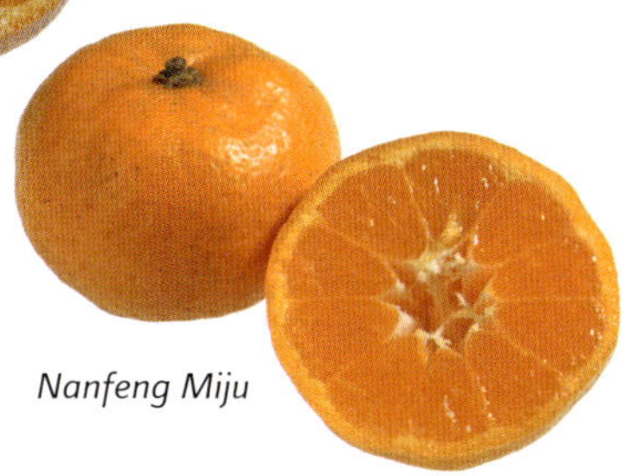

Nanfeng Miju

dem Namen „Kinshû mikan“ angebaut werden.

'**Nanfeng Miju**'; Anbau in Südchina. Frucht charakteristisch beidseitig stark abgeplattet, Fruchtgröße zwischen 25 und maximal 50 mm. Schale rotorange, sehr dünn, sehr leicht zu schälen und stark duftend. Fruchtfleisch nahezu kernlos, kräftig orange gefärbt, zart, sehr saftig, sehr süß, typischer Mandarinengeschmack. Lieferungen aus China von Dezember bis März.

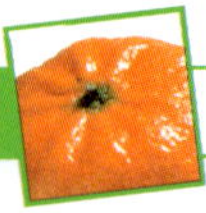

MITTELMEER-MANDARINE

Die Mittelmeer-Mandarine, auch Echte Mandarine oder Willowleaf (USA) genannt, war die erste Mandarine, die aus China in den Mittelmeerraum eingeführt wurde. Sie gelangte 1805 über England zunächst nach Malta und schließlich nach Italien, bevor sie sich weiter im Mittelmeerraum und schließlich weltweit verbreitete. Nach einigen Autoren soll sie von der in der chinesischen Provinz Guangdong in großem Umfang angebauten Canton-Mandarine (dort Szekan genannt) abstammen, die ihr sehr ähnlich ist. Früher unsere traditionelle Weihnachtsmandarine, wurde sie zuerst von der Satsuma, später von der kernlosen Clementine abgelöst und hat heute kaum noch Bedeutung für den deutschen Frischmarkt. Italien (Sizilien) ist das einzige Land, das sporadisch kleine Mengen von Ende November bis Februar liefert.

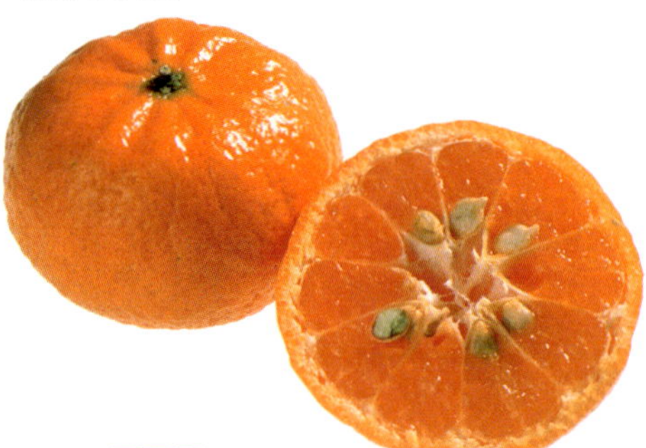

Der Baum ist immergrün, nahezu dornenlos und hat weidenähnliche Blätter, wovon sich der englische Name Willowleaf ableitet (willow = Weide, leaf = Blatt). Die Früchte sind klein bis mittelgroß (80 bis 120 g), in der Form abgeplattet und besitzen eine dünne, glatte, aber grobporige, bei Vollreife gelblich-orange Schale, die oft nur lose am Fruchtfleisch hängt. Typisch ist die mehr oder weniger starke Faltung rund um den Stielansatz und eine kleine Einbuchtung am Blütenende, wo sich oftmals ein kleiner, manchmal versteckter Nabel befindet. Die Frucht ist äußerst leicht zu schälen und entfaltet dabei das einzigartige Mandarinenaroma des Schalenöles, welches durch seine Intensität innerhalb kürzester Zeit einen Raum ausfüllen kann. Das orangefarbene, zarte, sehr saftige und süßaromatische Fruchtfleisch ist in 9 bis 12 Segmente unterteilt und enthält 15 bis 20 Kerne.

In Sizilien werden die 3 Selektionen 'Avana di Palermo', 'Avana di Paterno' und die spät reifende 'Tardivo di Ciaculli' angebaut.

Die Frucht reift mittelspät, in Italien zwischen Ende November und Anfang Januar und ist nur noch eine Liebhaberfrucht. Gründe für den zurückgegangenen Anbau sind die vom Verbraucher abgelehnte hohe Anzahl Kerne, die bei fortschreitender Reife schnell auftretende Puffigkeit, wobei sich die Schale fast vollständig von den Segmenten lösen kann, sowie der schnelle Saftverlust und Säureabbau.

Die Mittelmeer-Mandarine ist eine hervorragend schmeckende Frischfrucht, wird heute aber größtenteils verarbeitet. Hauptprodukt ist das aus den Schalen gewonnene Mandarinenöl, welches wegen seines typischen Aromas von der Likör- und Getränkeindustrie zur Herstellung von Mandarinenlikör und Aromen für Backwaren, Süßspeisen und alkoholfreien Getränken geschätzt wird. Ferner werden das Schalenöl sowie ein aus Blättern und Zweigen destilliertes sogenanntes „Petitgrain-Öl" in der Parfümherstellung eingesetzt.

SATSUMA

Die Satsuma entstand mit großer Sicherheit in Japan als Sämling aus der Tsao Chieh-Mandarine, die wahrscheinlich Mitte des 6. Jahrhunderts n. Chr. aus Wenzhou in China importiert wurde. Benannt wurde sie nach der japanischen Präfektur Satsuma (heute Kagoshima) auf der Insel Kiuschu in Südwestjapan. Die beiden Hauptproduktionsländer für Satsumas sind heute Japan und Spanien, in geringerem Umfang werden sie in China, Korea, der Türkei (Izmir), an der Schwarzmeerküste im türkisch-georgischen Grenzgebiet, Kalifornien, Argentinien, Uruguay, Südafrika und einigen anderen Ländern kultiviert. Der Anbau in Spanien und vor allem Japan ist seit einigen Jahren rückläufig. Satsumas sind die frühesten Mandarinen auf dem Markt, sie sind schon reif, bevor die Schale orange gefärbt ist. Italien beginnt die Saison mit der Sorte 'Miyagawa'. Unser Hauptlieferant ist Spanien mit der Sorte 'Okitsu' etwa ab Mitte September, gefolgt von der 'Clausellina' ab Ende September und der 'Owari' ab Oktober bis zum Saisonende im Januar. Aus der Türkei erhalten wir Satsumas von Ende Oktober bis Mitte Januar, im Sommerhalbjahr aus Südafrika (Ende März bis Mitte Juni), Argentinien (Mitte April bis Juni) und Uruguay (April bis Mai).

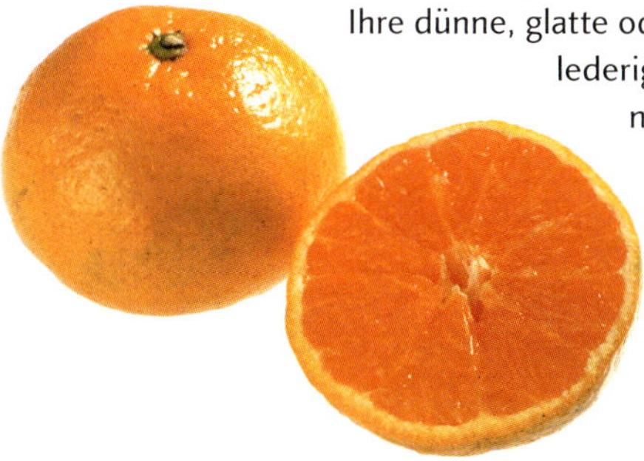

Der Satsumabaum bzw. -strauch ist der kältetoleranteste aller Mandarinen, er verträgt Temperaturen bis minus 11 Grad Celsius. Die Früchte sind mittelgroß, abgeplattet und gelb bis gelborange gefärbt. Ihre dünne, glatte oder leicht raue, etwas lederige Schale lässt sich noch leichter als die der Clementinen lösen. Das orangefarbene Fruchtfleisch in 9 bis 12 Segmenten ist zart, sehr saftig, mit wenig Säure und einem angenehmen, manchmal etwas faden Geschmack. Es ist meist kernlos oder enthält bis zu 4 Kerne. Satsumas können bei 1 bis 2 Grad Celsius und 90 Prozent relativer Luftfeuchtigkeit 4 bis 6 Wochen gelagert werden, mit fortschreitender Reife neigen sie zur Puffigkeit (Loslösung der Schale vom Fruchtfleisch). In Japan kann mit einer ausgefeilten Lagertechnik sowie mit extrem frühen und späten Sorten eine Marktversorgung über 8 Monate gewährleistet werden.

Satsumas werden vorwiegend frisch verzehrt, des Weiteren zu Saft und – aufgrund der Kernlosigkeit – besonders gern zu Konserven, den sogenannten „Mandarin-Orangen“ (Segmente ohne Haut in natürlichem Saft oder Sirup) verarbeitet.

MANDARINEN-HYBRIDEN

Als Mandarinen-Hybriden im weitesten Sinne kann man alle Zitrusfrüchte zusammenfassen, die aus einer Kreuzung von Mandarine mit einer anderen Citrus-Art entstanden sind. Da diese Hybriden jedoch bereits in den Gruppen der Tangors, Tangelos und Tangelo-Hybriden beschrieben sind, sollen hier nachstehend nur solche genannt werden, die aus Kreuzungen der einzelnen Mandarinen-Arten untereinander hervorgegangen sind. Die wichtigsten bei uns im Handel befindlichen Sorten sind 'Fortuna' und 'Orri'. Zu den Sorten, die bei uns keine Rolle spielen, aber in einigen Anbauländern entweder noch für lokale Märkte oder für die Züchtung von Bedeutung sind, gehören u. a. 'Encore', 'Imperial', 'Kara', 'Michal', 'Malaquina', 'Palazzelli', 'Pixie' und 'Wilking'.

'**Fortune**' (= 'Fortuna'); 1964 in Kalifornien entstandene Hybride aus Clementine x 'Dancy'-Tangerine. Frucht mittelgroß, beidseitig abgeplattet, einer Satsuma ähnlich, Schale rotorange, glatt, sehr dünn, ziemlich fest anhaftend, aber leicht schälbar. Fruchtfleisch orange, saftig, meist kernlos oder

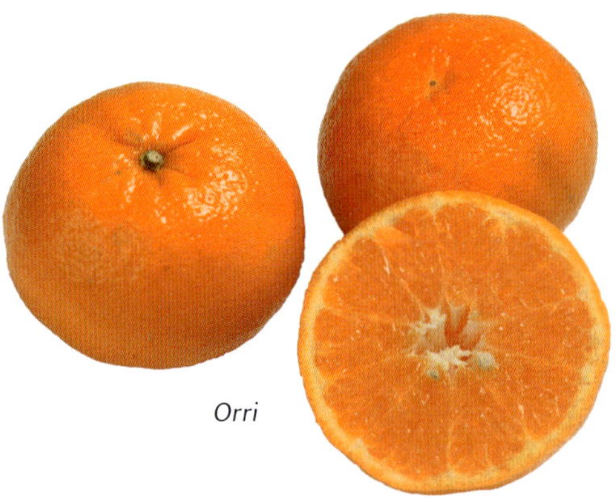

Orri

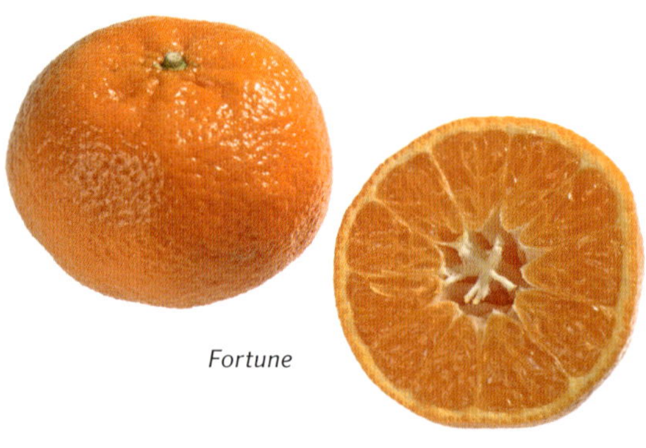

Fortune

1 bis 2 Kerne enthaltend, kann bei Fremdbestäubung aber stark kernhaltig sein. Das Zucker-Säure-Verhältnis ist ausgewogen, die Säure anfangs extrem hoch, hervorragende Essqualität mit süßem bis sehr süßem Geschmack. Sehr späte Reife, fast 12 Monate nach der Blüte. Angebote gibt es aus Spanien (Ende Februar bis Ende April), geringere Lieferungen aus Marokko (Februar bis März).

'**Fremont**'; aus Kalifornien, Hybride aus Clementine x 'Ponkan'-Mandarine. Schale attraktiv orangerot, orangerotes, stark säurehaltiges Fruchtfleisch mit bis zu 15 Kernen, früh reifend, lange am Baum haltbar, gewisse Bedeutung in der Türkei (November bis Februar).

'**Kinnow**'; Hybride aus Mittelmeer-Mandarine x King-Mandarine. Frucht mittelgroß, beidseitig abgeplattet, am Stielende eingesunken. Schale orange, sehr glatt und weich, leicht zu schälen. Fruchtfleisch orange, sehr zart und saftig mit hohem Zuckergehalt, stark kernhaltig, Geschmack fast sirupartig süß, trotz zufriedenstellender Säure. Frucht reift spät, ist lange am Baum haltbar, ohne puffig zu werden. Geringer Anbau in Arizona und Kalifornien, bedeutende und geschätzte Sorte in Pakistan und Indien. Pakistan liefert sporadisch per Luftfracht von November bis April.

'**Or**' bzw. '**Orri**'; durch Bestrahlung entstandene Mutante von 'Orah' ('Temple' x 'Dancy'-Tangerine). Frucht gut zu schälen, aber manchmal recht ölig dabei, Fruchtfleisch meist kernlos mit sehr süßem, kräftigem Mandarinengeschmack, ausgewogenes Zucker-Säure-Verhältnis. Spät reifend, Lieferungen kommen aus Israel und Spanien (Februar bis April/Mai) und Südafrika (Juni bis August).

TANGELO

Tangelo ist der Überbegriff für eine Gruppe von Zitrusfrüchten, die sowohl aus natürlicher als auch gezielter Kreuzung von Mandarine (oder Tangerine) x Grapefruit oder Pampelmuse (oder Pomelo) entstanden sind. Diese Früchte zeigen ein breites Spektrum hinsichtlich ihres Erscheinungsbildes, je nachdem, welcher Elternteil sich mehr durchgesetzt hat. Ihre Größe schwankt zwischen der einer kleinen Orange und der einer großen Grapefruit; die Fruchtschale der meisten Sorten ist orangerot. Die wohl wichtigste Sorte ist die aus Florida

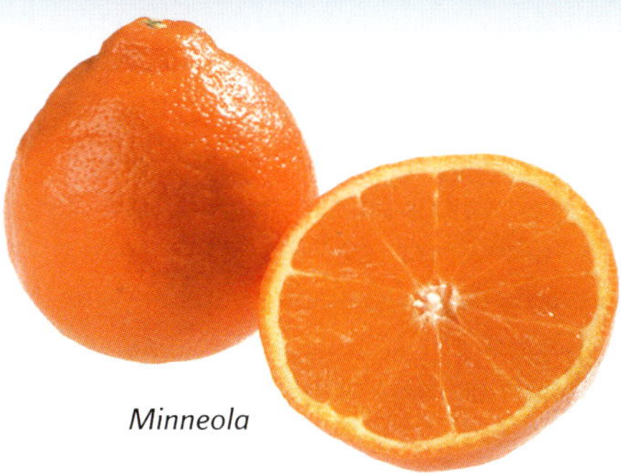

Minneola

stammende 'Minneola', die heute in vielen Zitrusproduktionsländern angebaut wird. Daneben haben noch ihre Schwestersorten 'Orlando' in Florida und 'Seminole' in

Neuseeland und Japan eine gewisse Bedeutung. Wichtige Tangelo-Sorten in Japan sind die aus Kreuzung von Mandarine x Pampelmuse entstandenen 'Hassaku' und 'Natsudaidai'.

'**Mapo**'; Kreuzung aus Mittelmeer-Mandarine x 'Duncan'-Grapefruit aus Italien. Ähnelt in der Form einer Grapefruit, erreicht aber nur Orangengröße, Schale gelblich bis leicht orange, gut zu schälen, enthält zahlreiche Kerne. Wird auch als Zierpflanze angeboten.

'**Minneola**' (= 'Honeybell'); die am weitesten verbreitete Tangelo, 1931 in Florida aus einer Kreuzung von 'Duncan'-Grapefruit x 'Dancy'-Tangerine entstanden. Frucht mittelgroß bis groß, kugelig, meist mit einer charakteristischen Verjüngung („Hals") am Stielansatz. Schale rotorange, feinporig, glatt, relativ dünn und leicht zu schälen. Fruchtfleisch orange, sehr zart, extrem saftig und höchstaromatisch im Geschmack, keine oder wenige Kerne. Auch ausgefärbte Früchte sind häufig noch unreif und daher sauer, nur vollreife Früchte weisen einen entsprechenden Zuckergehalt auf, der Voraussetzung für den einzigartigen Geschmack ist. Reife Früchte fühlen sich etwas weich an, sie sind jedoch in der Regel nicht puffig. Die 'Minneola' gedeiht in verschiedenen Klimaten, von den Wüsten Kaliforniens über den Mittelmeerraum bis zu den halbtropischen Sommerregengebieten in Argentinien, Florida und Swasiland. Sie reift mittelspät, Saison in Florida ist von Dezember bis Februar. Importe erhalten wir vor allem aus Israel (Dezember bis Februar), der Türkei und Zypern (Januar bis März), Spanien (Mitte Februar bis Ende April), Kalifornien (April bis Mai), Südafrika (Juni bis Mitte September), Argentinien und Uruguay (Juli).

'**Orlando**' (= 'Lake Tangelo'); Schwestersorte der 'Minneola' mit den gleichen Eltern. Ursprünglich vor allem in Florida bedeutender als die 'Minneola', heute rückläufig im Anbau. Wichtiger Kreuzungspartner für andere Hybriden und als Bestäubersorte verwendet. Frucht reift früh, Saison in Florida ist von November bis Januar.

'**Ugli**'; diese ungewöhnliche Frucht wurde 1914 wild wachsend bei Brown's Town auf Jamaika entdeckt. Der Name ist geschützt und gilt als eine Anlehnung an das Wort „ugly" (engl. = hässlich), welches eine passende Beschreibung ihres Äußeren darstellt. Die Frucht ist groß, bis 16 cm im Durchmesser, breit kegelförmig, mit einem abgeplatteten und tief eingesunkenen Blütenende. Die Schale ist sehr rau, höckerig, ziemlich dick, stark gefurcht am Stielansatz und häufig vernarbt. Da aus den Tropen stammend, ist die Frucht bereits reif, wenn die Schale noch nicht voll ausgefärbt, d. h. noch gelbgrün gefleckt ist. Das Fruchtfleisch ist orangefarben, sehr zart und sehr saftig, die

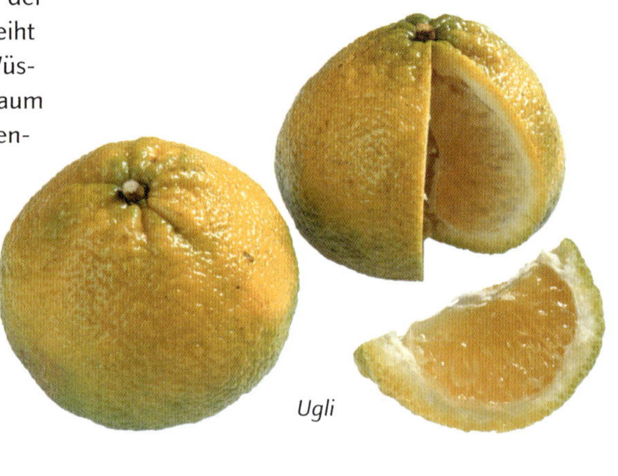

Ugli

Fruchtmitte ist meist hohl. Der Geschmack ist süß, niemals sauer, sehr delikat, mandarinen-/orangenähnlich, ohne eine Spur von Bitterkeit. Es wird gewöhnlich wie eine Grapefruit ausgelöffelt, die Segmente lassen sich aber auch gut teilen und einzeln verzehren. Die Frucht ist meist kernlos, kann aber 12 und mehr Kerne enthalten. Anbau nur auf Jamaika, Lieferzeit ist von Ende November bis April. Bei 4 Grad Celsius und 90 bis 95 Prozent relativer Luftfeuchtigkeit ist die Frucht 2 bis 3 Wochen haltbar.

TANGELO-HYBRIDEN

Als Tangelo-Hybriden kann man solche Zitrusfrüchte zusammenfassen, die aus Kreuzungen von Tangelo-Sorten mit anderen Mandarinen (meist Clementinen) hervorgegangen sind. Die wichtigste Sorte ist die in zunehmenden Mengen auf unseren Märkten auftauchende 'Nova'. Weitere Sorten wie z. B. 'Fairchild', 'Lee', 'Osceola', 'Robinson', 'Sunburst' und 'Page' spielen größtenteils nur eine untergeordnete Rolle in den USA. Erst seit wenigen Jahren am Markt ist die aus Israel stammende 'Winola'.

'**Nova**' (= 'Clemenvilla' in Spanien, 'Suntina' in Israel); 1942 in Florida aus einer Kreuzung von 'Fina'-Clementine x 'Orlando' hervorgegangen, 1964 herausgegeben. Die Frucht ist mittelgroß, abgeplattet und fest. Die Schale ist rotorange, dünn, fest anhaftend, zu Beginn etwas schwer, dann gut zu schälen, die Albedo haftet kaum an den Segmenten. Das Fruchtfleisch ist tieforange, sehr saftig, zart, mit feinem, süßem Aroma und hohem Zucker-Säure-Verhältnis, nur bei isolierter Pflanzung kernlos. In subtropischen Gebieten wie Florida ist die Frucht früh reifend (November bis Dezember), in Spanien später als viele Clementinen. Importe gibt es aus Israel (Dezember bis März), Spanien (Anfang Dezember bis Anfang Februar), Zypern (November bis Januar), Marokko (Februar bis März), Peru, Argentinien und Uruguay (April bis Mai) sowie Südafrika (Ende Juni bis Ende August).

'**Winola**'; 1979 in Israel gezüchtet, Hybride aus 'Wilking' x 'Minneola', wird als 'Spring Suntina' vermarktet. Die Frucht ist fast kugelig, fest, mit tieforangefarbener, grobporiger, etwas anhaftender Schale. Die Segmente sind leicht teilbar, das Fruchtfleisch ist sehr saftig, kernlos mit ausgezeichnetem Geschmack. Sie ist spät reifend, die Saison in Israel dauert von Februar bis April.

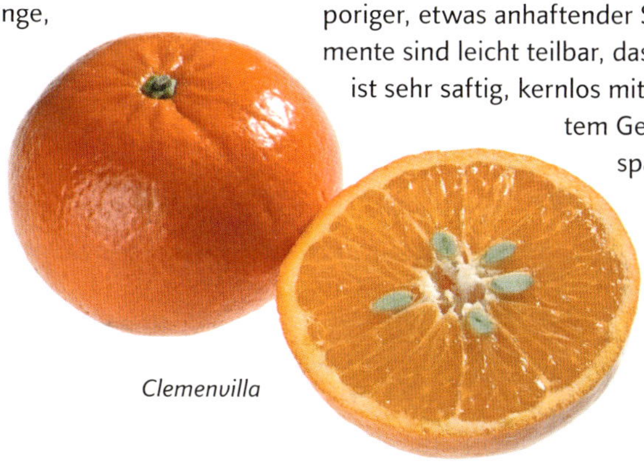

Clemenvilla

TANGOR

Tangor ist der Überbegriff für eine Gruppe von Zitrusfrüchten, die überwiegend durch natürliche Kreuzung von Mandarine (oder Tangerine) x Orange entstanden sind. Tangors werden heute weltweit in den tropischen und subtropischen Zitrusanbaugebieten kultiviert. Die Früchte unterscheiden sich – je nach Sorte und Anbaugebiet – hinsichtlich Größe, Fruchtform, Schalenbeschaffenheit, Fruchtfleisch usw. Die meisten Tangors sind kernhaltig und liegen hinsichtlich ihrer Fruchteigenschaften dichter an der Mandarine als an der Orange. Die wichtigsten, heute am Markt anzutreffenden Tangors sind:

'**Ellendale**'; 1878 in Australien entdeckt, Eltern unbekannt. Frucht mittelgroß bis groß, abgeplattet. Schale orangerot, glatt, dünn, leicht zu schälen. Fruchtfleisch hellorange, zart, sehr saftig, süßsäuerlich und aromatisch, anfangs extrem säurehaltig; meist kernlos, bei Fremdbestäubung bis zu 20 Kerne, gut lager- und transportfähig. Lieferanten sind Spanien (Ende Januar bis Ende März), Argentinien und Uruguay (Juli bis September).

'**Mor**'; eine Mutante von 'Murcott' aus Israel. Schale orangerot, glatt, sehr dünn, Fruchtfleisch orangerot, zart, sehr saftig, aromatisch und sehr süß mit ausreichend Säure, nahezu kernlos. Reife im Januar, Lieferungen aus Israel von Februar bis April.

'**Murcott**' (= 'Honey Tangerine', 'Smith Tangerine'); alte Tangorsorte unbekannter Eltern aus den USA, dort und in Brasilien als 'Honey Tangerine' bekannt. Frucht mittelgroß, abgeplattet. Schale gelborange, glatt, dünn, oft an den Segmenten haftend, weniger leicht schälbar, oft durch Windschäden unansehnlich. Fruchtfleisch zart, Segmenthäute zäh, hoher Saft- und vor allem Zuckergehalt , angenehmer, aromatischer Geschmack, aber 10 bis 20 Kerne. Hauptanbau in USA (Florida) und Brasilien, Bedeutung auch in Australien, Israel und China. Angebot aus Brasilien (Mai bis September), Florida (Januar bis März) und Uruguay (Juli bis September), bei uns selten anzutreffen.

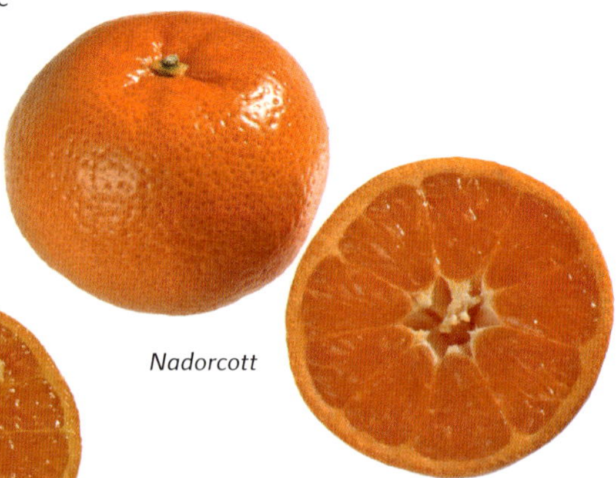

Nadorcott

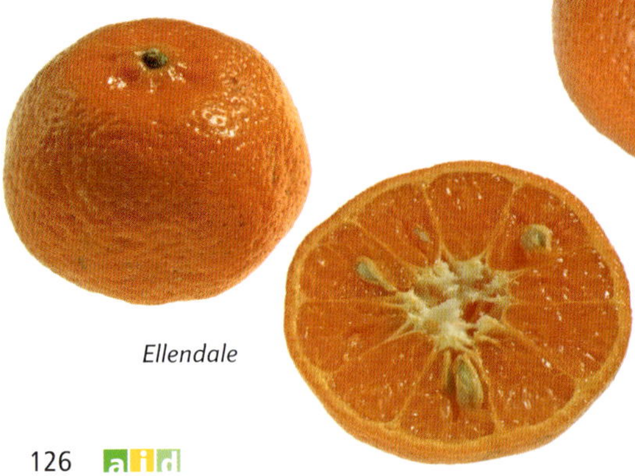

Ellendale

'**Nadorcott**'; in Marokko entstandener Zufallssämling aus 'Murcott' und unbekannter Bestäubersorte. Seit Mitte der 90er Jahre auf dem Markt, isolierter Anbau bei Marrakesch zur Erzielung von Kernlosigkeit. Im Handel auch unter den Namen Afourer und ClemenGold™. Frucht mittelgroß, beidseitig leicht abgeplattet, Schale rotorange, glatt, feinporig, dünn, leicht schälbar mit starkem Mandarinenduft. Albedo nicht weiß, sondern rötlich, Fruchtfleisch rotorange, zart, sehr saftig, kernarm (1 Kern auf 10 Früchte), angenehmer, aromatischer, süßsäuerlicher Geschmack bei hohem Zucker- und Säuregehalt. Spanien und Marokko liefern von Februar bis April, die Länder der südlichen Hemisphäre von Juni bis Oktober.

'**Ortanique**'; in Jamaika gefundene Tangor, deren Name sich aus Orange, Tangerine und der erzielten Einheit (unique) zusammensetzt und in Jamaika geschützt ist. Seit 1920 vermehrt, wurde sie bis Anfang der 70er Jahre nur dort angebaut. Heute auch außerhalb der Tropen anzutreffen und unter verschiedensten Namen im Anbau: 'Ormanda' (Honduras), 'Cubanique' (Kuba), 'Urunique' (Uruguay), 'Australique' (Australien), 'Tambor' (Südafrika, Swasiland), 'Mandora' (Zypern), 'Mandor', (Israel), 'Ortaline' (Marokko), 'Villa-Late' (Spanien). Frucht mittelgroß, am Blütenende leicht abgeplattet, dort oft mit kleinem Nabel, am Stielende etwas gefurcht. Form, Schale und Fruchtfleischbeschaffenheit sind stark vom Anbaugebiet abhängig. In den Tropen ist die Schale blassorange, glatt und sehr dünn, in den Subtropen und im Mittelmeerraum tieforange, grobporig und etwas dicker. Schale lederig, fest haftend und beim Schälen stark ölend. Fruchtfleisch hellorange bis orange, zart, bis 60 Prozent Saftgehalt, sehr süßer, aromatischer Geschmack mit ausgewogener Säure; aus Jamaika nahezu kernlos, andere Herkünfte bis 10 Kerne. Gute Haltbarkeit am Baum und im Lager. Angebote aus Jamaika (Dezember bis April) sind selten. Hauptlieferanten von Februar bis Mai sind Spanien und Marokko, daneben Israel und Zypern. Südafrika und Swasiland liefern von August bis September.

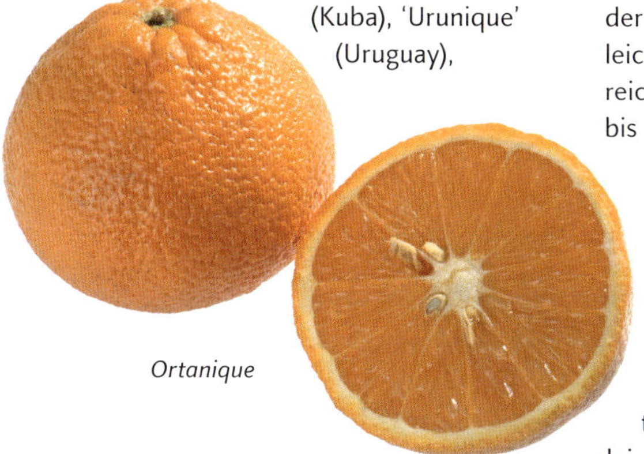

Ortanique

'**Tacle**'; in Sizilien entstandene Kreuzung aus 'Monreal'-Clementine und 'Tarocco'-Orange. Frucht 7 cm groß, abgeplattet in der Form, leicht schälbar, Fruchtfleisch zart, leicht pigmentiert und kernlos, sehr ertragreich, gut haltbar. Aus Italien (Anfang Januar bis Ende Februar).

'**Temple**' ('Temple'-Orange); eine alte Tangorsorte unbekannter Herkunft, 1896 in Jamaika wild wachsend gefunden. Zunächst in Florida verbreitet, heute auch in anderen Ländern, aber geringe Marktbedeutung. Frucht mittelgroß bis groß, kugelig, am Blütenende leicht abgeplattet, am Stielende etwas gefurcht. Schale tief rotorange, grobporig, ziemlich dünn, leicht zu schälen ohne zu ölen. Fruchtfleisch hellorange, ziemlich zart, aber zähe Segmenthäute, hoher Zucker-, Säure- und Vitamin-C-Gehalt, sehr aromatischer, würziger Geschmack, enthält – da selbstfruchtbar – leider 15 bis 20 Kerne. Saison in Florida von Januar bis März, geringe Importe erhalten wir aus Marokko (Februar bis Mitte März), Israel (Januar bis März) sowie Südafrika ('Thoro Temple', vermarktet als „Scarlet“, Juni bis August) und Simbabwe (Ende Juni bis Ende August).

MEXIKANISCHE LIMETTE

Die Heimat der Mexikanischen Limette, auch Westindische oder Key-Limette genannt, ist der Malaiische Archipel; als kälteempfindlichste Zitrusart ist sie ein reines Tropengewächs. Mit den Arabern gelangte sie vermutlich in den Nahen Osten und nach Nordafrika, die Spanier brachten sie auf die Karibischen Inseln und nach Mexiko, sie ist die typische Limette der Karibik. Hauptproduzent ist Mexiko, gefolgt von Brasilien und Ägypten, weitere Anbauländer außerhalb der Heimat sind Indien, Sri Lanka, der Iran und Ghana. Im Gegensatz zur Persischen Limette ist die Mexikanische Limette bei uns als Frischfrucht praktisch nicht am Markt anzutreffen, geringe Mengen kommen sporadisch aus dem Iran und Ägypten.

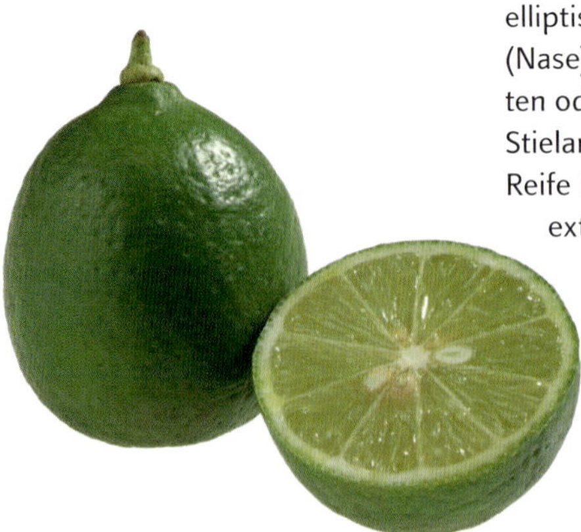

Der starkwüchsige, nur 2 bis 4 m hohe, buschartig wachsende Baum trägt aromatisch duftende, immergrüne Blätter und zahlreiche Dornen. In den Tropen ganzjährig blühend und fruchtend, bringt die Pflanze in den Subtropen gewöhnlich nur eine Ernte im Spätsommer hervor. Die Früchte hängen einzeln oder zu mehreren an den Zweigenden und sind mit 2,5 bis 5 cm Durchmesser viel kleiner als die der Persischen Limette. Sie sind rund, verkehrt-eiförmig (d. h. zum Stiel hin verjüngt) oder leicht elliptisch, haben eine kleine Ausstülpung (Nase) am Blütenende und einen gerundeten oder mit einem kurzen Hals versehenen Stielansatz. Die zunächst dunkelgrüne, bei Reife hellgrüne bis gelbliche Schale ist glatt, extrem dünn und haftet fest am Fleisch. Angeritzt verströmt sie den für Limetten typischen, fast stechenden, aromatischen Duft des Schalenöls. Das in 6 bis 15 Segmente unterteilte Fruchtfleisch ist grünlich-gelb gefärbt, bei Vollreife zart und sehr saftig und enthält bis zu 15 und mehr, im Innern grün gefärbte Kerne. Der Geschmack ist hocharomatisch und sehr sauer, der Gehalt an Zitronensäure übertrifft gelegentlich sogar Spitzenwerte der Zitrone (7 Prozent), der Vitamin-C-Gehalt liegt bei durchschnittlich 30 mg pro 100 g. Obwohl Saft und Schalenöl beider Limetten fast nicht unterscheidbar sind, wird der Mexikanischen Limette das bessere Aroma nachgesagt.

Die beste Erntezeit ist, wenn sich die Fruchtschale von Dunkel- nach Hellgrün verfärbt und leicht weich anfühlt. Zu früh geerntete Früchte sind anfällig für Schalenbräune, überreife Früchte fallen vom Baum. Beim Farbumschlag nach Gelb ist die Frucht am saftigsten und geschmackvollsten. Sie ist bei 10 bis 12 Grad Celsius und 90 Prozent relativer Luftfeuchtigkeit 6 bis 8 Wochen haltbar.

Die frischen Früchte werden überwiegend in den Produktionsländern selbst vermarktet und verwendet. In Mexiko gibt es kaum ein Gericht, in dem nicht Limettensaft verwendet wird, über 70 Prozent der geernteten Früchte werden dort frisch verbraucht. Sie dienen vielfach als Ersatz für Essig in Dressings und Soßen und werden auch sauer eingelegt. Ein Teil der Früchte geht in die Verarbeitungsindustrie zur Herstellung von Saftkonzentrat, pulpehaltigen und trüben Rohsäften und geklärten Säften (Lime Juice). Saft und Saftkonzentrat sind beliebte Zusätze zu den verschiedenartigsten alkoholischen Fruchtsaft- und Cola-Getränken. Aus der Pulpe werden Limonade, Sirup, Marmelade, Gelee, Speiseeis und Pies („Key Lime Pie“) hergestellt. Durch Dampf-Destillation oder Kaltpressung gewinnt man Limettenöl aus der Schale. Limetten finden ferner in Kosmetikprodukten wie Parfüm, Eau de Toilette, Seife usw. Verwendung. Die getrockneten Schalen dienen der Pektingewinnung und als Viehfutter, aus Saftrückständen kann noch Zitronensäure gewonnen werden.

ORANGE

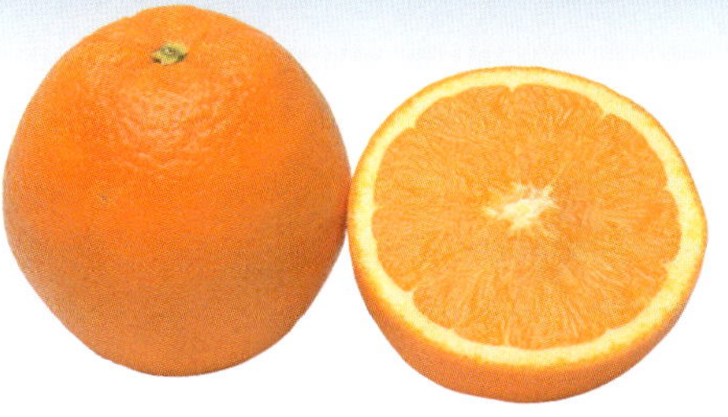

Heimat der seit über 4.000 Jahren bekannten Orange ist das Gebiet zwischen Nordostindien und Südwestchina, welches sich auch im Namen Apfelsine (= Apfel aus China) widerspiegelt. Die Orange ist eine natürlich entstandene Hybride aus Pampelmuse und Mandarine. Die Portugiesen brachten die ersten Früchte im 15. Jahrhundert in den Mittelmeerraum, von wo aus sie weltweit verbreitet wurden. Der Anbau findet überall in tropischen und subtropischen Gebieten statt; nach Bananen und Äpfeln

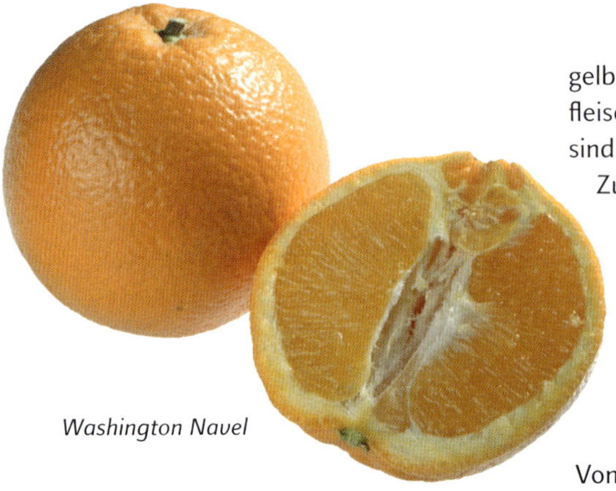

Washington Navel

stehen Orangen in der Weltproduktion an dritter Stelle. Die größten Erzeuger sind Brasilien, mit Abstand gefolgt von den USA, Indien, Mexiko, China, Spanien, Iran, Italien, Indonesien, Ägypten, Pakistan, Südafrika und der Türkei. Spanien ist der führende Exporteur von Orangen für den Frischmarkt, Deutschland der größte Importeur. Orangen sind ganzjährig verfügbar mit dem stärksten Angebot von Dezember bis April. In dieser Zeit liefern Spanien (75 Prozent der Gesamteinfuhren), Griechenland, Italien, Marokko, Ägypten und die Türkei die Früchte zu uns. Im Sommer und Herbst erfolgen die Zufuhren aus Südafrika, Argentinien, Uruguay und Brasilien.

Orangen sind die Beerenfrüchte eines 3 bis 8 m hohen, immergrünen, oft bedornten Baumes, die je nach Sorte und Herkunft recht unterschiedlich beschaffen sind. Sie sind rund, oval, eiförmig oder abgeplattet mit dünner, dicker, glatter oder rauer Schale, die unreif grün, später gelb, orange oder rot gefärbt ist. Das Fruchtinnere ist in 6 bis 12 Segmente unterteilt, die das saftige, gelb, orange oder blutrot gefärbte Fruchtfleisch enthalten und überwiegend kernlos sind. Die Früchte enthalten ca. 9 Prozent Zucker (Saccharose, Fruktose, Glukose), Fruchtsäuren (vorwiegend Zitronensäure), Ballaststoffe, B-Vitamine, Folsäure und 53 mg Vitamin C pro 100 g. Das Hauptflavanonglykosid ist Hesperidin, dazu kommen bei den Blutorangen als Farbstoffe Anthocyane.

Von den weltweit mehr als 400 Sorten haben nur etwa 30 eine wirtschaftliche Bedeutung, ca. 20 davon werden bei uns gehandelt. Orangen lassen sich in vier Sortengruppen einteilen: „Navel-Orangen", „gewöhnliche Orangen", „pigmentierte Orangen (Blutorangen)" und „säurelose oder Zuckerorangen".

Die kernlosen **Navel-Orangen** sind am frühesten reif und gehören zu den besten Essorangen mit dem größten Marktanteil. Ihr Kennzeichen ist die Ausbildung eines Nabels, unter dem sich zwischen den Segmenten eine mehr oder weniger große Zweitfrucht befindet. Die auch kurz „Navels" genannten Orangen eignen sich nicht für die Saftgewinnung, da dieser bitter wird. Die wichtigsten Sorten am

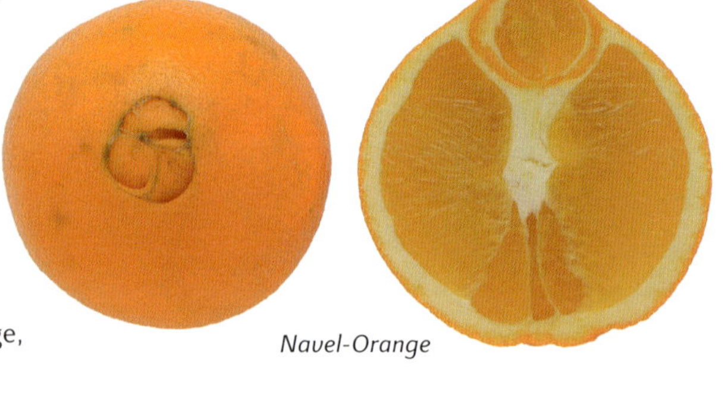

Navel-Orange

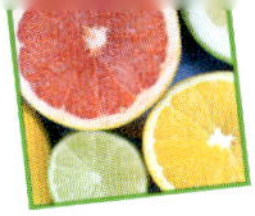

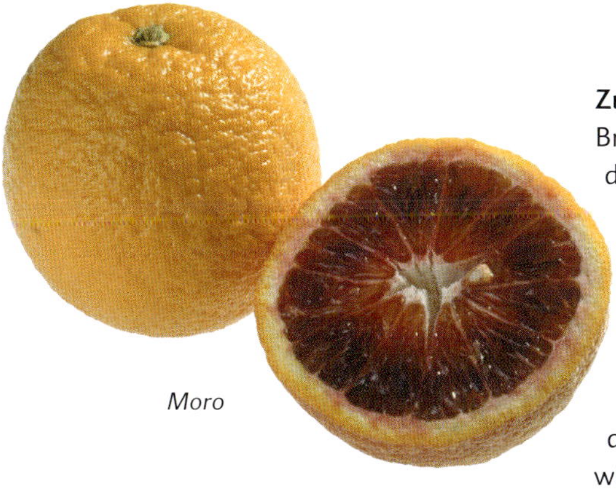

Moro

Markt, geordnet nach ihrer Reifezeit, sind: 'Newhall', 'Navelina', 'Washington Navel', 'Navelate' und 'Lane Late' sowie als Besonderheit die rotfleischige 'Cara Cara'.

Die **gewöhnlichen Orangen**, früher auch Blondorangen genannt, sind eine sehr heterogene Gruppe, zu ihr gehören einige Sorten, die vorwiegend als Saftorangen verwendet werden wie 'Salustiana' und die spät reifende 'Valencia Late' mit zahlreichen Abkömmlingen.

Die Marktbedeutung der **Blutorangen** ist seit Jahren rückläufig. Ihr Fruchtfleisch und auch die Schale bilden bei niedrigen Temperaturen rote Farbstoffe (Anthocyane) aus. Je stärker die Ausprägung der Pigmentierung des Fleisches, desto kräftiger und aromatischer ist der Geschmack. Die bekanntesten Sorten am Markt sind 'Moro', 'Tarocco' und 'Sanguinello' aus Italien, 'Maltaise Sanguine' aus Tunesien, 'Washington Sanguine' aus Marokko und 'Sanguinelli' aus Spanien.

Zuckerorangen haben hauptsächlich in Brasilien, Indien, Pakistan, Ägypten und der Türkei eine gewisse Bedeutung. Sie sind vor allem bei Kindern beliebt, weil ihr Säuregehalt nur etwa 0,1 Prozent (andere Orangen 1 bis 1,5 Prozent) beträgt.

Orangen müssen vollreif geerntet werden, weil sie nicht nachreifen. Die Reife wird durch Erreichen eines bestimmten Zucker-Säure-Verhältnisses, eines Mindestsaftgehaltes und durch den Farbumschlag der Schale bestimmt. Da die Ausfärbung der Schale vom ausreichend großen Unterschied zwischen Tag- und Nachttemperatur abhängt, können auch grünliche Orangen reif sein. Das ist vor allem bei tropischen Herkünften der Fall oder bei Spätsorten, die am Baum durch erneute Bildung von Chlorophyll (grüner Pflanzenfarbstoff) wieder ergrünen. Wichtig bei Ernte und Aufbereitung ist, dass die Schale unverletzt bleibt, um einen vorzeitigen Verderb zu vermeiden. Einige Sorten können ohne Qualitätsverlust mehrere Wochen oder sogar Monate am Baum „gelagert" werden, nach der Ernte sind sie je nach Sorte und

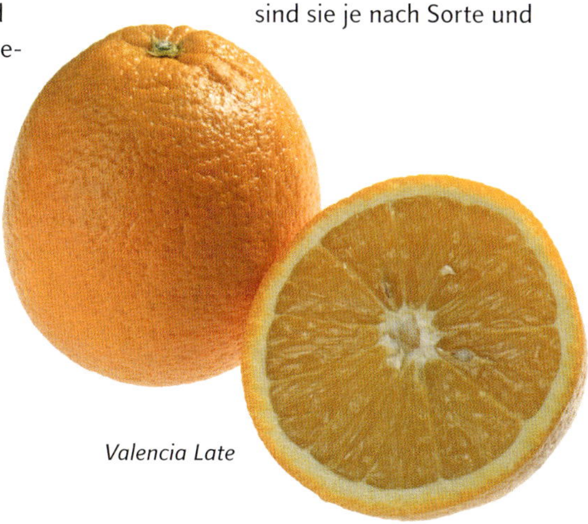

Valencia Late

Herkunft bei 0 bis 9 Grad Celsius und hoher Luftfeuchtigkeit bis zu 5 Monate haltbar.

Orangen werden geschält, in Spalten geteilt und vorwiegend frisch verzehrt. Sie sind eine beliebte Zutat für Fruchtsalate, Süßspeisen, Torten, Cremes, Fruchtsoßen und dienen zur Dekoration von Fleischgerichten.

Ein erheblicher Teil der Gesamternte an Orangen wird bereits in den Anbauländern zu Saft und Konzentrat, Sirup, Marmelade, Pulver und Getränken verarbeitet. Das Schalenöl dient der Aromatisierung von Speisen, Getränken, Likören und Parfüms, die Schale wird frisch und getrocknet als Gewürz verwendet oder kandiert.

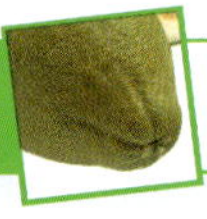

PAMPELMUSE

Die Urheimat der Pampelmuse (engl. shaddock, pummelo), im Handel heute als Pomelo bezeichnet, ist das tropische Thailand und Malaysia. Von dort erfolgte die Verbreitung in ganz Südostasien, nach Indien, Persien und im 12. oder 13. Jahrhundert nach Europa. Mit einem Kapitän namens Shaddock gelangten Samen im 17. Jahrhundert in die Karibik und von dort nach Florida und Kalifornien. Der Hauptanbau findet heute in Thailand, Malaysia, Indonesien, Japan, Taiwan und Südchina statt sowie in geringerem Umfang in Israel, Südafrika, den USA (Florida, Kalifornien) und anderen Zitrusfrüchte produzierenden Ländern. Die Pampelmuse ist nicht mit der Grapefruit zu verwechseln, auch wenn Grapefruits in einigen Ländern fälschlicherweise als Pampelmusen bezeichnet werden.

Seit 2005 hat die Pampelmuse bei uns stetig an Marktbedeutung gewonnen durch die stark zunehmenden Lieferungen der sogenannten „Honig-Pomelo“ aus China. Ihr Marktanteil an der Gesamteinfuhr von Grapefruits und Pampelmusen ist seitdem von 1 Prozent auf 33 Prozent gestiegen. China liefert von September bis Februar/März, ergänzt von September bis Juni durch Israel, dem bisherigen Hauptlieferanten. Geringe Mengen kommen aus Südafrika (Mai bis Juli), Vietnam (Mai bis August) und Thailand (Mai bis September).

Die Pampelmuse wächst auf 5 bis 15 m hohen, anfangs mit langen Dornen besetzten

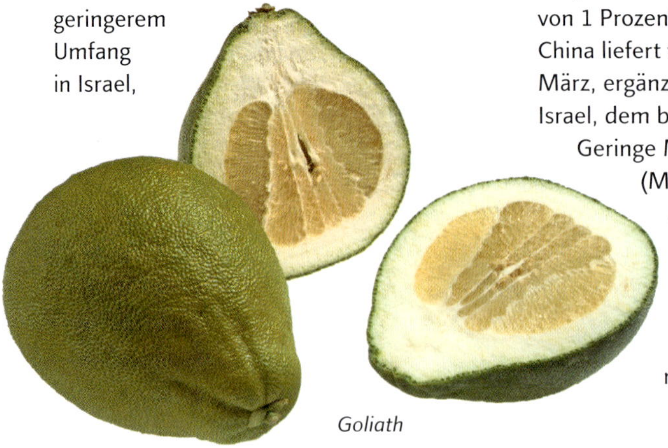

Goliath

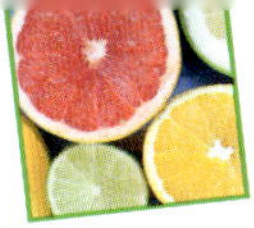

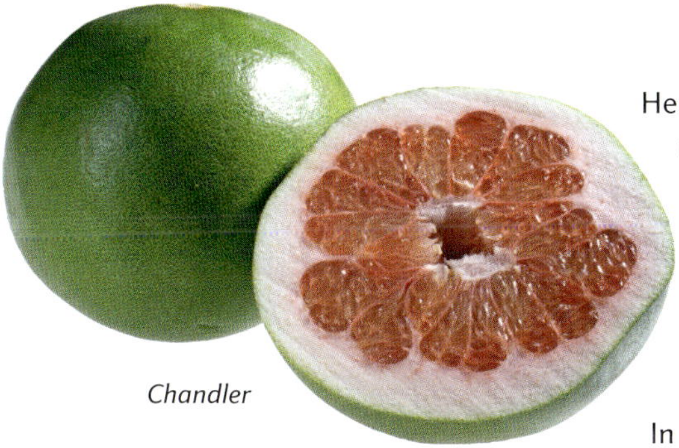

Chandler

Bäumen. Mit einem Gewicht von 0,5 bis 2 kg und einem Durchmesser von 10 bis 25 cm ist sie die größte aller Zitrusfrüchte. Es wird auch von Früchten mit einem Gewicht bis zu 6 kg berichtet. Pampelmusen sind rund, abgeplattet oder birnenförmig, einige mit einem ausgeprägten Hals am Stielansatz. Die Schale ist meist dick und wattig, grünlichgelb oder hellgelb bis gelborange (bei Reife) und entweder völlig glatt oder fein genoppt. Charakteristisch sind die als grüne Punkte sichtbaren Ölzellen. Die 1 bis 3 cm dicke Albedo ist weiß oder leicht pinkfarben, das in 11 bis 18 Segmente geteilte Fruchtfleisch grünlichgelb oder blassgelb, pinkfarben oder tiefrot, sehr saftig oder ziemlich trocken. Die ungleichmäßig großen Segmente lassen sich leicht häuten, die einzelnen Saftzellen hängen nur lose aneinander. Im Allgemeinen enthält die Frucht nur wenige, große, gelbweiße Kerne, manchmal aber auch mehr als 50. Der Geschmack variiert von flachsüß über süß-säuerlich bis stark sauer und kann auch leicht bitter sein. Die Frucht enthält ca. 9 Prozent Kohlenhydrate (Saccharose, Glukose, Fruktose), mehr Kalium als die Grapefruit und 61 mg Vitamin C pro 100 g.

Pampelmusen sind leicht kreuzbar, es gibt daher unzählige Sorten, die sich nach ihrer Herkunft in eine thailändische, chinesische und indonesische Sortengruppe einteilen lassen. Zu uns gelangen vor allem die weißfleischigen 'Guangximi you' („Honig-Pomelo", China) und 'Goliath' (Israel) sowie die rotfleischige 'Chandler' (Israel, Südafrika).

In Asien werden die heranwachsenden Früchte häufig in Papiertüten gewickelt, um sie vor Schädlingen zu schützen und schalenreine Früchte zu erzielen. Die Ernte erfolgt nach 8 bis 12 Monaten. Schon bei Zimmertemperatur sind die Früchte mehrere Wochen haltbar, in China werden sie daher ganzjährig vermarktet. Auch wenn die Schale schon schrumpelt, die Saftigkeit nimmt mit der Lagerung zunächst noch zu. Zu lange gelagerte Früchte können aber bitter werden. Die kommerzielle Lagerung

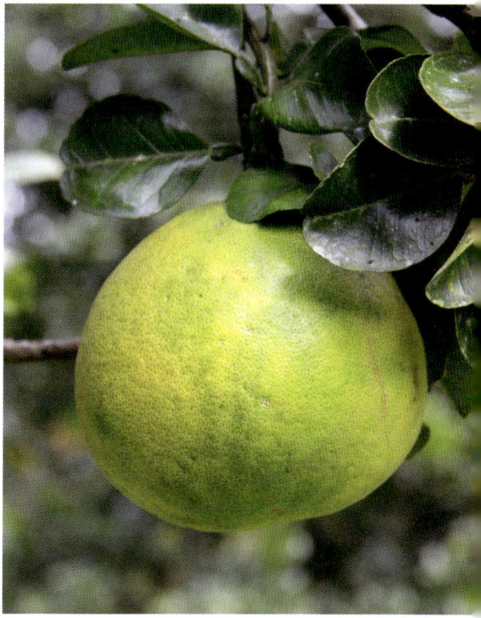

erfolgt – je nach Herkunft – bei 7 bis 9 oder 12 bis 15 Grad Celsius und 90 bis 95 Prozent relativer Luftfeuchtigkeit für 3 bis 6 Monate.

Qualitativ gute Früchte sind für ihre Größe schwer und fest, nur am Blütenende geben sie auf leichten Druck nach. Der Fruchtfleischanteil beträgt bestenfalls 60 Prozent, oft weniger. Im Gegensatz zur Grapefruit wird die Pampelmuse nicht ausgelöffelt, sondern geschält, welches je nach Sorte leichter oder schwieriger vonstattengeht. Anschließend bricht man die einzelnen Segmente auseinander, entfernt die bitteren Segmenthäute und verzehrt die Segmente im Ganzen oder gibt Stücke davon bzw. die leicht zerfallenden einzelnen Saftschläuche in Fruchtsalate. In Thailand stippt man die Segmente gern in eine Mischung aus Zucker, Salz und Chili. Weitere Verwendung findet die Pampelmuse in Süßspeisen, Eiscremes, Säften und anderen Erfrischungsgetränken. Die Industrie verarbeitet die Früchte – zum Teil auch die fleischigen Schalen – zu Marmelade, Gelee und Fruchtsirup. Die Fruchtschalen werden kandiert, dienen der Pektingewinnung und werden als Pulver angeboten. Wer die Schale verarbeiten möchte, sollte versuchen unbehandelte Bio-Ware zu erhalten. Die Blüten werden für die Parfümherstellung, Blätter, Blüten und Fruchtschale auch medizinisch verwendet. Die Pampelmuse spielt als Glück verheißende Frucht eine große Rolle beim Chinesischen Neujahrsfest.

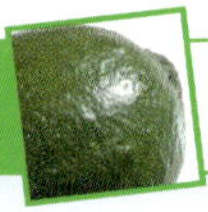

PERSISCHE LIMETTE

Die genaue Herkunft der Persischen, Tahiti- oder Bearss-Limette ist unklar, sie ist vermutlich aus einer natürlichen Kreuzung von Mexikanischer Limette mit der Zitronatzitrone entstanden und wird heute in den Tropen und frostfreien Subtropen kultiviert. Aus dem Orient ist sie wahrscheinlich über Persien, den Mittelmeerraum, dann möglicherweise über Brasilien und Australien nach Tahiti gelangt und Mitte des 19. Jahrhunderts nach Kalifornien, wo sie „Bearss“ genannt wurde. Haupterzeugerländer sind Brasilien, die USA (Südost-Florida, Südkalifornien), Mexiko, weitere Länder Mittel- und Südamerikas, Australien (Ostküste), Israel u. a. Viele Länder produzieren fast ausschließlich für den Export in die USA und nach Europa.

Dank der unterschiedlichen Reifezeiten in den Anbauländern erreichen uns Persische Limetten ganzjährig, per Schiff und als Luftfracht. Hauptlieferland ist Brasilien, mit Abstand gefolgt von Mexiko, Kolumbien, Israel und Venezuela.

Die Bäume sind mit 4 bis 6 m Höhe größer als die der Mexikanischen Limette, auch deutlich kältetoleranter und nahezu dornenlos. Die oft zu mehreren dicht

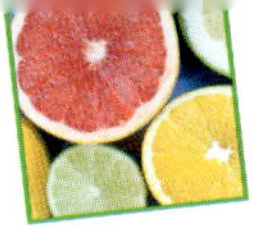

zusammenhängenden, 4,5 bis 6 cm großen Früchte sind rundlich bis oval, zum Stiel hin verjüngt mit einer kleinen Ausstülpung (Nase) am Blütenende und wiegen 75 bis 125 g. Kleine Früchte können äußerlich leicht mit der Mexikanischen Limette oder unreifen Zitronen verwechselt werden. Die glatte, feinporige, sehr dünne Schale ist anfangs dunkelgrün, bei Vollreife grünlichgelb bis blassgelb und verströmt beim Ankratzen den typischen, aromatischen Duft des Limettenöls. Darunter verbirgt sich hellgrünes, ausgesprochen saftiges, in der Regel kernloses Fruchtfleisch, aufgeteilt in 10 bis 11 Segmente. Der Saftgehalt mit bis zu 54 Prozent ist fast doppelt so hoch wie der der Zitrone. Der Geschmack ist sehr sauer, aber milder als der von Zitronen, und mit einer eigenständigen Aromaausprägung, welche jedoch nicht ganz an die der Mexikanischen Limette heranreicht. Erwähnenswerte Inhaltsstoffe sind ca. 6 Prozent Zitronensäure und etwa 47 mg Vitamin C pro 100 g.

Die Frucht wird dunkelgrün geerntet, wenn sie ihre volle Größe und den Mindestsaftgehalt (in USA = 42 Prozent) erreicht hat. Grüne Früchte werden wegen des höheren Säuregehaltes bevorzugt. Ein gelber Fleck auf der Schale entsteht da, wo die Früchte am Baum zusammenhängen und ist kein Mangel. Wird die Schale insgesamt gelblich und matt, gilt die Frucht bereits als überreif und nicht mehr vermarktbar, obwohl innerlich noch einwandfrei. Eine schnelle Kühlung nach der Ernte wird empfohlen. Die Lagerfähigkeit von Limetten ist deutlich schlechter als die von Zitronen, die dünne Schale verliert leicht Wasser und schrumpft. Bei einer Temperatur von 10 Grad Celsius und 90 bis 95 Prozent relativer Luftfeuchtigkeit kann man sie 6 bis 8 Wochen aufbewahren. Zur Verhinderung des Gelbwerdens lässt sie sich auch kurze Zeit bei 8 Grad Celsius halten.

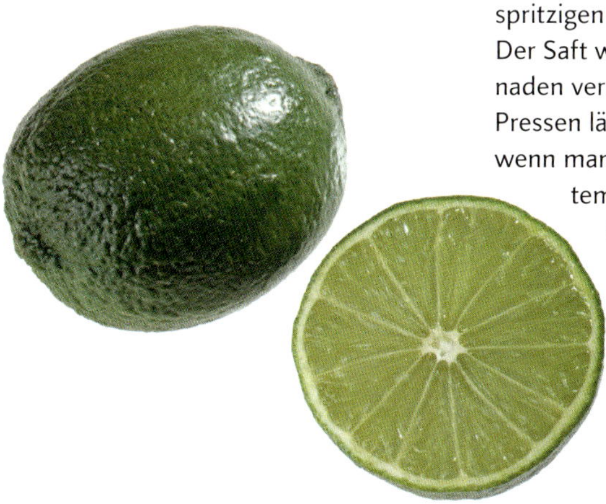

Die Limette gilt praktisch als die „Zitrone der Tropen“, denn man kann die Schale – falls unbehandelt – und den im Kühlschrank gut haltbaren Saft in der gleichen Weise wie Zitronen verwenden. Auch bei uns nimmt der Limettenverbrauch zu, als Würze in Salaten, zu Fleisch, Fisch und anderen Meeresfrüchten oder zur Verwendung in Kaltschalen, Salatsoßen, Quarkspeisen und spritzigen Cocktails (klassisch: Caipirinha). Der Saft wird gern zur Bereitung von Limonaden verwendet, die Saftausbeute beim Pressen lässt sich übrigens noch erhöhen, wenn man die Frucht vorher unter leichtem Druck mit der Hand auf einer festen Unterlage hin und her rollt. Danach ist jedoch gründliches Händewaschen zu empfehlen, da das Schalenöl hautreizend wirken kann. Die sonstige Verwendung kann wie bei der Mexikanischen Limette erfolgen.

ZITRONATZITRONE

Als Heimat der Zitronat- oder Zedratzitrone gilt Nordostindien mit Wildvorkommen an den Ausläufern des Himalajas. Mit dem Volk der Meder im 7. Jahrhundert v. Chr. in den Mittleren Osten gelangt, erreichte sie schon 300 v. Chr. mit Alexander dem Großen als erste Zitrusfrucht den Mittelmeerraum. Die Frucht ist heute über den asiatischen Raum und das Mittelmeergebiet hinaus auch in der Karibik sowie in Nord- und Südamerika verbreitet. Die Hauptanbauländer sind Italien (Sizilien, Kalabrien), Frankreich (Korsika) und Griechenland (Kreta, Korfu), daneben Israel, Marokko und Puerto Rico. Die Frischfrucht ist selten auf unseren Märkten zu finden, geringe Einfuhren erhalten wir manchmal aus Israel, Marokko oder Italien im September und Oktober.

Die Zitronatzitrone ist die Frucht eines stark bedornten, buschartig wachsenden, nur 2 bis 4 m hoch werdenden Baumes. Das stark frostanfällige, immergrüne Gehölz blüht und fruchtet nahezu ganzjährig, die Haupternte geht jedoch aus der Frühjahrsblüte hervor. Gestalt, Größe und Gewicht der stark duftenden Früchte sind – je nach Sorte – sehr unterschiedlich. Sie können 14 bis 25 cm lang, 8 bis 15 cm dick und bis zu 2 kg schwer werden. Die außen warzig-runzelige oder glatte, fest anhaftende, glänzende Schale ist durch den hohen Albedoanteil außergewöhnlich dick und macht 60 bis 70 Prozent der gesamten Frucht aus. Das schwach entwickelte, feste, kaum saftige Fruchtfleisch ist blassgelb oder grünlich gefärbt, in bis zu 15 Segmente unterteilt, stark kernhaltig und schmeckt säuerlich-herb oder süß.

Es gibt verschiedene Sorten und Varietäten, die entweder saures oder süßes Fruchtfleisch aufweisen. Als Beispiele seien genannt: 'Cedro di Diamante' (Hauptsorte Kalabriens, sauer), 'Cédrat de Corse' (Hauptsorte Korsikas, süß), 'Etrog' oder 'Ethrog' (Hauptsorte Israels, sauer). Eine Kuriosität ist die in Süd- und Ostasien weit verbreitete Gefingerte Zitrone (Buddhas Hand), eine Varietät mit verschiedenen Sorten, die von Indien bis Japan wegen ihres noch stärkeren Duftes gerne zum Parfümieren von Kleidung und Räumen, in religiösen Zeremonien sowie zu diversen medizinischen Zwecken verwendet wird. Die Frucht ist ganz oder teilweise der Länge nach in

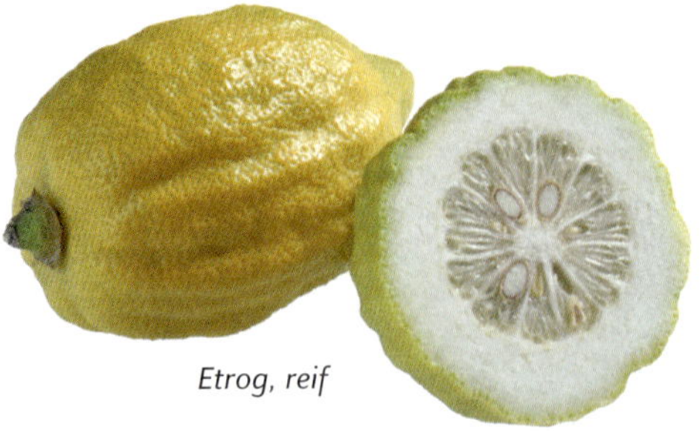

Etrog, reif

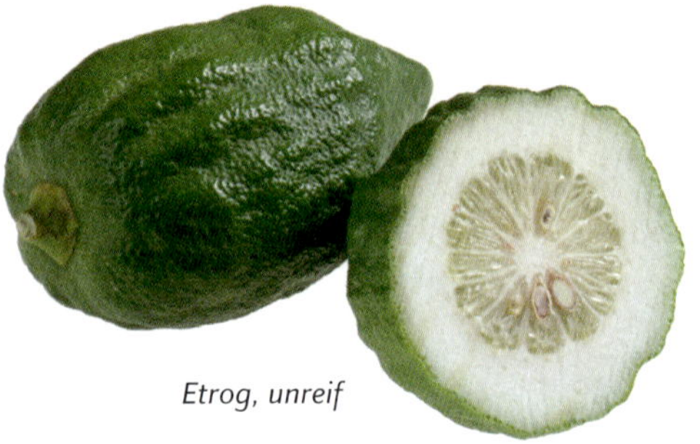

Etrog, unreif

fingerartige, kein Fleisch enthaltende Segmente aufgeteilt, wobei jedes vollständig von der Schale umschlossen ist.

Für den Frischverzehr ist die Zitronatzitrone ungeeignet, in einigen Ländern Asiens wird aber die rohe Schale zu Reis gegessen. Zur industriellen Verarbeitung werden die meist grün geernteten Früchte längs halbiert, das Fruchtfleisch mit Kernen wird entfernt und die äußere Schale abgeschält. Die Fruchtschalenhälften werden zur Fermentierung in Fässern mit Salzwasser (traditionell Meerwasser) bis zu 1 Monat eingelegt. So kommen sie auch zum Versand. Zur weiteren Verarbeitung – heute meist schon im Erzeugerland – wird das Salz aus den Hälften ausgewaschen und die Schalen werden in Zuckerlösung gekocht, d. h. kandiert. Abschließend glasiert man sie nach leichtem Austrocknen der Oberfläche mit einem Zuckerguss. Die Hälften kommen im Ganzen oder unglasiert in Würfeln zum Verkauf. Das Endprodukt wird in Süddeutschland Zitronat, in Norddeutschland Sukkade genannt. Zitronat ist – auch in Mischungen mit anderen kandierten Früchten – unentbehrliche Zutat und Gewürz, insbesondere für viele Weihnachtsbackwaren wie Lebkuchen, Stollen und Früchtebrot. Des Weiteren dienen Frucht bzw. Fruchtsaft zur Herstellung von Marmeladen, Gelees, Sirup und Getränken. „Kitro“ aus Naxos ist ein Likör, der überwiegend aus den Blättern der Zitronatzitrone destilliert wird.

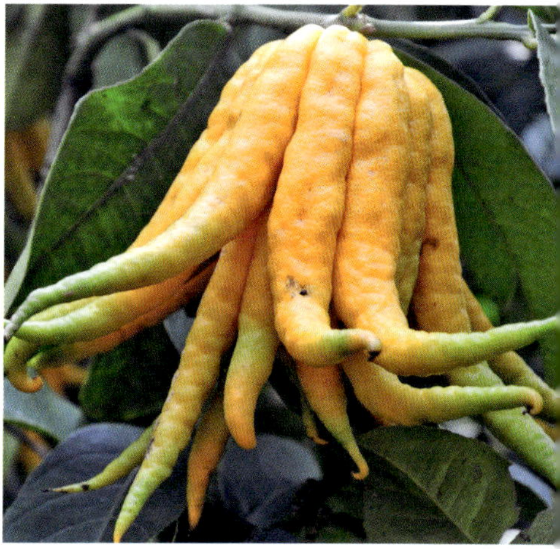

Gefingerte Zitrone oder Buddhas Hand

ZITRONE

Die Zitrone stammt wahrscheinlich aus der Punjab-Region in Pakistan und Indien und soll als Hybride aus Zitronatzitrone und Bitterorange entstanden sein. Mit den Arabern gelangte sie über den Mittleren Osten in den Mittelmeerraum, um 1150 nach Spanien, dann nach Italien und in andere Länder. Kolumbus brachte sie schließlich nach Haiti. Zitronen gedeihen am besten unter subtropischen Bedingungen. Die größten Produzenten sind Indien, Argentinien, China, Spanien, der Iran, die Türkei, die USA und Italien. Weltgrößter Exporteur ist Argentinien, gefolgt von Spanien, Südafrika und der Türkei. Zitronen sind ganzjährig in gleichbleibender Menge am Markt; unser

Hauptlieferant ist Spanien (57 Prozent), gefolgt von Italien, Argentinien, der Türkei und Südafrika, Nebenlieferanten sind Griechenland, Zypern und Uruguay.

Zitronen wachsen an immergrünen, oft stark bedornten Bäumen und sind kälteempfindlicher als Orangen, Mandarinen oder Grapefruits. Während die Letztgenannten in der Regel nur einmal im Jahr blühen, können Zitronen das ganze Jahr über blühen und fruchten und damit bis zu vier Ernten hervorbringen. Die Früchte sind rund, oval, ei- oder spindelförmig, 5 bis 12 cm lang, 4 bis 8 cm breit und 50 bis 250 g schwer. Am Stielansatz haben sie oft einen kurzen Hals und am Blütenende meist eine spitzkegelförmige Ausstülpung (Nippel). Die raue oder fast glatte Schale ist bei der Reife hellgelb bis kräftig gelb, hat vorstehende Ölzellen und haftet am Fleisch. Das blassgelbe Fruchtfleisch ist in 6 bis 13 Segmente unterteilt und kann bis zu 10 Kerne enthalten. Die wichtigsten Qualitätsmerkmale der Zitrone sind ihr Saftgehalt, eine dünne Schale und wenige Kerne. Kleine und schwere Früchte haben viel Saft, große und leichte Zitronen dagegen einen geringen Saftanteil.

An Inhaltsstoffen sind besonders der hohe Gehalt an Fruchtsäuren, vorwiegend Zitronensäure (3,5 bis 8 Prozent) und 51 mg Vitamin C pro 100 g zu erwähnen; ferner Pektin, Hesperidin als Hauptflavanonglykosid und das ätherische Schalenöl mit dem Hauptbestandteil Limonen. Das Aroma setzt sich aus über 300 flüchtigen Stoffen zusammen mit dem sogenannten Citral als Hauptkomponente.

Von den zahlreichen Zitronensorten hat die Sorte 'Eureka' für den weltweiten Handel die größte Bedeutung, sie wird vor allem außerhalb des Mittelmeerraumes angebaut. 'Primofiori' ('Fino') und 'Verna' sind die Hauptsorten Spaniens, 'Interdonato', 'Lamas' und 'Kütdiken' die Hauptsorten der Türkei.

Zitronen können nicht nur einige Monate ohne Qualitätsverlust am Baum bleiben, sie sind auch gut lagerfähig. Als kälteempfindliche Frucht halten sie sich bei 10 bis 12 Grad Celsius und 85 bis 95 Prozent relativer Luftfeuchtigkeit bis zu 9 Monate.

Obwohl das Fruchtfleisch von Zitronen nur selten direkt verzehrt wird, sind sie aus unserer Küche kaum wegzudenken. Zitronensaft dient der Aromatisierung und Verfeinerung von zahlreichen Desserts, Soßen, Speiseeis, Erfrischungsgetränken, Likören, Gebäck sowie Fleisch- und Fischgerichten. Darüber hinaus stellen die geriebene Schale frischer, unbehandelter Zitronen und getrocknete Schalen ein hoch geschätztes Würzmittel für Gebäck und Süßspeisen dar. Zitronenschalen werden auch kandiert, gewürfelt oder als halbe Schalen angeboten. Das Schalenöl findet in der gesamten Lebensmittel verarbeitenden Industrie sowie in der Pharmazie und Parfümerie Verwendung. Zitronensaft wird gern bei Erkältungskrankheiten eingesetzt, soll bei kleineren Hautverletzungen, Insektenstichen und Zahnfleischbluten helfen und wird in vielen Hautpflegemitteln verwendet.

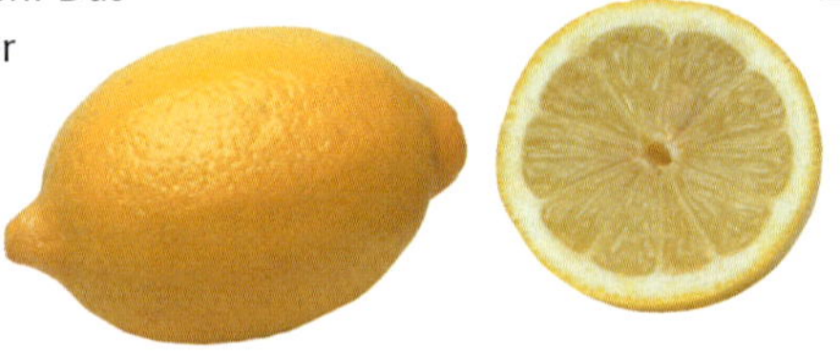

8 VERBRAUCHER-SCHUTZ

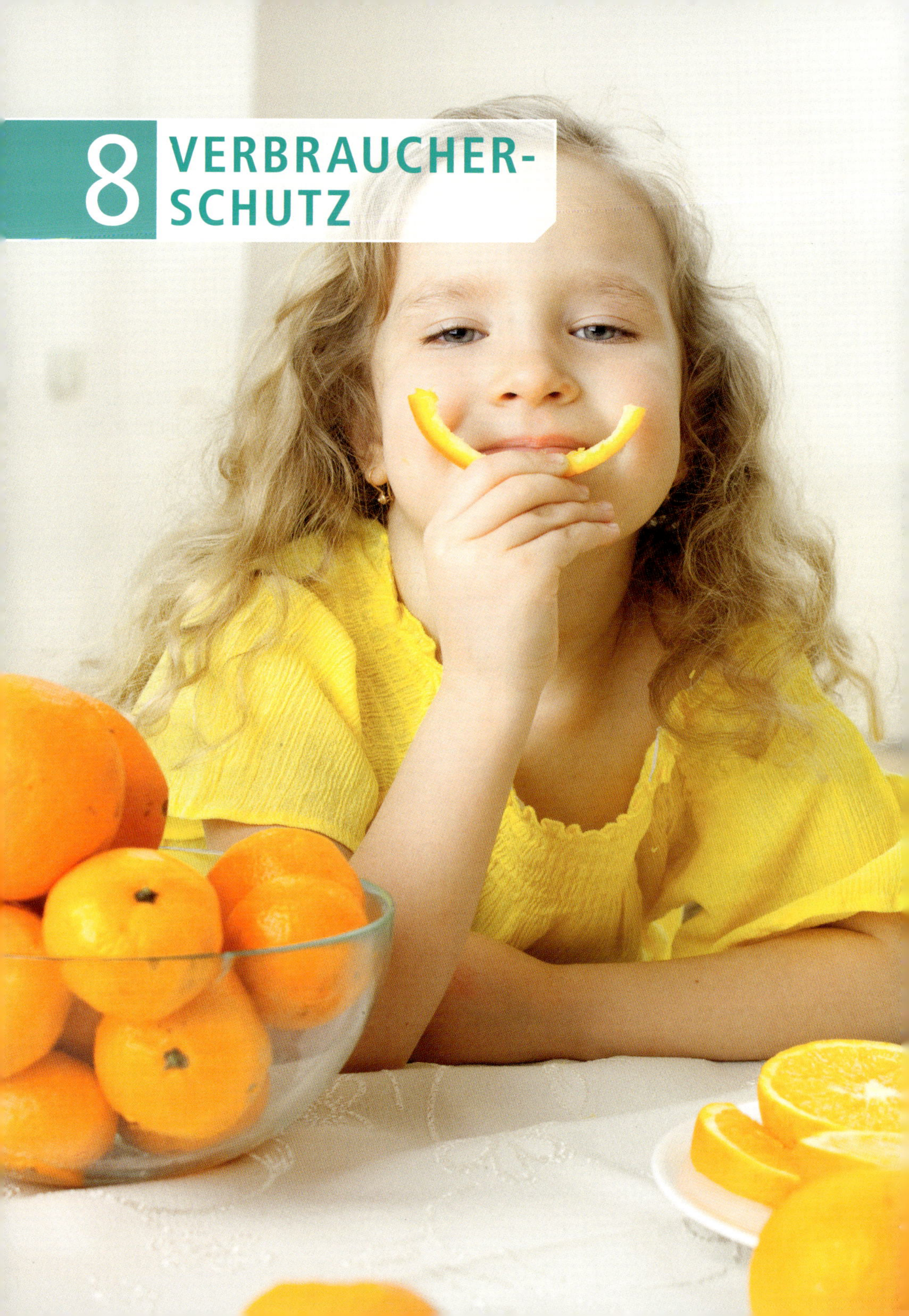

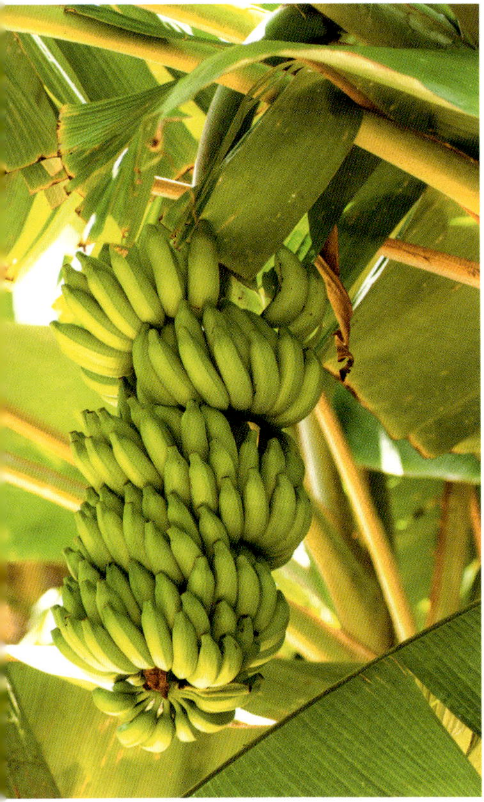

Wie für alle Handelsgüter gelten für das Erzeugen/Herstellen, Behandeln und Inverkehrbringen von Exoten und Zitrusfrüchten eine Reihe von Vereinbarungen, Gesetzen und Verordnungen. Diese sollen einerseits den Handelsfluss vereinfachen (auch über Ländergrenzen hinweg) und andererseits den Verbraucher vor wirtschaftlichen und gesundheitlichen Nachteilen schützen. Die wichtigsten Grundlagen für diese Warengruppe werden im Folgenden kurz erläutert.

Bezüglich der Vermarktungsnormen sei erwähnt, dass führende Handelsunternehmen häufig noch weitergehende, oftmals strengere Vorschriften hinsichtlich der Qualität, Sortierung und Aufmachung der Erzeugnisse festgelegt haben und deren Einhaltung von ihren Lieferanten einfordern.

VERMARKTUNGSNORMEN

Als Naturprodukte sind Exoten und Zitrusfrüchte nicht als standardisierte Ware zu produzieren. Trotz zahlreicher Bemühungen in dieser Richtung und immer fortschrittlicheren Anbaumethoden ergibt die Ernte unterschiedliche Produkte an Qualität und Größe, auch in Abhängigkeit des jeweiligen Saisonverlaufs mit den entsprechenden Witterungseinflüssen.

Um dem Erzeuger, dem Verbraucher und allen übrigen Beteiligten der Handelskette die gewünschten Qualitäts- und Preisvergleiche zu ermöglichen, gelten in der Europäischen Union (EU) Vermarktungsnormen, die in allen Mitgliedstaaten in gleicher Weise Gültigkeit haben.

Durch die Verordnung (EU) Nr. 543/2011 gelten für sieben Obstarten **spezielle Vermarktungsnormen**, unter die auch detaillierte Vorgaben für Kiwis und Zitrusfrüchte (Orangen, Mandarinengruppe, Zitronen) fallen. Für alle anderen unter die **Marktorganisation für Obst und Gemüse** fallenden Obstarten (einschließlich Exoten und andere Zitrusfrüchte wie z. B. Grapefruits, Pampelmusen und Limetten) wurde eine **allgemeine Vermarktungsnorm** eingeführt. Diese besteht im Wesentlichen aus einer Mindestqualität und Mindestreifeanforderungen, verzichtet jedoch auf eine Einteilung

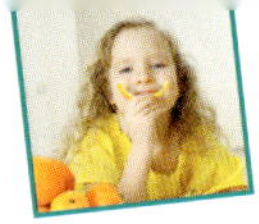

in Güteklassen, schreibt aber die Kennzeichnung des Packers und/oder Absenders und des Ursprungslandes vor.

Jeder Wirtschaftsbeteiligte kann – alternativ zur allgemeinen Vermarktungsnorm und auf freiwilliger Basis – seine Ware auch unter Einhaltung der produktspezifischen **UNECE-Normen** (s. Tabelle 3 Seite 144) anbieten. Er kann damit nicht nur weitere 14 Obstarten entsprechend sortieren und mit einer Klassenkennzeichnung versehen, er erhält auch die Möglichkeit, von der allgemeinen Vermarktungsnorm abzuweichen. Voraussetzung ist dann allerdings, dass die jeweilige UNECE-Norm – z. B. in der Klasse II oder in den Vorgaben für mögliche Toleranzen – ausdrücklich produktspezifische Mängel zulässt, die eigentlich gegen die in der allgemeinen Vermarktungsnorm definierten Anforderungen verstoßen. Das mag zunächst unlogisch erscheinen, hat aber den Vorteil, dass so eine häufig gewünschte Einteilung in Güteklassen und eine entsprechende Kennzeichnung möglich ist.

Die EU-Vermarktungsnormen gelten auch, wenn Obst und Gemüse verschiedener Arten gemäß Artikel 7 der Verordnung (EU) Nr. 543/2011 gemeinsam in einer sogenannten **Mischpackung** (z. B. Apfel, Birne, Orange) angeboten werden.

Darüber hinaus gibt es für 21 Warenarten (Exoten und bestimmte Zitrusfrüchte, s. Tabelle 3 Seite 144) Normen des **Codex Alimentarius Komitees für die Normung von frischem Obst und Gemüse**. Bei den Codex-Normen handelt es sich um Empfehlungen, die freiwillig als private Normen angewandt werden können. Die allgemeine Vermarktungsnorm muss dennoch eingehalten werden, da die Codex-Normen – anders als die UNECE-Normen – gemäß Verordnung (EU) Nr. 543/2011 nicht als Alternative zur allgemeinen Vermarktungsnorm anerkannt sind.

Die zuvor genannten produktspezifischen EU-, UNECE- und Codex-Normen sind alle nach dem nachfolgenden Schema aufgebaut, welches durch Anforderungen für die einzelnen Fruchtarten ergänzt werden kann.

Mindesteigenschaften

Exoten und Zitrusfrüchte müssen sein:

- ganz, gesund, sauber (d. h. frei von Schmutz, Erde und sichtbaren Rückständen von Dünge- und Schädlingsbekämpfungsmitteln),
- praktisch frei von Schädlingen und frei von Schäden durch Schädlinge, die das Fleisch beeinträchtigen ,
- frei von fremdem Geruch oder Geschmack,
- frei von anomaler äußerer Feuchtigkeit,
- ausreichend entwickelt und reif (Ausnahme Bananen).

Mindestreife

Die Anforderung für eine Mindestreife gilt insbesondere für einige Obstarten, bei denen Mindestwerte für die lösliche Trockensubstanz ausgedrückt in Grad Brix (= Wert für den Zuckergehalt), das Zucker-Säure-Verhältnis, den Saftgehalt oder den Höchstwert für die Fruchtfleischfestigkeit festgelegt wurden.

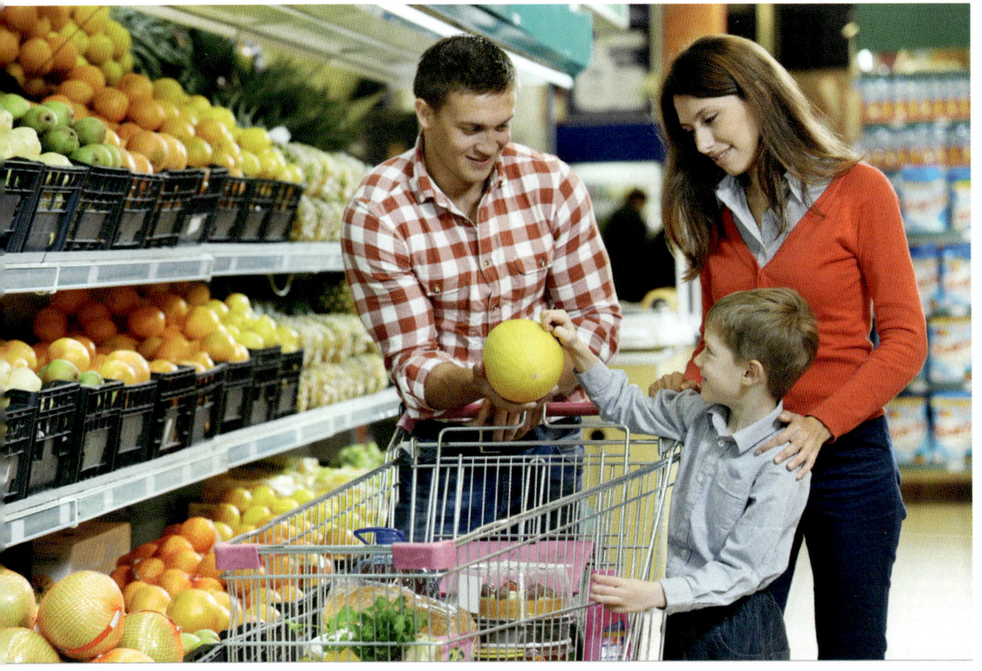

Das gilt allerdings nicht für Bananen, da deren Vermarktungsnorm nur für grüne, ungereifte Ware gilt. Nach der Reifung, die nach dem Transport immer erst im Verbraucherland stattfindet, unterliegen Bananen nur noch den allgemeinen Vorschriften für Lebensmittel.

Die Normen enthalten keine weiteren Bestimmungen zu wertgebenden Inhaltsstoffen wie Vitaminen oder Mineralstoffen.

Je nach Qualität werden Exoten und Zitrusfrüchte in die Klassen „Extra", „I" oder „II" eingestuft. Die Unterteilung erfolgt nach Gütemerkmalen, die ohne großen apparativen Aufwand zu bewerten sind.

Klasse Extra
Höchste bzw. hervorragende Qualität, sortentypisch in Form, Größe und Färbung. Sehr leichte Oberflächenfehler sind erlaubt, ansonsten sind keine Mängel zugelassen.

Klasse I
Gute Qualität, typische Merkmale der Sorte, zulässig sind leichte Fehler in Form, Entwicklung und Färbung.

Klasse II
Zu den Erzeugnissen dieser Klasse zählen alle Früchte, die nicht in höhere Klassen eingestuft werden können, aber die genannten Mindesteigenschaften erfüllen.

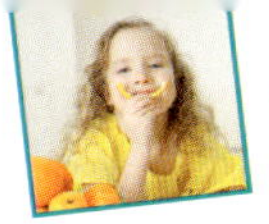

Größensortierung
Die Erzeugnisse werden nach Größe (Durchmesser, Länge oder Gewicht) sortiert. Anforderungen an die Gleichmäßigkeit gewährleisten eine produktschonende Verpackung sowie Transparenz für die Preisgestaltung.

Aufmachung
Die Erzeugnisse müssen produktschonend verpackt werden. In einem Packstück dürfen nur Erzeugnisse gleicher Qualität und aus demselben Ursprungsland (Ernteland) verpackt sein. Bei bestimmten Obstarten wie z. B. Äpfeln, Birnen oder Tafeltrauben ist die Mischung deutlich unterscheidbarer Sorten in einem Packstück erlaubt.

KENNZEICHNUNGSVORSCHRIFTEN

Beim Verkauf von frischen Exoten und Zitrusfrüchten (gilt auch für lose Ware) ist die Angabe von **Grundpreis** und **Artikelbezeichnung** generell vorgeschrieben.
Für Waren, die einer Vermarktungsnorm unterliegen, muss außerdem die **Angabe des Packers und/oder Absenders, des Ursprungs** (Erzeugerland) und gegebenenfalls der **Klasse** und der **Sorte** bzw. **des Handelstyps** hinzugefügt werden. Diese Angaben müssen für den Verbraucher gut sichtbar und leicht lesbar sein.

Frische Früchte in **Fertigpackungen** müssen wie folgt gekennzeichnet sein:

- Name oder Firma und Anschrift des Herstellers, Verpackers oder eines in der EU niedergelassenen Verkäufers
- Artikelbezeichnung
- Losnummer
- Mengenangabe nach Gewicht oder Stückzahl zum Zeitpunkt des Abpackens

Ferner muss auf der Verpackung oder einem besonderen Schild angegeben sein:

- Preis der Packung einschließlich Grundpreis

Für Ware, die der allgemeinen Vermarktungsnorm unterliegt, muss zusätzlich angegeben sein:

- Packer und/oder Absender
- Ursprung (Erzeugerland)

Für Ware, die der speziellen Vermarktungsnorm unterliegt oder bei der die UNECE-Norm angewandt wurde, muss zusätzlich angegeben sein:

- Ursprung (Erzeugerland)
- Klasse
- gegebenenfalls Sorte oder Handelstyp
- gegebenenfalls Größe

Erzeugnisse aus Exoten und Zitrusfrüchten in Fertigpackungen müssen mit diesen Angaben gekennzeichnet sein:

- Art des Lebensmittels durch die Verkehrsbezeichnung
- Mengenangabe nach Gewicht, ggf. Abtropfgewicht oder Stückzahl
- Name oder Firma und Anschrift des Herstellers, Verpackers oder eines in der EU niedergelassenen Verkäufers
- Zutatenliste
- Mindesthaltbarkeitsdatum
- Preisauszeichnung

Tabelle 3: Vermarktungsnormen

A. Spezielle EU-Vermarktungsnormen (Stand 1. November 2013)[1]				
Warenart		**Klassen**		
1.	Kiwis	Extra	I	II
2.	Zitrusfrüchte (Orangen, Zitronen, Mandarinen-Gruppe)	Extra	I	II
B. EU-Vermarktungsnorm[1]				
1.	Bananen* *Die Norm gilt nur für grüne, nicht gereifte Ware zum Zeitpunkt der Einfuhr gemäß VO (EU) Nr. 1333/2011	Extra	I	II
C. UNECE-Normen[2]				
1.	Ananas	Extra	I	II
2.	Annonen (Cherimoya, Schuppenapfel, Atemoya, Stachelannone)	Extra	I	II
3.	Avocados	Extra	I	II
4.	Datteln	Extra	I	II
5.	Feigen	Extra	I	II
6.	Kiwis	Extra	I	II
7.	Mangos	Extra	I	II
8.	Zitrusfrüchte (Orangen, Zitronen, Mandarinen-Gruppe, Persische Limetten, Mexikanische Limetten, Süße Indische Limetten, Grapefruit, Pampelmusen)	Extra	I	II
D. Codex-Normen[3]				
1.	Ananas	Extra	I	II
2.	Avocados	Extra	I	II
3.	Bananen	Extra	I	II
4.	Grapefruits	Extra	I	II
5.	Granatäpfel	Extra	I	II
6.	Guaven	Extra	I	II
7.	Kaktusfeigen	Extra	I	II
8.	Kapstachelbeeren (Physalis)	Extra	I	II
9.	Karambolen	Extra	I	II
10.	Limetten, Mexikanische	Extra	I	II
11.	Limetten, Persische	Extra	I	II
12.	Litschis	Extra	I	II
13.	Longan	Extra	I	II
14.	Mangos	Extra	I	II
15.	Mangostane	Extra	I	
16.	Orangen	Extra	I	II
17.	Papayas	Extra	I	II
18.	Pitayas	Extra	I	II
19.	Pampelmusen	Extra	I	II
20.	Rambutan	Extra	I	II
21.	Tamarillos (Baumtomaten)	Extra	I	II

[1] www.ble.de
[2] www.unece.org/trade/agr/standard/fresh/ffv-standardse.html
[3] www.codexalimentarius.org/standards/list-of-standards/en/?no_cache=1

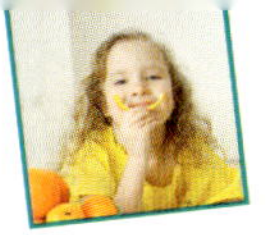

NACHERNTEBEHANDLUNG

Frisches Obst und Gemüse, das nicht zerteilt, geschnitten oder anders zerkleinert ist, darf nach der Ernte zur Verlängerung der Haltbarkeit mit bestimmten Lebensmittelzusatzstoffen wie Überzugmitteln und/oder Konservierungsstoffen behandelt werden. Bei frischen Zitrusfrüchten können darüber hinaus Nacherntebehandlungsmittel eingesetzt werden.

Die nachstehenden Tabellen geben einen Überblick über die zulässigen Lebensmittelzusatzstoffe, ihre Höchstmengen und Kenntlichmachung, über Nacherntebehandlungsmittel und ihre Kenntlichmachung sowie die gesetzlichen Grundlagen.

Tabelle 4: Kenntlichmachung von Lebensmittelzusatzstoffen zur Oberflächenbehandlung bei frischem Obst

Lebensmittelzusatzstoff		Lebensmittel	Höchstmenge	Kenntlichmachung (*)
Candelillawachs[2]	E 902	Frische Zitrusfrüchte, Melonen, Äpfel, Birnen, Pfirsiche, Ananas, Überzug für Nüsse	quantum satis[1]	„gewachst" nur bei frischen Zitrusfrüchten, Melonen, Äpfeln, Birnen
Bienenwachs (weiß und gelb)[2]	E 901	Frische Zitrusfrüchte, Melonen, Äpfel, Birnen, Pfirsiche, Ananas, Bananen, Mangos, Avocados, Granatäpfel, Überzug für Nüsse	quantum satis[1]	
Schellack[2]	E 904	Frische Zitrusfrüchte, Melonen, Äpfel, Birnen, Pfirsiche, Ananas, Mangos, Avocados, Granatäpfel, Papayas, Überzug für Nüsse	quantum satis[1]	
Carnaubawachs[2]	E 903		200 mg/kg	
Mikrokristallines Wachs[2]	E 905	Melonen, Papayas, Mangos, Avocados, Ananas	quantum satis[1]	keine
Montansäureester[2]	E 912	Frische Zitrusfrüchte, Melonen, Mangos, Papayas, Avocados, Ananas	quantum satis[1]	„gewachst" nur bei frischen Zitrusfrüchten, Melonen
Polyethylenwachsoxidate[2]	E 914			
Zuckerester von Speisefettsäuren[2]	E 473	Frische Früchte	quantum satis[1]	keine
Zuckerglyceride[2]	E 474			
Glycerinester aus Wurzelharz[2]	E 445	Zitrusfrüchte	50 mg/kg	keine

(*) bei der Abgabe an den Verbraucher

[1] quantum satis: nach guter Herstellungspraxis nur in der Menge verwendet, die erforderlich ist, um die gewünschte Wirkung zu erzielen, und unter der Voraussetzung, dass der Verbraucher nicht irregeführt wird.

[2] Überzugmittel (einschließlich Gleitmittel) sind Stoffe, die der Außenoberfläche eines Lebensmittels ein glänzendes Aussehen verleihen oder einen Schutzüberzug bilden.

Tabelle 5: Kenntlichmachung von Lebensmittelzusatzstoffen zur Konservierung von frischem Obst

Lebensmittelzusatzstoff		Lebensmittel	Höchstmenge	Kenntlichmachung (*)
Sorbinsäure	E 200	Ungeschälte frische Zitrusfrüchte	20 mg/kg	„mit Konservierungsstoff" oder „konserviert"
Kaliumsorbat	E 202			
Calciumsorbat	E 203			
Schwefeldioxid – Sulfite (berechnet als SO_2)	E 220 bis E 228	Tafeltrauben, frische Litschis (in den essbaren Teilen), Heidelbeeren (nur Vaccinium corymbosum)	10 mg/kg	keine (ein SO_2-Gehalt von nicht mehr als 10 mg/kg gilt als nicht vorhanden)

Tabelle 6: Kenntlichmachung von Nacherntebehandlungsmitteln bei frischem Obst

Wirkstoff	Lebensmittel	Kenntlichmachung (*)
Thiabendazol (nach der Ernte)	Zitrusfrüchte	„konserviert mit Thiabendazol"
Andere Behandlungsmittel (nach der Ernte)	Orangen, Mandarinengruppe, Zitronen	Angabe des Konservierungsmittels

(*) bei der Abgabe an den Verbraucher; **Hinweis:** Werden die o. g. Wirkstoffe vor der Ernte verwendet, so ist eine Kenntlichmachung nicht erforderlich; immer sind jedoch die jeweiligen Rückstandshöchstgehalte einzuhalten.

Tabelle 7: Rechtliche Grundlagen

Rechtliche Grundlagen	Diese Verordnung
Verordnung (EG) Nr. 1333/2008 über Lebensmittelzusatzstoffe	regelt die zulässigen Lebensmittelzusatzstoffe, mit denen frisches Obst und Gemüse nach der Ernte behandelt werden darf, wie z. B. Überzugmittel und Konservierungsstoffe.
Zusatzstoff-Zulassungsverordnung (ZZulV)	regelt die Kenntlichmachung von Lebensmittelzusatzstoffen bei loser Ware.
Verordnung (EG) Nr. 396/2005 über Höchstgehalte an Pestizidrückständen in oder auf Lebens- und Futtermitteln pflanzlichen und tierischen Ursprungs und zur Änderung der Richtlinie 91/414/EWG des Rates	regelt die bei den Obst- und Gemüsearten zulässigen Rückstandshöchstgehalte von Pflanzenschutzmitteln einschließlich Nacherntebehandlungsmitteln.
Lebensmittel-Kennzeichnungsverordnung (LMKV)	regelt die Kennzeichnung der zulässigen Lebensmittelzusatzstoffe im Zutatenverzeichnis jeder Fertigpackung.
Verordnung (EU) Nr. 1169/2011 des Europäischen Parlaments und des Rates betreffend die Information der Verbraucher über Lebensmittel (LMIV)	ersetzt die Lebensmittel-Kennzeichnungsverordnung ab dem 13. Dezember 2014.
Rückstands-Höchstmengenverordnung (RHmV)	regelt die Kenntlichmachung des nach der Ernte zum Zwecke der Haltbarmachung bei Zitrusfrüchten aufgebrachten Thiabendazols auf den Verpackungen oder einem Schild neben der Ware bei loser Ware.
Durchführungsverordnung (EU) Nr. 543/2011 mit Durchführungsbestimmungen zur Verordnung (EG) Nr. 1234/2007 des Rates für die Sektoren Obst und Gemüse (Teil 2: Vermarktungsnormen für Zitrusfrüchte, VI. D.)	regelt die Kennzeichnung der nach der Ernte bei Orangen, der Mandarinengruppe und Zitronen aufgebrachten Konservierungsmittel oder sonstigen chemischen Stoffen auf Packstücken einschließlich Fertigpackungen.

9 ANHANG

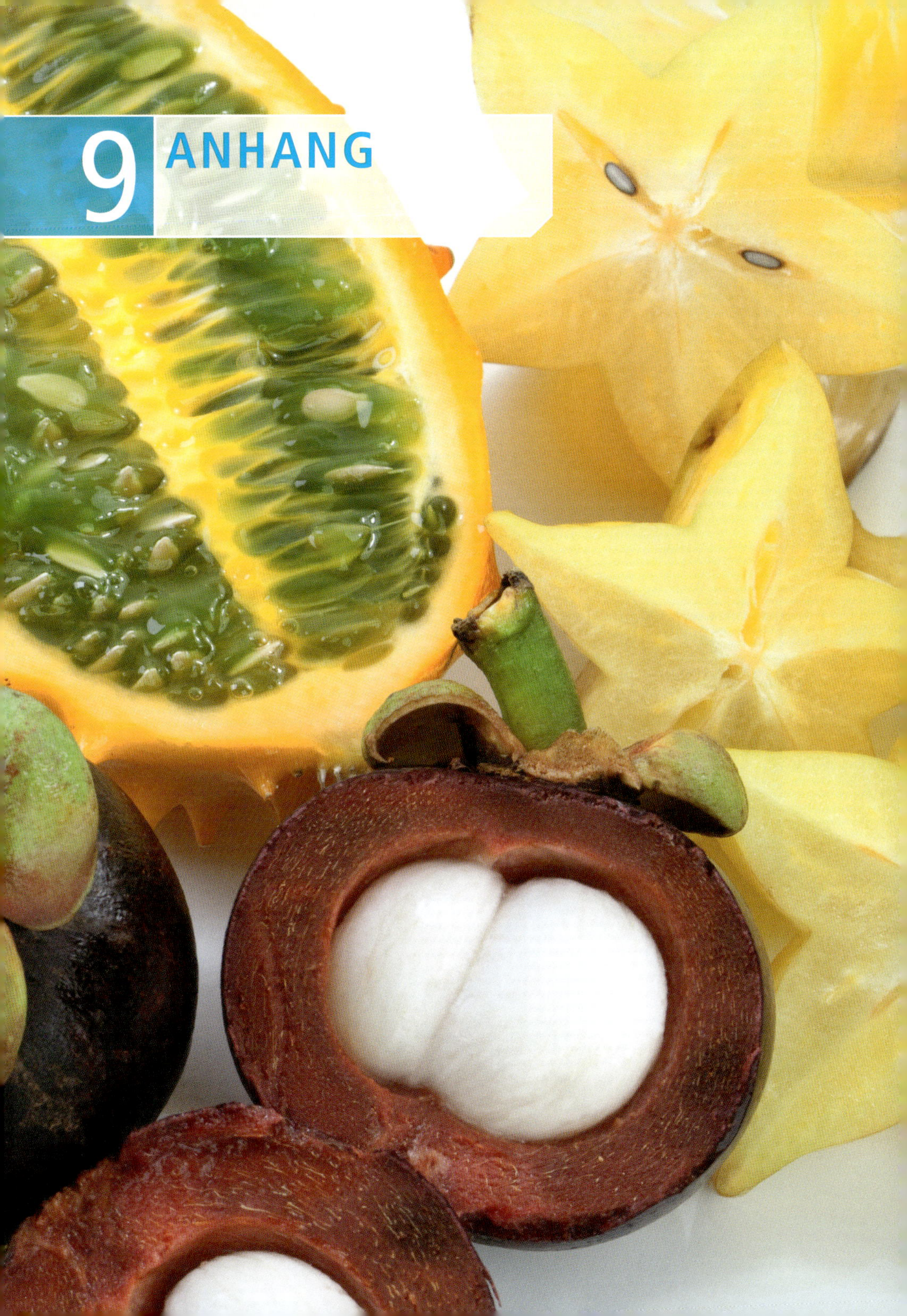

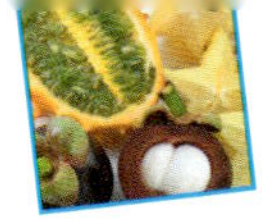

Nährwerttabelle ausgewählter Beispiele	je 100 g verzehrbarer Anteil															Quelle
	Energie		Hauptnährstoffe			Gesamt-ballaststoffe	Mineralstoffe					Vitamine				
	kJ	kcal	Eiweiß (Protein)	Fett	Kohlen-hydrate		Natrium	Kalium	Calcium	Phosphor	Eisen	A *	B1	B2	C	
			g	g	g	g	mg	mg	mg	mg	mg	µg	mg	mg	mg	
EXOTEN																
Acerola	69	16	0,21	0,23	2,66	1,10	3	83	12	17	0,24	28	0,020	0,073	1700	1, 2
Ananas	234	56	0,46	0,15	12,40	1,40	2	180	16	9	0,40	10	0,080	0,030	19	1
Annonen																
Atemoya	326	78	1,40	0,60	15,80	2,50	4	250	17	23	0,30	1	0,050	0,080	43	5, 3
Cherimoya	313	75	1,57	0,68	17,71	3,00	7	287	10	26	0,27	0	0,101	0,131	13	2
Schuppenannone	394	94	2,06	0,29	23,64	4,40	9	247	24	32	0,60	0	0,110	0,113	36	2
Stachelannone	276	66	1,00	0,30	16,84	3,30	14	278	14	27	0,60	0	0,070	0,050	21	2
Apfelbeere	197	47	1,40	0,50	9,60	5,30	1	162	30	–	0,62	21	0,018	0,020	21	2, 6
Avocado	546	130	1,37	12,50	3,55	4,10	0	550	14	49	0,44	19	0,070	0,100	0	1
Babaco	89	21	1,30	0,10	3,10	0,90	2	140	11	12	0,40	29	0,030	0,020	23	4, 5
Bananen																
Obstbanane	375	90	1,15	0,18	20,03	2,00	1	367	7	22	0,35	5	0,044	0,057	11	1
Kochbanane	510	122	1,30	0,37	31,89	2,30	4	499	3	34	0,60	56	0,052	0,054	18	2
Dattel	530	124	1,50	0,10	31,30	–	7	410	24	28	0,30	3	0,060	0,050	14	10
Durian	604	144	2,70	1,80	28,50	4,40	1	601	12	45	1,00	32	0,450	0,350	42	1
Feige	264	63	1,30	0,50	12,90	2,02	1	250	54	32	0,60	8	0,046	0,050	3	1
Feijoa	230	55	0,98	0,60	12,92	6,40	3	172	17	19	0,14	0	0,006	0,018	33	2
Granatapfel	316	75	0,70	0,60	16,10	2,24	2	220	8	17	0,50	7	0,050	0,020	7	1
Guave	143	34	0,90	0,50	5,82	5,20	4	290	17	31	0,75	116	0,030	0,040	273	1
Jackfrucht	302	72	1,10	0,45	15,31	4,15	2	407	27	38	0,60	8	0,030	0,110	9	1
Japanische Birne	176	42	0,50	0,23	10,65	3,60	0	121	4	11	0	0	0,009	0,010	4	2
Japanische Stachelbeere	322	77	1,20	0,56	17,60	3,20	2	386	65	56	0,73	–	–	–	182	7, 8
Kaki	297	71	0,64	0,30	16,00	2,53	4	180	8	25	0,37	267	0,024	0,030	16	1
Kaktusfeige	154	37	1,00	0,40	7,10	5,00	1	90	28	27	0,30	8	0,018	0,030	23	1, 5
Kapstachelbeere	319	76	2,30	1,10	13,30	0,50	5	170	12	39	1,30	150	0,060	0,040	28	1
Karambole	111	27	1,20	0,50	3,50	1,90	2	184	6	16	0,90	6	0,050	0,030	34	1

Kiwi, grünfleischig	255	61	1,14	0,52	14,66	3,00	3	312	34	34	0,31	4	0,027	0,025	93	2
Kiwi, gelbfleischig	251	60	1,23	0,56	14,23	2,00	3	316	20	29	0,29	4	0,024	0,046	105	2
Litschi	315	75	0,90	0,30	16,80	1,60	2	190	9	33	0,35	0	0,050	0,050	39	1
Longan	251	60	1,31	0,10	15,14	1,10	0	266	1	21	0,13	0	0,031	0,140	84	2
Loquat	169	40	0,55	0,20	8,58	2,07	4	263	19	23	0,30	133	0,020	0,030	4	1
Lulo	204	49	1,00	0,15	9,71	0,50	2	180	14	50	0,50	22	0,060	0,040	67	1
Mango	246	59	0,60	0,45	12,45	1,70	5	170	12	13	0,40	194	0,045	0,050	37	1
Mangostane	309	74	0,60	0,60	15,90	1,40	1	47	15	11	0,40	0	0,050	0,010	3	1
Papaya	134	32	0,52	0,09	7,10	1,90	2	191	21	16	0,42	27	0,030	0,039	80	1
Passionsfrucht	268	64	2,40	0,40	9,54	1,40	28	267	17	57	1,30	99	0,020	0,100	24	1
Pepino	100	24	0,60	0,10	4,80	1,10	1	120	5	–	0,10	29	0,030	0,030	31	5
Pitaya (H. undatus)	209	50	0,15	0,70	10,50	0,85	12	222	7	14	1,66	–	–	–	7	9
Pitaya (H. polyrhizus)	201	48	0,21	0,90	9,50	1,05	34	154	5	19	1,17	–	–	–	11	9
Rambutan	282	67	1,00	0,10	15,00	1,50	1	64	20	15	1,90	0	0,010	0,060	53	1
Salak	322	77	0,70	0,10	18,40	0,40	6	168	8	9	0,30	8	0,200	0,008	4	4
Sapodilla	347	83	0,44	1,10	19,96	5,30	12	193	21	12	0,80	3	0,000	0,020	15	2
Tamarillo	150	36	2,00	0,10	3,40	4,70	1	280	8	–	0,70	155	0,030	0,040	15	5
Tamarinde	1192	285	2,30	0,20	56,70	5,10	3	570	81	86	1,30	2	0,300	0,080	3	1
ZITRUSFRÜCHTE																
Clementine	198	47	0,85	0,15	12,02	1,70	1	177	30	21	0,14	–	0,086	0,030	49	2
Grapefruit	310	74	1,45	0,23	18,58	2,50	0	139	12	8	0,09	46	0,036	0,020	79	2
Kumquat	296	71	1,88	0,86	15,90	6,50	10	186	62	19	0,86	15	0,037	0,090	44	2
Limette, Persische	122	29	0,80	0,20	1,20	4,10	3	150	22	18	0,30	5	0,030	0,020	47	5, 2
Orange	198	47	0,94	0,12	11.75	2,40	0	181	40	14	0,10	11	0,087	0,040	53	2
Pampelmuse	159	38	0,76	0,04	9,62	1,00	1	216	4	17	0,11	0	0,034	0,027	61	2
Zitrone	152	36	0,70	0,60	3,16	1,30	2	170	11	16	0,45	1	0,051	0,020	51	1

Zeichenerklärung

kJ	= Kilojoule
kcal	= Kilokalorie (1 kcal = 4,184 kJ)
g	= Gramm
mg	= Milligramm (1 mg = 0,001 g)
µg	= Mikrogramm (1 µg = 0,001 mg)
–	= es liegen keine Daten vor
A*	= Angabe in Retinoläquivalenten

Quellen:

1 Bundeslebensmittelschlüssel Version 3.01, Deutsches Ernährungsberatungs– und –informationsnetz (www.ernaehrung.de)
2 USDA National Nutrient Database Release 26 (www.nal.usda.gov)
3 Tabela-Brasileira-de-Composição-de-Alimentos – TACO (www.unicamp.br)
4 J. Janick/R. E. Paull: The Encyclopedia of Fruit and Nuts, CAB International, 2008
5 Food Standards Australia New Zealand, NUTTAB 2010 Online Version (www.foodstandards.gov.au)
6 T. Tanaka, A. Tanaka, Chemical components and characteristics of black chokeberry. J Jpn Soc Food Sci Technol 2001; 48: 606–10
7 Infoblatt zu Actinidia arguta Weiki, Staatliche Forschungsanstalt für Gartenbau Weihenstephan
8 NZ Kiwiberry Growers Inc. (www.nzkiwiberry.com)
9 Prof. Yosef Mizrahi, Beer Sheva, Israel (persönliche Mitteilung an den Autor)
10 McCance and Widdowson's Composition of Foods Integrated Dataset (CoFIDS)

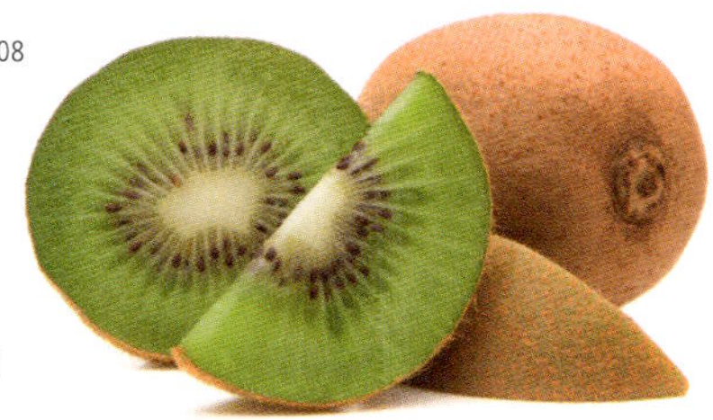

Natika – fotolia.com

ALPHABETISCHE LISTE ALLER WARENARTEN MIT BOTANISCHEN BEZEICHNUNGEN

*Tabelle 8: Alphabetische Liste aller Warenarten der Exoten mit botanischen Bezeichnungen**

Warenart Exoten	Synonyme/ Handelsnamen	Botanischer Name	Seite
Acai	Assai	*Euterpe oleracea*	26
Acerola	Barbadoskirsche, Westindische Kirsche	*Malpighia emarginata*	27
Ananas		*Ananas comosus*	28
Annonen		*Annona* spp.	30
Atemoya		*Annona cherimola* x *Annona squamosa*	31
Cherimoya	Chirimoya	*Annona cherimola*	31
Schuppenannone	Rahmapfel, Zimtapfel	*Annona squamosa*	32
Stachelannone	Sauersack, Guanabana	*Annona muricata*	32
Apfelbeere	Aronia	*Aronia melanocarpa*	34
Avocado	Butterfrucht, Alligatorbirne	*Persea americana*	36
Babaco		*Vasconcellea x heilbornii* (syn. *Carica pentagona)*	38
Banane		*Musa* spp.	39
Obstbanane		*Musa* spp. AAA-Gruppe	40
Rote Obstbanane		*Musa* spp. AAA-Gruppe	41
Apfelbanane		*Musa* spp. ABB-Gruppe	41
Baby-Banane	Bocadillo	*Musa* spp. AA-Gruppe	41
Kochbanane	Mehlbanane, Gemüsebanane	*Musa* spp. AAB-, ABB-Gruppe	41
Chinesische Birne	Shandong-Birne	*Pyrus bretschneideri*	60
Coquito	Mini-Kokosnuss	*Jubaea chilensis*	42
Dattel		*Phoenix dactylifera*	43
Durian	Stinkfrucht	*Durio zibethinus*	44
Feige		*Ficus carica*	46
Feijoa	Ananas-Guave	*Acca sellowiana*	48
Gojibeere	Goji, Chinesische Wolfsbeere	*Lycium barbarum*	49
Granatapfel		*Punica granatum*	51
Guave	Guajave, Guayaba	*Psidium guajava*	54
Hornmelone	Horngurke, Kiwano®	*Cucumis metuliferus*	55
Jackfrucht		*Artocarpus heterophyllus*	57
Japanische Birne	Asiatische Birne, Nashi, Sandbirne	*Pyrus pyrifolia*	59
Japanische Stachelbeere	Baby-Kiwi, Mini-Kiwi, Kiwiberry, Nergi®	*Actinidia arguta*	62

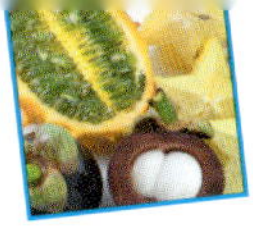

Warenart Exoten	Synonyme/ Handelsnamen	Botanischer Name	Seite
Kaki	Kakipflaume, Kakidattel, Japanische Persimone, Kaki Persimon®, Sharonfrucht	*Diospyros kaki*	63
Kaktusfeige	Kaktusbirne, Indische Feige	*Opuntia ficus-indica*	65
Kapstachelbeere	Andenbeere, Physalis	*Physalis peruviana*	67
Karambole	Karambola, Sternfrucht	*Averrhoa carambola*	68
Kiwi	Chinesische Stachelbeere	*Actinidia deliciosa, Actinidia chinensis*	70
Litschi	Litschipflaume	*Litchi chinensis*	72
Longan	Longanpflaume, Drachenauge	*Dimocarpus longan*	73
Loquat	Japanische Wollmispel	*Eriobotrya japonica*	75
Lulo	Naranjilla, Quito-Orange	*Solanum quitoense*	76
Mango		*Mangifera indica*	77
Mangostane	Mangostan	*Garcinia mangostana*	80
Noni	Indische Maulbeere	*Morinda citrifolia*	81
Papaya	Baummelone	*Carica papaya*	84
Passionsfrucht		*Passiflora* spp.	86
Curuba	Bananen-Passionsfrucht	*Passiflora tripartita* var. *mollissima*	88
Maracuja	Gelbe Passionsfrucht, Gelbe Granadilla	*Passiflora edulis* fo. *flavicarpa*	87
Purpurgranadilla	Passionsfrucht	*Passiflora edulis* fo. *edulis*	87
Süße Granadilla		*Passiflora ligularis*	88
Pepino	Melonenbirne, Birnenmelone	*Solanum muricatum*	89
Physalis	Kapstachelbeere, Andenbeere	*Physalis peruviana*	67
Pitaya	Pitahaya		91
Gelbe Pitaya		*Selenicereus megalanthus*	91
Rote Pitaya		*Hylocereus polyrhizus*	92
Drachenfrucht		*Hylocereus undatus*	92
Desert King		*Hylocereus polyrhizus* x *Selenicereus megalanthus*	92
Rambutan	Haarige Litschi	*Nephelium lappaceum*	93
Salak	Schlangenhautfrucht	*Salacca zalacca*	95
Sapodilla	Sapotillapfel, Breiapfel	*Manilkara zapota*	96
Tamarillo	Baumtomate	*Solanum betaceum* (syn. *Cyphomandra betacea)*	97
Tamarinde	Indische Dattel, Sauerdattel	*Tamarindus indica*	99

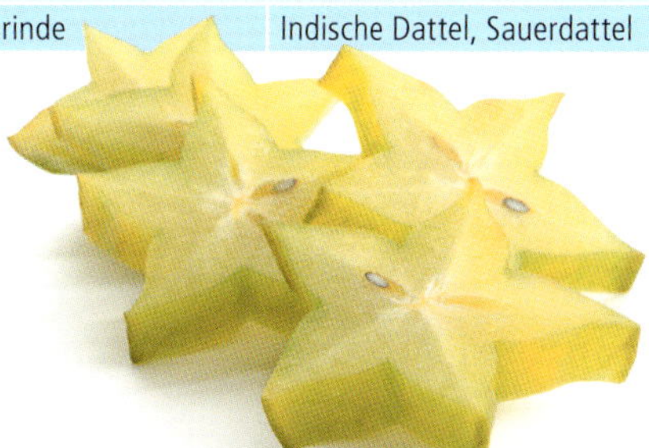

*Tabelle 9: Alphabetische Liste aller Warenarten der Zitrusfrüchte mit botanischen Bezeichnungen**

Warenart Zitrusfrüchte	Synonyme/ Handelsnamen	Botanischer Name	Seite
Bitterorange	Pomeranze	*Citrus aurantium*	108
Grapefruit		*Citrus paradisi*	109
Kaffir-Limette	Kaffern-Limette, Makrut	*Citrus hystrix*	111
Kumquat	Zwergorange	*Fortunella japonica, Fortunella margarita*	112
Limequat		x *Citrofortunella floridana*	114
Mandarine		*Citrus* spp.	115
Clementine		*Citrus clementina*	116
Gewöhnliche Mandarine		*Citrus reticulata*	118
Mittelmeer-Mandarine		*Citrus deliciosa*	120
Satsuma		*Citrus unshiu*	121
Tangerine		*Citrus tangerina*	116/122
Mandarinen-Hybriden		*Citrus* spp.	122
Tangelo		*Citrus paradisi* x *Citrus reticulata*	123
Tangelo-Hybriden		*Citrus* spp.	125
Tangor		*Citrus sinensis* x *Citrus reticulata*	126
Mexikanische Limette	Westindische Limette, Key-Limette, Saure Limette	*Citrus aurantiifolia*	128
Orange	Apfelsine	*Citrus sinensis*	129
Pampelmuse	Pomelo	*Citrus maxima*	132
Persische Limette	Bearss-Limette, Tahiti-Limette	*Citrus latifolia*	134
Zitronatzitrone	Zedratzitrone	*Citrus medica*	136
Zitrone		*Citrus limon*	137

* Quellen:
- „Der große Zander", Eugen Ulmer Verlag 2008
- USDA, ARS, National Genetic Resources Program, Germplasm Resources Information Network

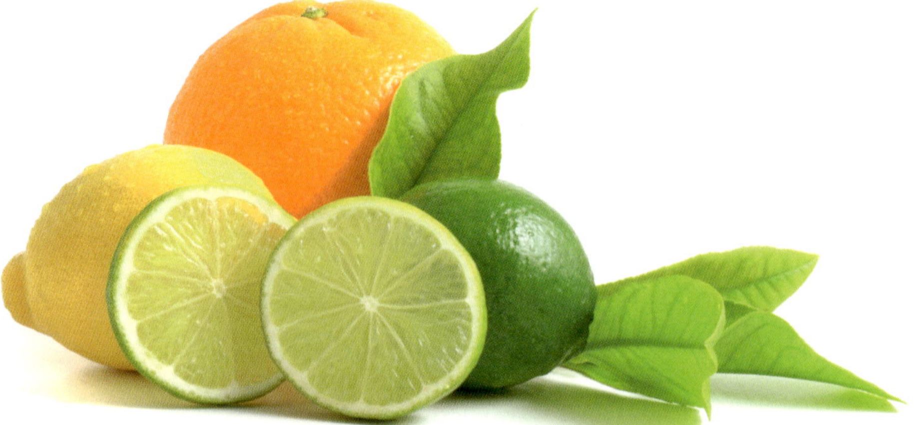

QUELLEN UND WEITERFÜHRENDE LITERATUR (AUSWAHL)

- Campbell, Richard J.
  A Guide to Mangos in Florida, Fairchild Tropical Garden, Miami, USA, 1992
- Herrmann, Karl
  Inhaltsstoffe von Obst und Gemüse, Verlag Eugen Ulmer, Stuttgart, 2001
- Janick, Jules; Paull, Robert E.
  The Encyclopedia of Fruit & Nuts, CAB International, Oxfordshire, UK, 2008
- Lieberei, Reinhard; Reisdorff, Christoph
  Nutzpflanzen, Georg Thieme Verlag Stuttgart, 8. Auflage, 2012
- Liebster, Günther; Levin, Hans-Georg
  Warenkunde Obst und Gemüse, Band I Obst, Walter Hädecke Verlag, Weil der Stadt, 1999
- Litz, Richard E.
  The Mango – Botany, Production and Uses, CAB International, Oxfordshire, UK, 2nd Edition 2009
- Menzel, C. M.; Waite, G. K.
  Litchi and Longan, Botany, Production and Uses, CAB International, Oxfordshire, UK, 2005
- Morton, Julia F.
  Fruits of Warm Climates, Creative Resource Systems Inc., Winterville, USA, 1987
- Nagy, Steven; Shaw, Philip E.; Wardowski, Wilfred F.
  Fruits of Tropical and Subtropical Origin, Florida Science Source Inc., Lake Alfred, USA, 1990
- Naumann, Regina
  Bioaktive Substanzen: Die Gesundmacher in unserer Nahrung, Rowohlt Taschenbuch Verlag, Reinbek, 1997
- Sanewski, G. M.
  Growing Custard Apples, Queensland Department of Primary Industries, Brisbane, Australia, 1988
- Saunt, James
  Citrus varieties of the world, Sinclair International Ltd., Norwich, England, 2000
- Schaffer, Bruce; Wolstenholme, B. Nigel; Whiley, Anthony W.
  The Avocado – Botany, Production and Uses, CAB International, Oxfordshire, UK, 2nd Edition, 2013
- Teubner, Christian; Gysin, Hans-Rudolf; Levin, Hans-Georg
  Das große Buch der Exoten – Obst aus den Tropen und Subtropen, Teubner Edition, Füssen, 1990
- Wardowski, Wilfred F.; Nagy, Steven; Grierson, William
  Fresh Citrus Fruit, AVI Book, Van Nostrand Reinhold Company, New York, 1986
- Warrington, I. J.; Weston, G. C.
  Kiwifruit: Science and Management, Ray Richards Publisher, New Zealand Society for Horticultural Science, Auckland, New Zealand, 1990
- Watzl, Bernhard; Leitzmann, Claus
  Bioaktive Substanzen in Lebensmitteln, Hippokrates Verlag Stuttgart, 3. Aufl., 2005
- Yahia, Elhadi M.
  Postharvest biology and technology of tropical and subtropical fruits, Vol. 1–4, Woodhead Publishing, Cambridge, UK, 2011

INTERNETLINKS (AUSWAHL)

- Avocado Information, University of California Riverside
  http://ucavo.ucr.edu
- California Rare Fruit Growers
  http://www.crfg.org
- Citrus pages
  http://users.kymp.net/citruspages/home-html
- Citrus Variety Collection, University of California Riverside
  www.citrusvariety.ucr.edu/citrus/alphabetical.html
- Mansfelds World Database of Agricultural and Horticultural Crops
  http://mansfeld.ipk-gatersleben.de
- Statistiken über Produktion und Handel von Agrarerzeugnissen,
  Food and Agriculture Organization of the United Nations (FAO)
  http://faostat.fao.org
- The Commercial Storage of Fruits, Vegetables, and Florist and Nursery Stocks, USDA, ARS
  http://www.ba.ars.usda.gov/hb66/contents.html
- The Hofshi Foundation
  http://www.avocadosource.com
- University of California, UC Davis, Postharvest Technology
  http://postharvest.ucdavis.edu/producefacts/
- USDA, ARS, National Genetic Resources Program
  Germplasm Resources Information Network – (GRIN) [Online Database]
  National Germplasm Resources Laboratory, Beltsville, Maryland
  URL: http://www.ars-grin.gov/cgi-bin/npgs/html
- http://www.aid.de
  Rubrik Lebensmittel
- http://www.ble.de
  Rubrik Kontrolle/Qualitätskontrolle/
  Vermarktungsnormen
- http://www.bmel.de
  Rubrik Ernährung
- http://www.was-wir-essen.de

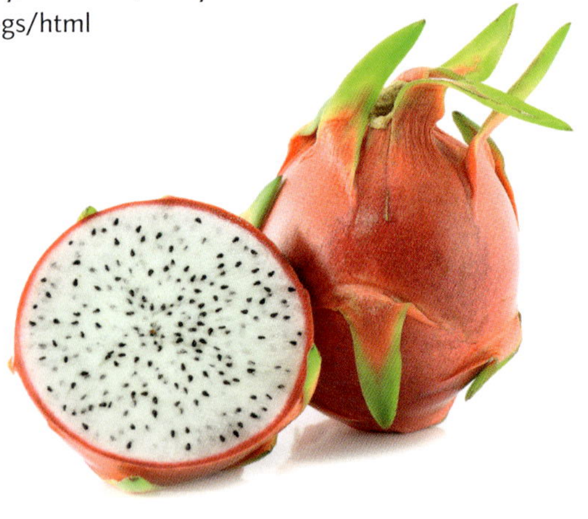

WEITERE aid-MEDIEN

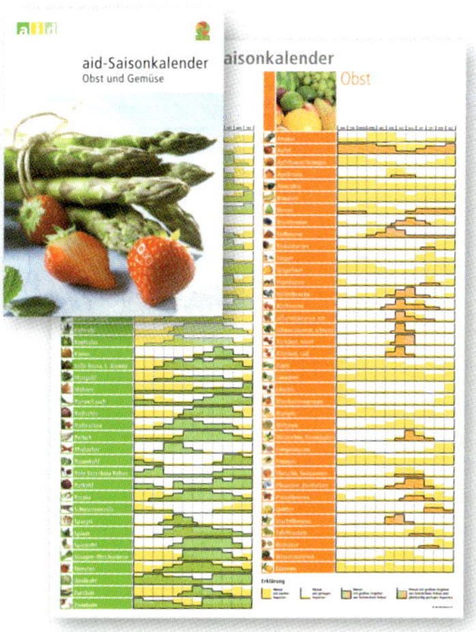

aid-Saisonkalender Obst und Gemüse

Wann gibt es den ersten heimischen Kohlrabi und wie lange haben Kirschen aus Deutschland Saison? Das zeigt auf einen Blick das Poster des aid-Saisonkalenders für diese und 75 weitere Obst- und Gemüsearten. Zudem erfährt man, wie sich das Marktangebot in den einzelnen Monaten aus importierter und deutscher Ware zusammensetzt. Der Saisonkalender berücksichtigt auch zahlreiche Süd- und exotische Früchte wie Orangen und Mangos. Auf der Rückseite gibt es zusätzlich Informationen zum saisonalen Einkauf und Tipps zur Lagerung. Ein hilfreicher Blickfang für jede Küche oder für die Obst- und Gemüseabteilung in Hofläden und im Handel sowie in Ausbildung und Beratung stets eine sichere Orientierungshilfe.

Poster DIN A1 auf A2 gefalzt, 2 Seiten, Bestell-Nr. 3488, Preis: 2,50 €

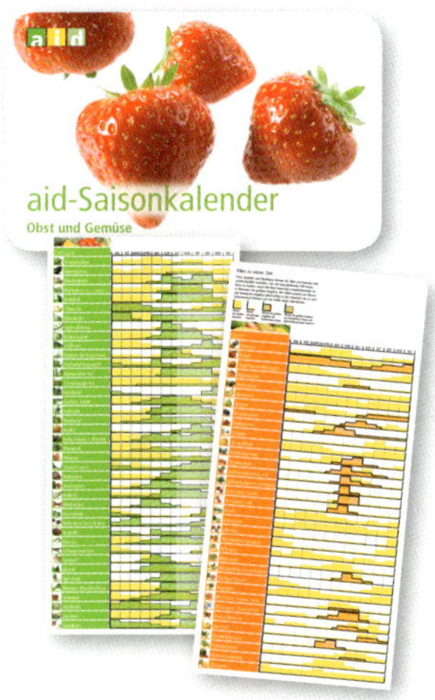

aid-Saisonkalender Obst und Gemüse

Ein Poster passt nicht in die Hosentasche? Die Lösung ist der aid-Saisonkalender für Obst und Gemüse im Taschenformat! Er zeigt ebenso auf einen Blick für 73 Obst- und Gemüsearten wie sich das Marktangebot in den einzelnen Monaten aus importierter und deutscher Ware zusammensetzt. Die handliche Größe macht ihn zum perfekten Begleiter für jeden Einkauf. Im praktischen 10er Pack ist er ein ideales Kundenpräsent für Händler und Direktvermarkter oder eine sichere Orientierungshilfe für Ausbildung und Beratung.

Kompaktinfo im 10er Pack, je 2 Seiten, Bestell-Nr. 3917, Preis: 3,50 €

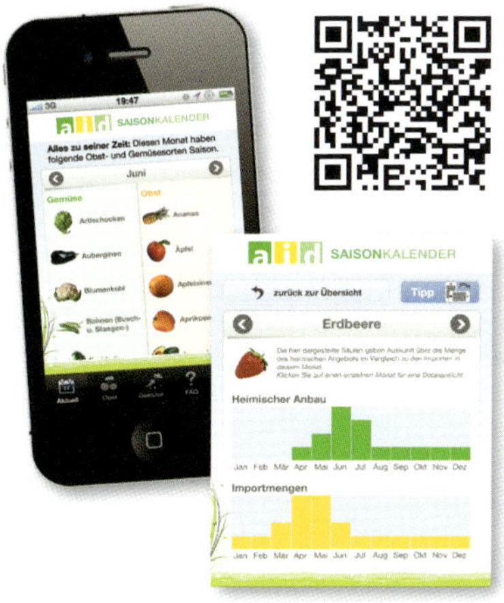

App zum aid-Saisonkalender Obst und Gemüse

Smartphones machen vieles mobil – auch unseren aid-Saisonkalender! Die Version 1.1 der kostenfreien App ist optimiert für iOS 6 und das Apple iPhone 5 und zum Download bei iTunes und Google Play zu finden. Sie listet automatisch für den aktuellen Monat alle Gemüsearten und Früchte auf, die gerade Saison haben. Dazu kommt eine Zoomfunktion für Bilder und in der monatlichen Saisonansicht die Filterfunktion zwischen heimischer Ware und Importen bei den verfügbaren Mengen. Ein weiterer Fingertipp genügt und der Nutzer erhält einen Überblick, wie sich das Marktangebot der ausgewählten Obst- und Gemüsearten über das gesamte Jahr verteilt.

Kostenfreier Download in den Stores von iTunes und Google Play

WEITERE aid-MEDIEN

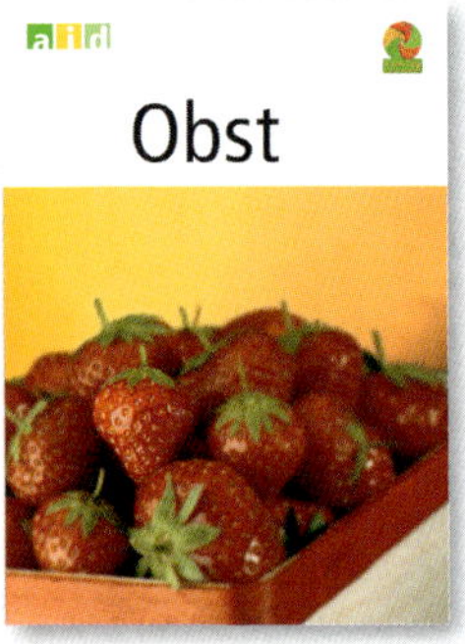

Obst

Das Heft liefert für alle gängigen Obstarten die wichtigsten Informationen zu Anbau, Einkauf, Verbraucherschutz und Küchenpraxis. Integriert sind dabei Schalenobst (Nüsse), Wildfrüchte, eine Nährwerttabelle und ein alphabetisches Obstverzeichnis. Jede Frucht ist farbig abgebildet. Apfel- und Birnensorten bilden einen Schwerpunkt, aber auch die hierzulande bedeutendsten Exoten und Zitrusfrüchte sind berücksichtigt. Der Leser erfährt etwas über die Ernährungsphysiologie, über Obsterzeugnisse und erhält Tipps zu Lagerung und Verarbeitung. Das Heft bietet leicht verständliches Grundwissen auf 100 Seiten und ist sowohl für Verbraucher einsetzbar als auch für Handel und Direktvermarkter, Lehr- und Beratungskräfte sowie in der Fachausbildung.

Heft, 100 Seiten, Bestell-Nr. 1002, Preis: 4,00 €

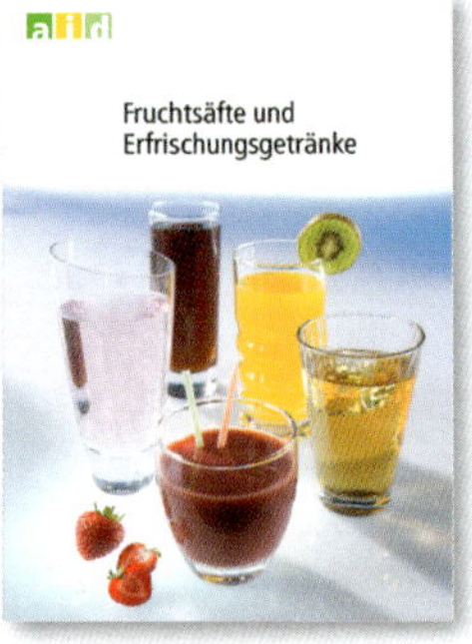

Fruchtsäfte und Erfrischungsgetränke

Alkoholfreie Getränke liegen voll im Trend. Entsprechend groß ist die Auswahl an Produkten. Das Heft gibt einen Überblick zur Produktvielfalt und nennt Fakten zum Verbrauch. Es zeigt, wie sich die einzelnen Produktgruppen voneinander unterscheiden, was sich z. B. hinter Fruchtnektaren, Sauerstoffwasser, Eistee und Co. verbirgt und wie ihr gesundheitlicher Wert einzuschätzen ist. Zudem erfährt der Leser, was die Hinweise auf dem Etikett verraten, welche Vor- und Nachteile die angebotenen Verpackungen bieten und wie man Säfte und Erfrischungsgetränke optimal aufbewahrt. Praktische Übersichtstabellen und kopierfähige Vorlagen zum Ablauf der Herstellung von Apfel- und Orangensaft machen das Heft auch für den Einsatz im Unterricht interessant.

Heft, 56 Seiten, Bestell-Nr. 1373, Preis: 3,00 €

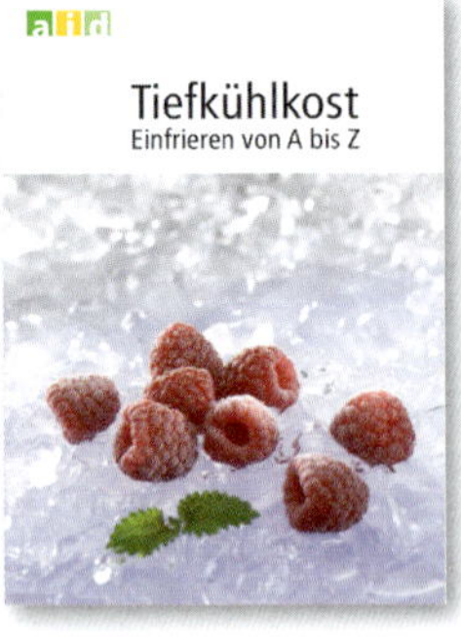

Tiefkühlkost – Einfrieren von A bis Z

Tiefgekühlte Lebensmittel findet man heute in fast allen Haushalten. Die Broschüre stellt die Grundlagen moderner Kühltechnik vor, gibt Tipps zur Auswahl des passenden Gefriergerätes und zum Energiesparen. Schwerpunkt ist das Einfrieren im Haushalt. Hier erfährt der Leser, was man in Sachen Hygiene beachten sollte, welche Lebensmittel geeignet sind und wie lange sie durchschnittlich haltbar sind. Viele praktische Hinweise bieten auch Küchenlaien eine gute Orientierung. Industrielle Tiefkühlware wird ebenso vorgestellt, die gängigen Herstellungsverfahren erklärt und ihr Wert für die Ernährung beurteilt. Hier bietet die Broschüre Tipps zu Einkauf, Kennzeichnung und zum richtigen Transport von Tiefkühlkost.

Broschüre, 108 Seiten, Bestell-Nr. 1057, Preis: 4,50 €

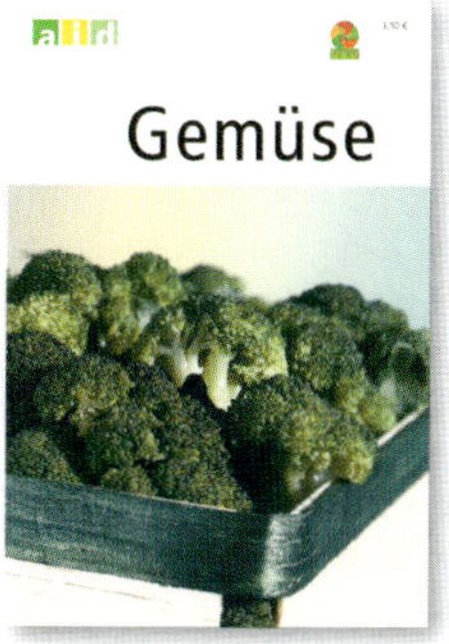

Gemüse

Das Heft vermittelt die wichtigsten Informationen für Einkauf, Verbraucherschutz und Küchenpraxis von über 70 Gemüsearten. Integriert sind Salate, Kulturspeisepilze und einige Wildgemüse. Bilder und ein alphabetisches Verzeichnis erleichtern die Übersicht. Von Artischocke bis Zuckermais ist jede Art einzeln und farbig abgebildet. Eine Nährwerttabelle für die bekanntesten Gemüse ergänzt die ernährungsphysiologischen Informationen und ein Kapitel über Vermarktungsnormen gibt Aufschluss über den Stand von EU-Vorschriften.

Heft, 84 Seiten, Bestell-Nr. 1024, Preis: 3,50 €

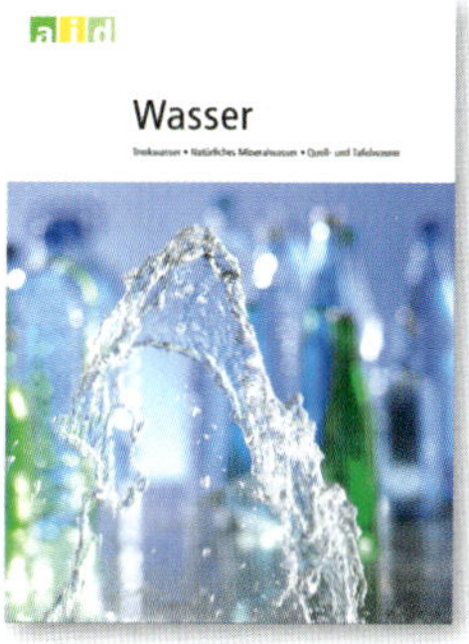

Wasser – Trinkwasser, Natürliches Mineralwasser, Quell- und Tafelwasser

Wasser ist eines unserer wichtigsten Lebensmittel. Das Heft stellt alle wichtigen Wasserarten in Deutschland vor, nennt Zahlen zum Verbrauch und zur Verfügbarkeit und zeigt den Wert für die menschliche Gesundheit und Ernährung. Im Mittelpunkt stehen Trink- und natürliches Mineralwasser. Der Leser erfährt, wie Trinkwasser gewonnen wird, welche Schritte es bei der Aufbereitung durchläuft und welche Maßnahmen den Schutz der Verbraucher sicherstellen. Für Mineralwasser wird ausführlich der Weg von der Quelle bis zur Abfüllung beschrieben. Auch andere Wasserarten wie Quell-, Tafel- und Heilwasser werden erläutert. Das Heft richtet sich an Verbraucher/-innen, Multiplikatoren, Schüler/-innen sowie an nahrungsgewerbliche Ausbildungsbereiche.

Heft, 76 Seiten, Bestell-Nr. 1598, Preis: 4,00 €

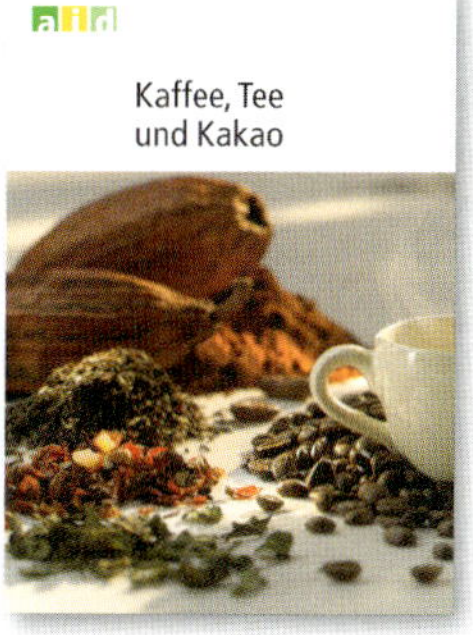

Kaffee, Tee und Kakao

Kaffee, Tee und Kakao sind für uns heute selbstverständliche Genussmittel. Doch woher kommen Kaffee, Tee und Kakao eigentlich? Wie werden sie aufbereitet und welche Inhaltsstoffe machen sie so besonders? Diese und weitere Fragen beantwortet das Heft. Es informiert über Markt und Verbrauch, über die unterschiedlichen Herstellungsprozesse und die daraus entstehenden Produkte. Zudem gibt es Tipps für die Zubereitung, etwa zur optimalen Wasserqualität für Kaffee und Tee, zur Aufbrühtechnik und zur Lagerung. Erläuterungen zur Kennzeichnung der Produkte ergänzen das Heft. Auch sogenannte teeähnliche Erzeugnisse wie Früchte- und Kräutertee werden genauer unter die Lupe genommen.

Heft, 80 Seiten, Bestell-Nr. 1310, Preis: 3,50 €

WEITERE aid-MEDIEN

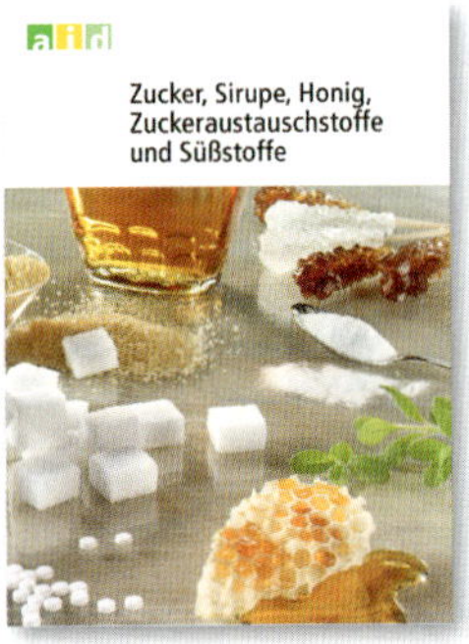

Zucker, Sirupe, Honig, Zuckeraustauschstoffe und Süßstoffe

Von A wie Aspartam bis Z wie Zucker informiert das Heft umfassend über Süßungsmittel, auch über Honige und Sirupe. Es beleuchtet die Herstellung, erklärt Sortenunterschiede, diskutiert ihre Bedeutung für die Ernährung und gibt Tipps zur Verwendung. Dabei räumt es auch mit gängigen Vorurteilen über Zucker und Süßstoffe auf, erläutert die Zusammenhänge zwischen verschiedenen Süßungsmitteln und der Zahngesundheit und zeigt, woran man zuckerhaltige Lebensmittel beim Einkaufen erkennt. Zahlreiche Tabellen fassen die Unterschiede zwischen Zuckeraustausch- und Süßstoffen übersichtlich zusammen. Da letztere nicht ohne wissenschaftliche Prüfung auf den Markt dürfen, informiert das Heft auch über Zulassungen für Süßstoffe.

Heft, 84 Seiten, Bestell-Nr. 1157, Preis: 4,00 €

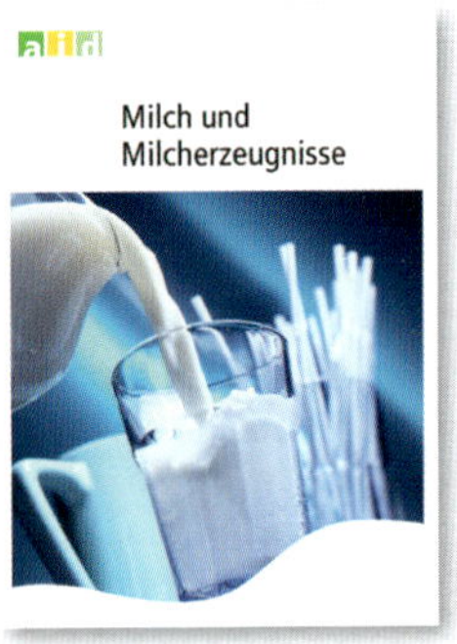

Milch und Milcherzeugnisse

Heumilch, Ziegenjoghurt, laktosefreie Milch oder Milchersatzprodukte – die Auswahl an Milchprodukten wächst ständig. Das Heft bietet einen warenkundlichen Überblick über alle gängigen Milcharten und -produkte, ihre Herstellungsprozesse und den Stellenwert in der Ernährung. Eine Nährwerttabelle nennt Energiegehalte und Inhaltsstoffe für über 30 verschiedene Produkte. Auch die landwirtschaftliche Milcherzeugung wird näher beleuchtet. Viele praktische Tipps, etwa zum Mindesthaltbarkeitsdatum, helfen beim Einkauf von Milchprodukten. Zusätzlich werden verbreitete Irrtümer und Mythen rund um die Milch geklärt. Das Heft wendet sich an Verbraucher sowie Auszubildende und Multiplikatoren in der Ernährungsbranche.

Heft, 96 Seiten, Bestell-Nr. 1008, Preis: 4,50 €

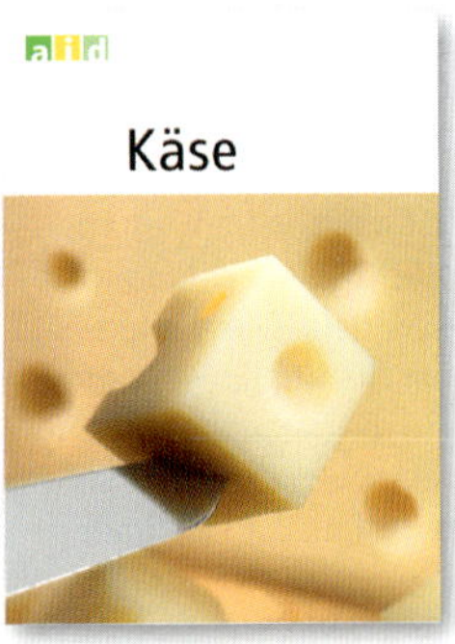

Käse

Deutschland ist ein Käseland, bei der Erzeugung wie beim Pro-Kopf-Verbrauch. Das Heft bietet zu allen Käsegruppen eine warenkundliche Beschreibung und erläutert den Weg der Herstellung, z. B. von Hart- und Schnittkäse, Frischkäsezubereitungen oder Pasta-Filata-Käse. Ein kopierfähiges Schaubild verdeutlicht den Ablauf der Käseherstellung und die Sortenunterschiede. Zudem beantwortet das Heft Fragen zum Verbraucherschutz, zu Besonderheiten von Bio-Käse und Analogkäse. Auch die Vorzüge von Käse für eine gesunde Ernährung werden angesprochen, eine Nährwerttabelle zeigt die Inhaltsstoffe beliebter Sorten auf einen Blick. Tipps zur richtigen Verpackung, zur Küchenpraxis und Lagerung garantieren einen perfekten Käsegenuss.

Heft, 76 Seiten, Bestell-Nr. 1090, Preis: 3,50 €